小儿推拿

体质好免疫力高

杏仁爸爸 著

江苏凤凰科学技术出版社·南京

图书在版编目（CIP）数据

小儿推拿：体质好免疫力高 / 杏仁爸爸著. — 南
京：江苏凤凰科学技术出版社，2024.7
ISBN 978-7-5713-4328-6

Ⅰ.①小… Ⅱ.①杏… Ⅲ.①小儿疾病—推拿 Ⅳ.
①R244.15

中国国家版本馆CIP数据核字（2024）第072107号

小儿推拿 体质好免疫力高

著　　　者	杏仁爸爸	
责 任 编 辑	汤景清	
责 任 校 对	仲　敏	
责 任 监 制	方　晨	

出 版 发 行　江苏凤凰科学技术出版社
出版社地址　南京市湖南路 1 号 A 楼，邮编：210009
出版社网址　http://www.pspress.cn
印　　　刷　天津丰富彩艺印刷有限公司

开　　　本　718 mm × 1 000 mm　1/16
印　　　张　19.75
插　　　页　2
字　　　数　370 000
版　　　次　2024年7月第1版
印　　　次　2024年7月第1次印刷

标 准 书 号　ISBN 978-7-5713-4328-6
定　　　价　59.80元

推荐序

现代社会中，各种浊毒充斥于人们身边。浊毒泛指一切对人体有害的不洁物质和不良情志，可分为外浊毒和内浊毒，外浊毒又分为"天之浊毒"和"地之浊毒"，内浊毒主要指"人之浊毒"。三大浊毒病邪胶结作用于人体，导致人体细胞、组织和器官的"浊毒化"，使其代谢和功能失常，人就会生病。

小儿脏气清灵，体内本应少有浊毒。但在现代社会的大环境下，空气污染、不良的饮食和作息习惯、抗生素等药物的过度使用等因素都会导致浊毒在体内的积淀。再加上小儿脏腑娇嫩，形气未充，极容易受到各种浊毒的侵袭而致病。所以如何帮助孩子提升正气、避免或减少各种浊毒对身体的侵袭与伤害，是每一位父母都不得不关心的问题。然而家长们都知道，喂孩子吃药经常是一件很难的事情。尤其是给学龄前的低幼龄孩子使用中药汤剂时，即使医生照顾了孩子的口味，尽量使用味道较为平和、有甜味的药，孩子也很难接受。再好的药、再好的治疗，如果孩子不接受，药效进不去孩子的身体，就无法发挥作用。这时，小儿推拿这种外治方法就体现出了其独特的优势。

小儿推拿是我国传统医学宝库中的一颗璀璨明珠，随着近年来国家对中医药的大力支持，又因其与药物治疗相比，具有更加安全、温和、自然，不会给孩子带来额外的身体负担等优点，正逐渐被越来越多的人认识和接受。张景岳在《景岳全书》中发出了"小儿气血未充实，一生盛衰之基全在幼时，为其父母者，若不经心护持，大则夭亡，小则贻害终身，此饮食之宜调，而药饵尤当慎也"的呼声。因此要想让孩子拥有好的身体，注意日常的饮食调养是首要的；当身体出现一些小的偏颇时，小儿推拿往往能收到很好的疗效；使用药物应作为最后的不得已之选。

小儿推拿用于日常保健时，能够平衡孩子的脏腑阴阳，增强体质，提高孩子对各种浊毒的抵抗力；用于疾病治疗时，能够祛邪扶正，帮助孩子清除浊毒，加快病情康复。同时，与中药、针灸等方式相比，小儿推拿的学习较为容易，且操作方便，非常适合父母家长学习并在家进行操作，为孩子的身体健康打好基础。

近年来，杏仁爸爸始终坚守在儿童健康的前线，不但用双手保护孩子的身体健康，还通过线上线下的教学培训，教会众多父母更好地呵护孩子。《小儿推拿 体质好免疫力高》的出版，正是杏仁爸爸将其多年的临床与教学经验进行了总结与提炼。作者通过深入浅出的语言，详细介绍了小儿推拿的理论基础、操作技巧及应用范围，使得无论是医疗专业人士还是普通家长，都能够轻松掌握并应用于日常生活中。这本书不仅能够帮助读者理解小儿推拿的科学原理，更重要的是，能够让家长们在实践中感受到与孩子间的亲密联系，增强家庭的幸福感。《小儿推拿 体质好免疫力高》是一本值得每位关心儿童健康的家长阅读的书籍。它不仅仅是传授技能的手册，还是一本充满爱与智慧的作品，引导我们一同走向更加健康、和谐的生活方式。在这个充满挑战与机遇的新时代，让我们共同探索和实践中医推拿的博大精深，为孩子们打造一个更加健康、快乐的成长环境。

佳作已成，幸即付梓，欣然以为序。

李佃贵

国医大师
中医浊毒学说创始人　河北省中医院教授
中央电视台《中华医药》《健康之路》特邀嘉宾
2024 年 4 月 1 日

作者序

古语有云："为人父母者，不知医谓不慈。"临床时间越久，接触的孩子和家长越多，对这句话的感触也就越深。

每个家长都爱自己的孩子，都希望把最好的一切给孩子，却往往会好心办坏事，在无意之中给孩子带来伤害。

当孩子生病时，家长的很多不当行为、焦虑心情，往往来自知识的匮乏，不能判断孩子的病情如何、是否严重、是否该就医、该如何护理。而当家长经过学习，掌握了一定的知识，能够做出一定的判断时，自然能够安心很多，以平和的心态冷静面对。

我曾经有个学生是二胎宝妈，在学习了小儿推拿后说："当孩子生病的时候，不会再像曾经那样茫然不知所措，做到了'理得而心安'。"

其实，小儿推拿即使对于零基础的家长来说，也是非常容易学习和操作的。家长不需要把所有的推拿方法或疾病处理方法熟记于心，只需要了解自己孩子经常出现的问题该如何处理即可。初学时或许需要一边推拿一边对照书籍、图片或视频，在给孩子推拿几次之后，就能熟悉掌握这些常用手法，对于自用而言已经足够。

初学者在使用本书时，应先阅读第一章，了解小儿推拿的基础知识。之后可以根据具体需求，直接阅读第二章至第十七章的相应内容，每一章分为三节：第一节是对该种疾病常见问题的解答；第二节根据疾病的常见类型分别进行解读，并提供相应推拿方法；第三节是疾病的护理注意事项。直接阅读自己需要的部分即可。在本书的最后一章，是对小儿推拿常用穴位的讲解，以及具有相似功效穴位之间的对比，可以作为进阶学习，针对不同的情况更加准确地选择穴位。

要想保证推拿效果，提高推拿水平，需把握三个方面：辨证、选穴和手法。在编写本书的过程中，我力求将这三个方面表述清晰。由于水平所限，或许仍会有不甚明了之处。若有任何疑问，可以关注我的公众号"杏仁爸爸"进行反馈。同时，在公众号内发送"推拿导图"，可以获取本书中各章内容的思维导图。

最后，希望本书能给各位读者在育儿路上带来帮助，保护孩子茁壮成长！

杏仁爸爸

2024 年 4 月 1 日

目 录

第十章

腹痛：一个可大可小的问题

第十一章

鼻炎：爱刷存在感的"烦人鬼"

第十二章

腺样体肥大：孩子越长越丑？可能是腺样体肥大惹的祸

第十三章

湿疹：这个问题不肤浅

第一章

推拿前需要了解的基础知识

小儿推拿是通过对孩子体表的特定部位或穴位施以特定的手法，从而达到有病治病、无病保健的绿色医疗方法。因为小儿推拿能让孩子少生病、少吃药、少打针，所以被越来越多的家长认可和学习使用。

 ## 为什么越来越多的父母开始给孩子做推拿？

国家卫健委制定的《健康儿童行动提升计划（2021—2025 年）》中指出，要"积极推广应用小儿推拿等中医药适宜技术""推进儿童中医保健进社区、进家庭"。在国家的大力支持和父母的健康意识提高的大环境下，学习小儿推拿，已成为越来越多父母的选择。

◎ 享受推拿还是吃药打针？聪明的父母不会选错

一个真实的案例：

家住北京市朝阳区的李女士有一对可爱的双胞胎晨晨和曦曦（化名），两个孩子经常是一起生病，用同样的药，病好的时间也差不多。

在双胞胎 3 岁的时候，有一次妈妈带着晨晨回河北唐山老家，爸爸和曦曦一起坐车送他们去火车站。晨晨在回到老家后的当天晚上 7 点就开始发热，妈妈给爸爸打电话说了这事，感觉可能是去火车站的路上开着车窗受了凉，并让爸爸也注意曦曦的状态。果然，过了不到 1 小时，曦曦也开始发热。

于是，爸爸连夜带着曦曦去了医院，在经历了排队挂号、排队就诊、排队抽血化验之后，又排队取了医生开的退热药和消炎药，再回到家里时已经是凌晨。

而妈妈带着晨晨在老家就医不便，好在曾经做过月嫂的姥姥会小儿推拿，于是第一时间给晨晨做了推拿，之后就让晨晨早早休息了。

妈妈发现晨晨在凌晨 4 点退热之后就再也没有烧起来，也没有别的症状出现，感到非常惊讶——以往发热，哪次不得烧两三天，再咳嗽一阵子啊！

而爸爸在凌晨给曦曦用了退热药后，虽然后半夜曦曦的体温恢复了正常，可是早上又烧了起来，到了下午体温就更高了，不得已再次用了退热药，一切都和以前生病时的"流程"一模一样。

这次事件让晨晨和曦曦的爸爸妈妈感到非常震惊，同时也对小儿推拿产生了好奇……

孩子健康成长，是父母的心愿和责任。我们常说"父母是孩子健康的第一责任人"，但不可能让每位父母为了孩子而去学医。那么，父母该如何让孩子更健康？如何让孩子少生病？如何让孩子生病后尽快康复、避免药物造成的二次伤害？如何做好孩子健康的第一责任人呢？

很多聪明的父母都选择了小儿推拿。

小儿推拿是我国传统医学的重要组成部分。由于孩子身体清灵，对外界的影响接收快、反应快，所以推拿刺激很容易被孩子的身体感知并引发良性反应。通过推拿方法对体表部位或穴位的刺激，能够对 12 岁以下孩子的脏腑气血起到很好的调理作用，对 6 岁以下孩子产生的效果尤其明显。

小儿推拿能让孩子少生病、少用药。平常给孩子做保健推拿，可以调理和增强他们的体质，让孩子少生病、更健康；孩子生病时通过推拿进行治疗和调理，可以加快他们的康复速度，让孩子少用药甚至不用药，减少或避免药物造成的二次伤害。

小儿推拿能灵活应对孩子千变万化的病情。孩子特殊的生理特点，决定了在生病时病情变化往往比成年人快，而推拿可以根据孩子的病情变化随时进行调整，灵活便捷，针对性强，更有利于孩子身体的康复。

小儿推拿易学易用。小儿推拿非常容易上手，对于专业知识、场地、时间的要求都不太高，非常适合父母学习运用。而且在学习小儿推拿的过程中，父母会了解到很多育儿相关的健康知识，可以更好地守护孩子的健康。

因此，在经历了历史长河大浪淘沙的重重洗礼之后，小儿推拿如今呈现给我们的是祖先的宝贵经验和育儿智慧。聪明的父母对此善加运用，必能做好孩子健康的第一责任人。

正如前文案例中的李女士，在认识到小儿推拿的作用后，也开始尝试着给孩子做推拿。两个孩子在她双手的呵护下，体质越来越好，生病少了，用药的次数也大大减少了。

◎ 小儿推拿还能促进家庭和睦？真是一个意外之喜

曾经和一个学习了小儿推拿的妈妈聊天，她一脸神秘地问我："你知道我学习小儿推拿后最大的收获是什么吗？"

我问："是孩子体质变好了，生病少了，吃药也少了？"

她说："孩子体质确实是好了，但更大的收获是孩子和我更亲近了，家庭氛围也更好了！"

"曾经我因为工作忙，陪孩子的时间少，总感觉孩子和我有隔阂，老公也总会抱怨。但是在学习了小儿推拿之后，我经常把下班回家后陪孩子玩玩具的时间用来给孩子做推拿，孩子很喜欢。虽然我陪伴孩子的总时间没怎么变，但是明显感觉到他总是很期待我回家后给他做推拿，对我也更依赖了。"

"我老公那边，之前孩子每次生病他就埋怨我没把孩子照顾好，对这个家付出得少，我也感觉很委屈。但是学了小儿推拿后，一来孩子生病少了；二来孩子生病时，他看到我给孩子推拿后病情很快就能好转，曾经对我的那些埋怨全都变成了表扬，让我开心得不得了！"

她说这些的时候，脸上洋溢着幸福和开心。

这些年我也发现了一个有趣的现象：孩子对于给自己做推拿的爸爸或妈妈，往往会更加亲近一些。这不难理解，给孩子推拿本身就是一种亲子陪伴，而且这种肢体的亲密接触，也能够促进亲子关系。

给孩子做推拿，代表着父母对孩子的关心，这种关心很容易被敏感的孩子捕捉，并进行正向反馈。通过推拿，我们可以在改善孩子健康水平的同时，增进亲子关系，所以小儿推拿是一种高效的亲子陪伴。

另外，很多家庭的矛盾都起于孩子生病，孩子生病后父母心情焦躁，往往会相互指责。如果用好小儿推拿，一方面孩子可以少生病，另一方面孩子生病后父母也可以通过推拿来促进孩子康复，抚平内心的焦躁情绪，避免相互指责，家庭矛盾自然就会更少。

所以，小儿推拿既能让孩子和父母更加亲近，又能减少家庭矛盾的产生，这样的家庭必然更加充满爱。孩子在充满爱的家庭中成长，也会获得更健康的心理和身体。

👶 推拿前，父母要做的 3 个方面准备

在给孩子做推拿之前，父母应该做一些准备，以充分发挥推拿的效果。包括3 个方面，即推拿前准备、心理方面和知识方面的准备。

◎ 做好推拿前准备，保证推拿效果

第一，推拿环境要良好，应选择避风、温度适宜的室内，避免孩子在推拿后毛孔打开而着凉。夏天的室内尤其要注意空调温度不宜过低，避免空调或电扇直吹孩子。同时，清新的空气、安静的环境也有利于推拿效果的发挥。

第二，推拿时间要避开孩子刚吃完饭时，通常在饭后半小时到一小时后再进行推拿。增强体质、补益类的推拿方法在白天尤其是上午效果好，宁心安神、清热类的推拿方法在晚上尤其是睡前效果好，但对于这一点不必过于纠结，只要孩

子配合，随时都可以进行推拿。

第三，父母要摘掉戒指、手表、手镯等饰物，修剪指甲，避免划伤孩子。手部注意清洁、温暖。如果父母的手比较凉，可以先搓搓手或用热水泡一泡，暖和起来后再给孩子推拿。

第四，准备推拿介质。推拿介质可以起到润滑皮肤，保证手法平滑的作用。准备一些玉米淀粉或爽身粉，在操作时涂在孩子的相应部位或穴位上，以助于手法操作。

◎ 保持心态平和，切勿急功近利

调整情绪和身体状态。在给孩子做推拿时，如果父母处于烦躁、焦虑、疲惫或是疾病的状态，这些负面信息就会传递给孩子，轻则影响推拿效果，重则造成负面刺激。所以在推拿之前，父母要先调整好自己的状态，保证自己心态平和、身体健康。

和孩子做好沟通。孩子处于放松、愉快的状态时，身体对推拿刺激更为敏感，推拿效果更好。所以，在推拿之前，父母要先和孩子做好沟通，取得孩子的配合，避免孩子在推拿时哭闹。在推拿过程中也要时刻关注孩子的情绪和感受，多和孩子交流，感受爱在推拿过程中的传递。

不要急功近利。通过推拿调理孩子的身体，是需要一定时间的，父母给孩子推拿，要避免急功近利的心态。孩子生病后，推拿能够加快康复速度，但并不是做一次推拿就会病愈；给孩子调理体质时，体质的改变也需要相对较长的时间，通常是 1 ~ 3 个月。如果推拿一两次没有看到效果就放弃，那只会前功尽弃。

◎ 提前储备知识，遇事不慌不忙

为了方便父母阅读，本书中尽量不使用过于晦涩难懂的专业名词，但仍无法完全避免。所以父母也要先了解一些专业用语及相关知识，以免阅读时产生疑惑。

1. 桡侧与尺侧

人体的小臂有两根骨头，分别是靠近大拇指一侧的桡骨和靠近小拇指一侧的尺骨。为了方便描述，习惯上将上肢靠近大拇指的一侧称为桡侧，靠近小拇指的一侧称为尺侧。例如，大肠经位于食指桡侧，小肠经位于小拇指尺侧。

2. "寸"的概念

在描述穴位定位时，会用到"寸"的概念，例如，天枢穴位于肚脐左右两侧2寸处。但这个"寸"并非固定不变的长度，是根据每个人自己的情况而确定的，采取的是"同身寸"。

我们常用"手指同身寸"的方法来取穴，比如：

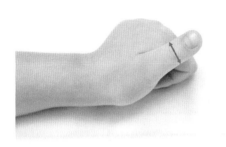

1寸

被推拿的孩子拇指指关节的宽度。

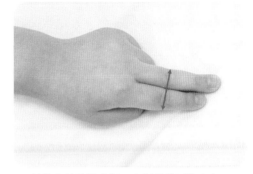

1.5寸

被推拿的孩子食指、中指并拢时的宽度。

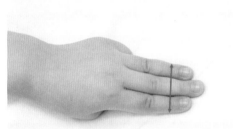

2寸

被推拿的孩子食指、中指、无名指并拢时的宽度。

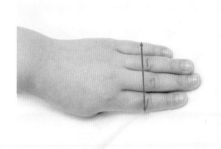

3寸

被推拿的孩子食指、中指、无名指、小拇指并拢时的宽度。

3. 穴位名称

小儿推拿和成人的取穴不同，是因为在孩子的身上有一些小儿特定穴，对于这些穴位，不要和成人的穴位、经络混淆。例如，成人身上的脾经，指的是从大脚趾开始向上，经过腿、腹、胸，一直到舌头下的一条经脉，而小儿推拿的脾经，指的是拇指桡侧从指尖到指根的"脾经穴"。对于有一些经络理论基础的家长，在这一点上要注意区分，避免混淆。

孩子不配合推拿？试试这 3 招

孩子在做推拿时应该是很舒服和享受的，可有的父母给孩子做推拿时发现，刚推了一小会儿孩子就不乐意了，总想去玩别的。如果遇到这种情况，父母可以试着用以下 3 招来解决。

◎ 这样和孩子沟通，让孩子接受推拿

如果孩子正在做游戏、看书或做着他喜欢的事情，这时候突然让他停下手头的事情开始推拿，他肯定是不乐意的。所以在推拿之前，父母要事先跟孩子沟通好，约定一个时间，给孩子一个缓冲期。同时，还可以告诉孩子为什么要做推拿，推拿对他有什么好处，让孩子知道自己并不是平白无故地被"禁锢"在了椅子上或床上。

在推拿的过程中，家长也要和孩子多沟通，关注孩子的感受，例如"你觉得舒服吗？""这样会不会更好一些？""这两个地方你更喜欢揉哪里？""有没有觉得热乎乎的？""你也给妈妈揉一揉好不好？"

当然，还可以唱孩子喜欢的歌，讲孩子喜欢的故事，如果能配合着推拿编一些故事给孩子讲，那就更棒了。

◎ 给孩子一点儿奖励，让孩子爱上推拿

每个孩子都喜欢被奖励，我们可以对孩子配合推拿的行为进行一定的奖励。例如，推拿后和孩子一起做喜欢的游戏，奖励一些喜欢吃的食物，或者答应孩子配合推拿一定次数后陪他去游乐场玩等。

看手机、看电视是很多孩子都喜欢但会被父母限制的事情，父母也可以以此作为奖励。例如，规定每天只有推拿的时候可以玩手机、看电视，推拿结束就停止。这样既可以让孩子在推拿时乖乖配合，养成推拿的习惯，每天玩手机、看电视的时间也被限制在了推拿的十几分钟到半小时以内，不至于对视力造成伤害。

◎ 孩子睡着后推拿，休息推拿两不误

如果孩子实在不配合推拿，我们也不必强迫，可以在孩子睡熟后再做，这时的手法要更加轻柔，不必做刺激性太强的手法，注意不要影响孩子的睡眠。

父母学习小儿推拿，常见的 10 个问题

◎ 没有中医基础，能学会小儿推拿吗？

小儿推拿虽然属于中医，需要遵循中医"辨证论治"的思路，但对于父母而言，学习小儿推拿的目的并非解决所有疾病问题，而是给自己的孩子日常保健，调理体质，以及应对感冒、发热、积食、便秘等常见病，并不涉及对疑难杂症的诊断，所以学习起来要容易很多。

父母对于自己的孩子是最了解的，每个孩子容易生的病通常也是比较固定的

两三种。父母可以从日常保健及自己孩子的多发病入手，一步步地学习并操作，很容易就能学会并见到效果。

◎ 担心穴位找不准怎么办？

在很多人的观念里，穴位是一个很精准的点，总担心找不到这个点会影响效果。其实，这种担心完全是没有必要的。

穴位并非一个精准的点，而更应该理解为一个范围，面积大约为一枚硬币的大小。也就是说，只要在硬币大小的范围内进行刺激，都可以起到作用。

对于孩子来说，有一些小儿特定穴是线状穴（如天河水，位于小臂手掌侧正中，从腕横纹到肘横纹，呈一条直线）或面状穴（如腹穴，即整个腹部），范围就更大了，不必担心找不准。

◎ 给小儿推拿感觉容易累怎么办？

腰酸背痛、肩膀酸痛、手臂和手指酸痛……很多父母给孩子推拿几分钟就会出现这些反应。而专业小儿推拿师连续推拿几小时也不觉得累，这是为什么呢？

主要是由推拿的姿势正确与否决定的。如果容易感到腰酸背痛，把腰背挺直就能很好避免；如果肩膀容易酸痛，要注意是否耸肩，把肩部放松下垂就好了；如果大臂容易酸痛，注意肘部不要架起来，自然放松地垂在身体两侧会轻松很多；如果小臂容易酸痛，往往是动作过于僵硬，多活动手指和手腕，做做灵活度练习就能有效改善；如果手指容易酸痛，是因为推拿时手指活动过多，要学会手指保持不动，用手腕带动手指进行运动。

◎ 应该推拿左手还是右手？

小儿推拿并没有"男左女右"的说法，而是一律推拿左手。主要有两个原因：一是操作者通常用右手操作，推拿左手比较方便；二是左手离心脏较近，推拿效果会略好一点儿。

那么可以推拿右手吗？可以！父母如果习惯使用左手操作，推拿孩子的右手会更方便。或者孩子左手有伤口、疹痘等不宜进行刺激的因素时，也可以推拿右手。

通常只需要给孩子推拿一只手就可以，但如果父母能够一起给孩子推拿，同时推拿左手和右手，效果就会更好了。

◎ 为什么不同的书、不同的老师教的方法不一样？

小儿推拿在发展过程中形成了不同的流派，每个人在推拿操作中也有不同的思路和感悟。就像同样的病去找医生开药，药方不会完全相同。所以推拿方法不同是很正常的事。

父母不必在这一点上纠结孰对孰错或孰优孰劣。孩子生病并非单一因素造成的，面对多种致病因素，不同的推拿方法可能侧重解决的点不同。无论使用哪个流派、哪一本书、哪一位老师的哪一种推拿方法，只要解决了其中的某一个或某几个因素，孩子都会在身体自愈力的驱使下康复。

不同的流派在手法操作上有时也不同，但很多穴位是有双向调节作用的，只要对这些穴位进行刺激，就会让孩子的身体趋于健康状态，产生正向的影响。因此，也不必在意不同流派对于手法操作的不同，先给孩子推拿起来，然后在过程中逐渐感悟。

◎ 吃药和推拿会有冲突吗？

吃药和推拿都是帮助孩子从疾病状态中尽快康复的方法，这二者之间不但不会冲突，还会相互促进，能够让孩子更快康复。

对于刚接触小儿推拿的父母来说，如果担心自己对孩子的病情判断把握不准，可以先带孩子找医生咨询问诊后，再根据医生的诊断和开具的药物来帮助自己了解孩子的病情，选择推拿穴位，这也是一个很好的方法。

对于已经有丰富推拿经验的父母，则可以先自行判断孩子的病情并进行推拿，能够解决大多数的健康问题。只有在判断不准、病情无法控制的时候再去使用药物，这样可以大大减少孩子受到的药物伤害。

另外，如果孩子已经用了药物，尤其是退热药、抗生素等性质寒凉、易伤脾胃的药物，推拿时除了要针对孩子的病情选择相应穴位，还应加上调理脾胃的穴位，以起到保护脾胃、降低药物伤害的作用。

◎ 推拿的时间越长越好吗？

有一些初学小儿推拿的父母会有这两种想法：一是觉得某个穴位好，就在这个穴位上推拿特别长时间；二是怕判断不准，干脆把所有相关的穴位都用上，造成推拿总体时间过长。其实，这都是不可取的。

单个穴位长时间操作，需要对病情和推拿都有非常深入和准确的认识，否则反而会过犹不及，所以一些专业的推拿医师可以使用，但不适合大多数没有医学教育背景的父母。

推拿穴位太多、总体时间太长，会造成两个问题：一是选穴太多没有重点，效果不好；二是时间太长孩子容易不耐烦，不配合推拿或影响情绪。因此，还是要抓住孩子的主要问题，尽量精准地选择穴位。

一般来说，每次给孩子推拿的时间在 15~40 分钟，以 30 分钟左右居多，这是让推拿充分发挥作用的适宜时间。孩子年龄越小、体型越小、病情越轻，推拿时间就越短，反之则时间越长。例如，2 岁以内的孩子通常为 15~20 分钟，2~7 岁的孩子通常为 20~30 分钟，7 岁以上的孩子通常为 30~40 分钟。

◎ 推拿穴位的先后顺序对效果有影响吗？

做小儿推拿，通常会用到多个穴位，就好比中药处方中会用到多味药材，这些穴位或药材共同配合才能达到预期的效果。而对这些穴位进行操作时的先后顺序，对最终的推拿效果也会产生一定的影响。

总的来说，操作顺序大致遵循以下 3 个原则。

（1）从上到下、从前到后：整体上来说，通常是先做上肢或头面部的穴位操作，之后做胸腹部，再做下肢部，最后做腰背部。

（2）先重点后一般：先针对孩子的主要问题进行选穴，并多做、久做，再根据次要问题选择配穴进行操作。同一类作用的穴位尽量放在一起。

（3）先轻后重：先做推、揉、摩等轻手法，把捏、拿、掐等重手法放在后面，以免直接用重手法造成孩子不适。

但是，父母给孩子做推拿时，不必完全拘泥于这个顺序，可以结合孩子的状态和体位灵活变通。孩子越放松、越享受推拿，效果也就会越好。所以，孩子实在不愿做某个穴位时，可以跳过，改做其他穴位。

◎ 多久推拿一次比较合适？

根据推拿目的，大致可以分为 3 种，即保健推拿、体质调理、疾病调理。不同的推拿目的，推拿操作的间隔时间不同。

对于保健推拿，目的是让孩子保持健康的身体状态、预防疾病的发生。因此应根据孩子的状态、作息情况灵活进行。例如，孩子最近吃多了，可以做一做帮助消食的保健推拿，预防积食；感觉孩子吹风受寒了，可以做一做帮助孩子温暖起来、祛除风寒的保健推拿，预防感冒等。另外，在每个节气的前后两天，也可以做节气保健推拿，预防疾病发生。

对于体质调理，目的是让孩子的体质偏颇得到纠正，让孩子更健康。例如，孩子脾胃不好容易积食，可以利用推拿帮助孩子健脾胃、助消化；孩子容易生病，可以利用推拿帮助孩子增强免疫力，减少生病次数。这一类的体质调理，可以每天做一次，连续做 5~7 天后休息 2 天，再进行下一个周期；或者每隔 1~2 天做一次，长期坚持，并根据孩子体质的变化随时进行调整。

对于疾病调理，目的是让孩子尽快康复，可以每天推拿 1~2 次。孩子病情不严重、不紧急，如便秘、积食、轻感冒等，每天推拿一次即可；病情重且急时，如发热、严重咳嗽等，则建议每天早晚各推拿一次。

◎ 孩子一推拿就笑个不停怎么办？

有时，父母一给孩子做推拿，孩子就会前仰后合地咯咯笑个不停，没办法继续推拿，这种情况在父母刚开始试着给孩子推拿的时候尤其多见。

其实，这是一种好现象，说明孩子和父母是非常亲近的，只是因为之前少有这种亲密的肢体接触，孩子感到新奇好玩才会笑个不停。当连续推拿几次，孩子慢慢适应、熟悉之后，就不会因为笑个不停而影响推拿了。

还有一种情况是有的孩子非常敏感怕痒，所以尤其是在做运八卦、摩腹等轻手法的时候，孩子会因为痒而笑个不停，甚至产生抵触情绪。这种情况怎么办呢？

父母不妨先在自己身上感受一下：用一只手指在另一只手的掌心轻轻画圈，会感到比较痒。但如果先在手心用力搓几下，再做同样的操作，痒意就不会那么明显了，这是因为皮肤对外界刺激感知的阈值被提高了。

所以，如果孩子非常敏感怕痒，推拿前父母可以用手掌先在相应部位用力地大面积揉几下，然后再进行正常操作，会让孩子感觉好很多。

轻松掌握 10 种小儿推拿常用手法

小儿推拿手法总体的要求是"轻快、柔和、平稳、着实"。每种手法的力度、速度、作用有所不同，熟练掌握各种手法，是保证推拿效果的基础。

下面，我们按照操作力度从轻到重的顺序，一起了解常用的 10 种推拿手法。

1. 皮动肉不动的"摩法" ♥	2. 带动气运转的"运法" ♥

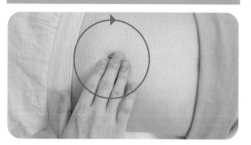 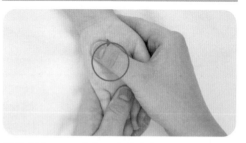

操作方法：用手指指面或掌面在皮肤表面做顺时针或逆时针的环旋、抚摩。
操作力度：轻。
操作频率：60~120 次 / 分钟。
操作时长：3~10 分钟。
注意事项：柔和不僵硬，皮动肉不动。在皮肤表面轻轻摩擦即可，孩子的皮肤基本不出现下陷。

操作方法：用手指指面在体表穴位上做弧形或环形周而复始的推运。
操作力度：轻。
操作频率：100~150 次 / 分钟。
操作时长：1~5 分钟。
注意事项：力度均匀，操作连贯，宜轻不宜重，宜缓不宜急。

3. 有三种变化的"推法"

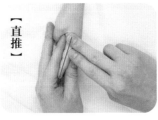
【直推】

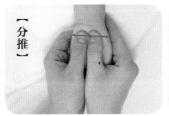
【分推】

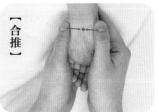
【合推】

操作方法： ①直推：用手指指面在体表穴位上做直线推动。②分推：用双手手指指面从穴位中心向两侧推。③合推：用双手手指指面从穴位两侧向中心推。

操作力度： 轻。

操作频率： 150 300 次 / 分钟。

操作时长： 1~5 分钟。

注意事项： 轻而不浮，快而着实。手指接触孩子皮肤时要轻，离开皮肤的时机不要过早，先慢速练习，熟练后再加快速度。

4. 让肉动起来的"揉法"

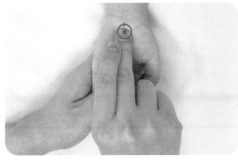

操作方法： 将手指指面、手掌根或手掌面吸定在穴位上，做左右或旋转揉动。

操作力度： 较轻。

操作频率： 100~220 次 / 分钟。

操作时长： 1~10 分钟。

注意事项： 压力均匀，肉随手动。肉少的部位力度要轻，肉厚的部位力度可以稍重，一般不会有疼痛不适感。

5. 让皮肉下陷的"按法"

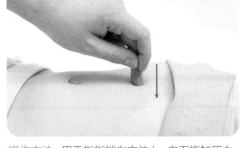

操作方法： 用手指指端在穴位上，向下施加压力，一压一放，反复操作。

操作力度： 较轻。

操作频率： 30~80 次 / 分钟。

操作时长： 1~3 分钟。

注意事项： 轻重相兼，速度均匀。常与揉法一起使用。

6. 小鸡啄米般的"点法"

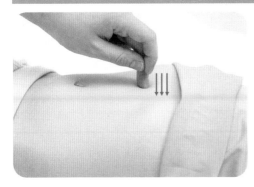

操作方法： 用手指指端在穴位上，向下快速用力点动。

操作力度： 适中。

操作频率： 260~320 次 / 分钟。

操作时长： 1~3 分钟。

注意事项： 点动快速，力度均匀。常用于消食、通便、化痰等，体质虚弱的孩子要少用。

7. 来回不间断的"搓法"

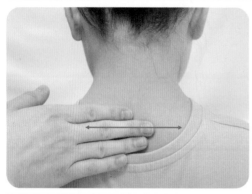

操作方法：用手指指面或手掌鱼际，在体表穴位来回快速搓动。

操作力度：适中。

操作频率：200~300 次 / 分钟。

操作时长：1~3 分钟。

注意事项：力度、时长适度，皮肤发红即止。需要用淀粉、滑石粉、清水等推拿介质起润滑作用，避免对皮肤造成损伤。

8. 后背最重要的"捏法"

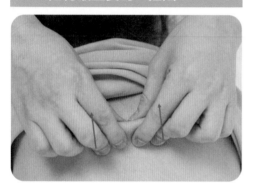

操作方法：用拇指和食指、中指对捏，将皮肤用力提起，双手交替向前捻动。

操作力度：重。

操作频率：5~10 秒 / 次。

操作次数：6~9 次。

注意事项：直线向前，速度均匀。一般在捏最后一遍的时候，每向前捏三下就向上用力提一下，即"捏三提一"，以增强效果。

9. 常用于发汗的"拿法"

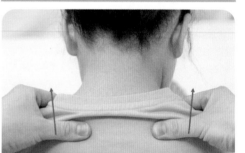

操作方法：用拇指和其余四指相对用力，捏住某部位或穴位用力内收，并向上提起。

操作力度：重。

操作频率：1~5 秒 / 次。

操作次数：3~9 次。

注意事项：刚中有柔，轻重相兼。每次提拿起来后可略作抖动，以增强效果。

10. 刺激度强烈的"掐法"

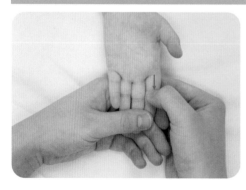

操作方法：用指甲在体表穴位向下垂直用力按压。

操作力度：重。

操作频率：60~150 次 / 分钟。

操作时长：1~2 分钟。

注意事项：垂直用力，逐渐加压。每次掐后加揉法，可缓解不适之感。

第二章

发热：比窦娥还冤的"病"

对于很多家长来说，最担心孩子出现的症状就是发热，一看到孩子发热就手足无措、寝食难安，恨不得第一时间赶到医院，让孩子立刻退热。

其实，这真的是冤枉发热了，发热并不是一种病，而是人体为了自我保护而主动采取的一个措施。并非细菌、病毒让身体发热，而是身体为了打败细菌、病毒而主动提高自己的体温，导致发热。

发热明明是保护身体的警卫系统，却被当作入侵的强盗一般百般防范和阻挠，这真的是比窦娥还要冤。

不要见到发热就想立刻退热。找到发热背后的真正原因并给予针对性的处理，才是面对发热时应该做的。

 ## 孩子发热常见的 5 个问题

◎ 孩子发热，要立刻送医院急诊吗？

很多家长都有过或听说过这样的经历：孩子半夜发热了，家长连拉带拽地给孩子穿上衣服，火急火燎地到了医院，排了长长的队做完检查后，得到的仅仅是一瓶退热药及"多喝水、多休息、密切观察"之类的嘱咐。当家长抱着困倦的孩子，拖着疲惫的身体回到家时，已经快要天亮。这一夜的奔波除了给家长些许安慰，似乎也就是让家长和孩子更加疲惫而已。

在医院，对于发热孩子的处理往往是先抽血化验，以确定是病毒感染还是细菌感染，从而确定用什么药。但刚发热时体内的免疫系统还没有做好准备，可能导致验血结果和药物使用不准。所以，如果去医院验血，一般需要在发热 24 小时之后，才能得到相对准确的结果。

孩子发热多数情况是由感冒引起的，这时最好的应对方式是让孩子保证充足的休息。发热时身体本来就不舒服，没有必要再让孩子在路上奔波。

所以在孩子发热时，家长不要急于去医院，而是要先做好居家护理，注意观察孩子的精神状态，保证孩子的饮水量和充足的休息，这样更有利于孩子身体的康复。

那么，孩子发热后，什么时候需要送去医院呢？可以参考以下标准，出现其中一条时，应及时带孩子就医。

（1）持续高热39℃以上，服用退热药后仍在39℃以上时。

（2）发热超过72小时，依然反复发热时。

（3）出现呼吸急促、嘴唇或面色发青等缺氧症状时。

（4）出现囟门凹陷、眼窝凹陷、无尿、皮肤干燥且弹性下降等重度脱水症状时。

（5）出现异常嗜睡，叫不醒，或者清醒时没有互动的情况时。

（6）无法饮水或无法进食母乳时。

（7）伴有严重的咳嗽、腹泻、呕吐或出疹子时。

（8）发生热性惊厥，10分钟仍未好转时。

（9）3个月以下的孩子，发热超过38℃时。

◎ 高热会烧坏孩子脑子吗？

有这么一条坊间传闻广为流传："某某家孩子发热，把脑子烧坏了！"于是，"发热会烧坏脑子"成为很多家长担心孩子发热的原因。

其实，发热是人体一个重要的自我保护机制，是身体为了提高自身免疫力，以更好地清理病毒、细菌等病原体而主动采取的措施。人体对自己主动提高温度的这一行为是有控制的，若非特殊原因（如捂汗导致无法散热、没有足够饮水而导致脱水等），不会对自身造成伤害。所以说，发热本身是不会"烧坏脑子"的。

至于传闻中的说法，通常是因为得了脑膜炎又治疗不及时，由于脑部炎症而造成的大脑损伤。其实，发热是为脑膜炎等脑部疾病背了黑锅，而被误认为是造成大脑损伤的元凶。

在这里，真的要为发热鸣声不平：如果没有发热这个机制，我们的身体就无法在病毒、细菌等病原体入侵时迅速提高免疫力，控制住感染范围并将其击败，感染就会深入。感染到脑膜，就是脑膜炎；感染到肺脏，就是肺炎；感染到肝脏，就是肝炎；感染到心脏，就是心肌炎……

发热帮助我们抵御了病原体的进一步入侵，反而被我们误认为是造成损害的元凶，真是个千古奇冤！所以，请不要再说发热会烧坏脑子、会烧成肺炎、会烧出心肌炎了。发热真的是一位"忠言逆耳"的净友！

那么，如何判断孩子发热是由感冒引起的，还是由脑膜炎引起的呢？其实很简单，它们的症状不同，只要了解了就能轻松辨别。

感冒必然会伴有呼吸道的症状，如咳嗽、打喷嚏、流鼻涕等。而脑膜炎则以脑部及神经系统的异常表现为主，主要有以下几种表现。

（1）突然高热并伴有严重头痛。

（2）精神萎靡，对什么都不感兴趣，也不愿意吃东西。

（3）出现异常昏睡，叫不醒或叫醒时意识不清。

（4）出现语言障碍，口齿不清，前言不搭后语。

（5）剧烈呕吐，呕吐呈喷射状。

（6）惊厥抽搐，10 分钟仍未好转。

当孩子发热，出现以上症状而无明显的呼吸道症状时，就要考虑可能会有颅脑感染，需要及时就医。否则，面对感冒发热时大可不必着急，让孩子在家好好休息，给予充足的水分并注意观察即可。要知道感冒发热是不会"烧坏脑子"的。

◎ 到底什么时候该吃退热药？

在上一个小节中，我们知道了发热其实是身体的一种自我保护机制，有助于病情康复。立刻退热并不一定是件好事，因为这样会影响孩子免疫系统的工作。但是，这并不意味着对于发热，我们就可以放任不管。在必要的时候，还是要采取退热措施的。

短时间的发热对身体不会造成伤害，但若长时间的高热，则容易造成脱水，还有可能出现热性惊厥。所以，在达到一定的体温，通过推拿、物理退热等方式仍无法退热时，还是需要使用退热药来控制体温的。

一般来说，医生会建议体温超过 38.5℃时服用退热药。但这并不是一个绝对的标准。如果孩子精神状态良好，也补充了充足的水分，体温超过 38.5℃了也并不用急于使用退热药。反之，如果孩子精神萎靡，或者非常难受，那么即使体温不到 38.5℃，也可以使用退热药来让孩子舒服一些。

所以说，38.5℃是一个使用退热药的参考线，但关键还是要看孩子的状态。

孩子常用的退热药有对乙酰氨基酚和布洛芬两种。对乙酰氨基酚的药效更温和，适合 3 个月以上的宝宝，药效时间较短，能维持 4 小时左右；布洛芬适用于 6 个月以上的宝宝，对高热的效果更好，药效可持续 6 小时左右。

退热药的使用有以下几点注意事项。

（1）用药量要根据孩子的体重进行计算，具体见药品说明书或遵医嘱。

（2）服用前要摇匀，防止上下层浓度不匀，影响药效。

（3）服用退热药后 5~10 分钟需要补充水分。

（4）退热药只能暂时降低体温，并不能治病，只在必要时使用。

（5）不同退热药不能同时服用，需间隔 4~6 小时。

（6）无论用哪种退热药，24 小时之内不能服用超过 4 次。

（7）退热药开封后保质期通常是 1 个月，放在冰箱里也不能延长保质期。

（8）若口服退热药温度仍降不下来，可以考虑使用栓剂。

◎ 到底要不要使用物理降温？

物理降温指用湿敷的方式，通过水分蒸发吸收热量，从而起到降低体温作用的一种方法。

通常来说，对于39℃以下的发热，通过温湿毛巾擦拭孩子身体，能够帮助孩子控制体温。而对于39℃以上的发热，则宜使用冷敷的方式，帮助孩子控制体温并缓解不适。

对于物理降温，要注意以下几点。

（1）对于39℃以下的发热，可以使用温湿毛巾擦拭的物理降温方式。

（2）重点擦拭颈部、腋窝、腹股沟、四肢等血管丰富的部位。

（3）禁止对心前区、腹部进行擦拭。

（4）禁止使用酒精进行擦拭。

（5）若使用泡澡的方式，水温要保持在38~40℃，室温适宜，洗完后及时擦干。

（6）泡澡时间不宜过长，一般在10分钟左右，不要超过20分钟。

（7）若体温超过39℃，或者较为难受，可使用冷敷的方式，重点是额头。

（8）禁止对足底进行冷敷。

（9）若孩子抗拒物理降温，则不要强求。

◎ 发生热性惊厥时如何处理？

热性惊厥是由于体温迅速升高，而造成的大脑中枢神经异常放电所致，表现为突然性意识丧失，双眼上翻或斜视，四肢僵直抖动，部分孩子会口吐白沫。热性惊厥以6月龄~5岁的孩子较为多见，有家族遗传倾向，通常发生在出现发热症状的24小时内。多数热性惊厥会在5分钟内自行缓解，预后良好。

孩子发生热性惊厥，对家长来说是一件视觉冲击力很大的事情，很容易惊慌失措。有的家长担心孩子惊厥抽搐时咬坏舌头，会撬开孩子的嘴，往嘴里塞毛巾、勺子、筷子，甚至把自己的手塞进去。其实，在多数情况下，这不但没有任何帮助，反而可能会对孩子造成伤害。

孩子出现热性惊厥时，往往会咬紧牙关，舌头并不会被咬到。此时如果用力撬开孩子的嘴，反而可能在这个过程中对孩子的牙齿、口腔造成伤害。只有在孩子严重抽搐，且并未牙关紧闭的少数情况下，可以用软木棒、毛巾等柔软的物品将上下牙隔开，避免咬伤舌头。

当孩子发生热性惊厥时，正确的处理方式如下。

（1）家长自己要保持冷静。

（2）使孩子平躺，移除周围可能造成伤害的危险物品，保持室内空气流通。

（3）将孩子的头偏向一侧，以利于呕吐物的流出，避免阻塞气道。

（4）将衣领扣子解开，保持气道畅通。

（5）发作时不要喂药，不要强硬地按压孩子的肢体。

（6）密切观察，超过 10 分钟仍未好转时，及时联系 120 送往医院急诊。

5 种常见发热，推拿帮助降温

孩子发热时，我们要先弄明白导致发热的原因，针对原因选用相应的推拿方法，就能让孩子加快退热和康复的速度。孩子常见的发热有 5 种，即风寒发热、风热发热、积食发热、阴虚发热和受惊发热。

不同的发热类型有不同的特征性症状，面对发热，要先根据这些症状来判断孩子属于哪种类型的发热，再采用相应的方法应对。

孩子发热的特征性症状和判断方法见下图。

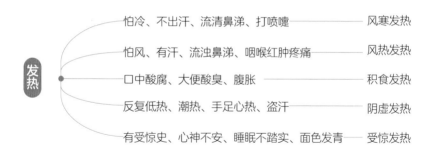

要注意的是，孩子的症状也可能同时符合多种发热的类型，如口气重、大便酸臭，同时流清鼻涕、打喷嚏，那有可能是孩子积食的同时受了风寒。这时我们结合这两种发热类型的推拿方法，进行操作就可以了。

◎ 风寒发热：让微汗带走寒邪

吹风受寒是导致发热最为常见的原因。天气寒冷的时候，在户外吹了冷风，可能会导致风寒发热；天气炎热的时候，进到室内被空调、电扇直吹了，也可能会导致风寒发热；睡觉时没有关好窗户，第二天起床后出现发热、流清鼻涕、打喷嚏等症状，往往也是风寒发热。

风寒发热的主要特点是怕冷、不出汗、流清鼻涕、打喷嚏。因为寒邪侵袭，身体会告诉我们不要再受寒了，于是就出现了怕冷的症状；寒邪有"收引"的特点，肌肤表面感受寒邪后毛孔就会闭合，无法排汗；寒邪侵袭鼻窍时，身体为了排出寒邪，就会出现流清鼻涕、打喷嚏的症状。

当孩子发热出现其中两个或以上症状时，基本就可以判断是风寒发热了。同时我们可以再根据头痛、浑身疼痛、咳嗽、无痰或咳清稀痰等症状，以及舌淡红、苔薄白的舌象等来进行佐证。

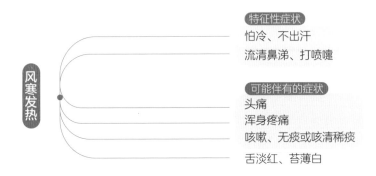

风寒发热

特征性症状
怕冷、不出汗
流清鼻涕、打喷嚏

可能伴有的症状
头痛
浑身疼痛
咳嗽、无痰或咳清稀痰
舌淡红、苔薄白

风寒发热是由于风邪、寒邪侵袭身体，如果我们为风邪、寒邪找到一个出路，把它们排出去，身体很快就会康复。这个出路，就是皮肤上的毛孔，也就是通过微微发汗，让它们从哪里来，就回到哪里去。

家长可以用这一组推拿方法。

扫码看视频

揉一窝风 ♥

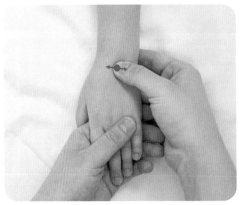

操作方法：用左手扶托孩子的手掌，用右手拇指左右揉。

操作频率：200 ~ 220 次 / 分钟。

操作时长：3 分钟。

穴位定位：手背腕横纹中央凹陷处。

拿列缺 ♥

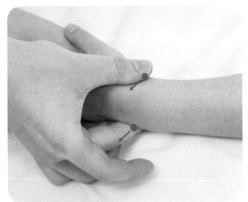

操作方法：用左手扶托孩子的手掌，用右手拇指与中指在其手腕左右两侧相对用力，并向手背侧拿起，略作停留后放松，如此反复。

操作频率：50 ~ 60 次 / 分钟。

操作时长：2 分钟。

穴位定位：手腕左右两侧凹陷处。

上三关

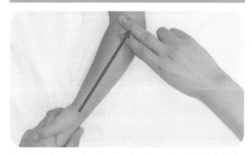

操作方法：用左手握住孩子左手手掌，使其大拇指一侧向上，右手食指、中指并拢，从孩子腕横纹推向肘横纹。

操作频率：150～180次/分钟。

操作时长：3分钟。

穴位定位：小臂大拇指侧，从腕横纹到肘横纹，呈一条直线。

清天河水

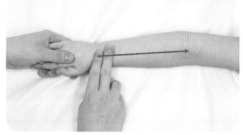

操作方法：用左手托孩子左手掌，使其掌面向上，右手食指、中指并拢，从孩子腕横纹推向肘横纹。

操作频率：180～200次/分钟。

操作时长：2分钟。

穴位定位：小臂手掌侧正中，从腕横纹到肘横纹，呈一条直线。

搓大椎

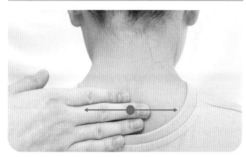

操作方法：用左手扶住孩子前胸，用右手手指或大鱼际蘸温水，左右来回快速搓。

操作频率：200～220次/分钟。

操作时长：1分钟。

穴位定位：低头时，脖子后下方凸起最高点稍下。

拿风池

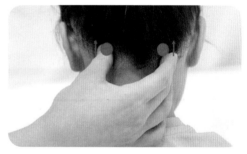

操作方法：用左手扶托孩子额头，用右手拇指、中指相对用力向上顶拿。操作时孩子会有疼痛感。

操作频率：2～3秒/次。

操作次数：3次。

穴位定位：脑后，枕骨之下，两条大筋上端外侧的凹陷处。

捏脊

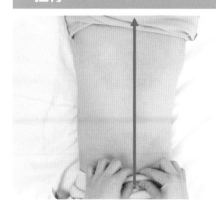

操作方法：拇指在后，食指、中指在前，左右手依次捏起、放下，向前捻动，沿着脊柱从下向上操作。

操作频率：5～10秒/次。

操作次数：9次。

穴位定位：背后正中，从尾骨下端到大椎的整个脊柱区域。

以上操作中，揉一窝风、拿列缺、拿风池、上三关和捏脊的目的主要是发散风寒。其中，揉一窝风、拿列缺、拿风池能打开肌表的毛孔，增加排汗来带走风邪、寒邪（发汗解表），上三关和捏脊能提升孩子的阳气，促进寒邪的排出（温阳散寒）。

清天河水和搓大椎的主要作用是退热降温。因为孩子发热是由感受风寒引起的，所以清热的穴位不需要太多，把风邪、寒邪排出去，体温自然也就恢复了。

需要注意的是，对于风寒发热，由于会用到一些温热性质的穴位，以起到温阳散寒的作用，所以在刚推拿完半小时到一小时内，体温可能会稍有上升，这是祛邪外出的正常反应，不必担心。当寒邪被祛除出去后，体温就会逐渐下降了。

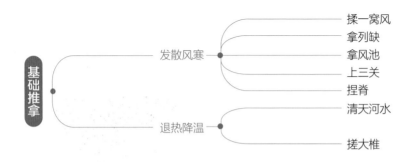

孩子风寒发热可能伴有的症状及相应推拿方法。

症状	推拿方法	作用与说明
头痛	头面四大手法（开天门、推坎宫、揉太阳、揉耳后高骨）	发散风邪、止头痛。前额疼痛多做开天门、推坎宫；头两侧痛多做揉太阳；头后侧痛多做揉耳后高骨
鼻塞、流鼻涕	揉迎香、搓鼻翼	促进鼻周血液循环，通鼻窍、止鼻涕
咳嗽	揉掌小横纹、拿列缺	化痰止咳

◎ 风热发热：清除入侵的热邪

孩子为纯阳之体，生病后往往容易化热，即使一开始是受到了风寒侵袭，但过一两天后，风寒也可能会转为风热；或者是一开始就受到了风热邪气的侵袭。这两种情况都会导致孩子出现风热发热。

风热发热最主要的特点是发热温度较高，而且身上有汗，虽然对寒冷不敏感，但不喜吹风，流浊鼻涕（白色、黄色都有可能），咽喉也会红肿、疼痛。这是因为身体感受到了热邪，希望将热排出去，所以会打开毛孔，通过出汗来排出热邪；"风为百病之长"，热邪也是通过风邪这个"媒介"来侵袭身体的，所以身体会敏感地告诉我们的大脑，不要再吹风了；同时，凉爽的环境有助于抵消热邪带来的不适，所以身体并不十分排斥寒冷。热邪伤阴，鼻涕被灼干，所以就不再是清鼻涕，而是变稠浊甚至变黄；咽喉也在热邪的熏蒸下红肿、疼痛。

所以孩子发热并出现以上症状时，我们可以判断是风热引起的发热。同时，还可以再根据头痛、咳嗽、痰稠等症状，以及舌色红、苔薄黄的舌象等来进行辅助判断。

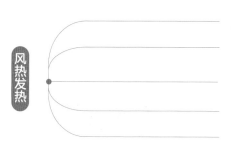

风热发热

特征性症状
怕风、有汗
流浊鼻涕、咽喉红肿疼痛

可能伴有的症状
头痛

咳嗽，痰稠，流白色或黄色鼻涕

舌色红、苔薄黄

与风寒发热一样，我们同样要让风热邪气从哪里来再回到哪里去，为风热邪气找到合适的出路。

家长可以用这一组推拿方法。

扫码看视频

揉小天心 ❤

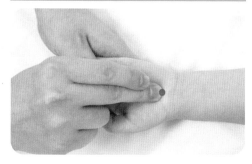

操作方法：用左手扶托孩子的手背，用右手中指指腹揉。

操作频率：200～220次/分钟。

操作时长：3分钟。

穴位定位：掌根大小鱼际交接之间凹陷中。

清肺经 ❤

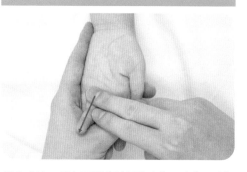

操作方法：用左手握住孩子的食指、中指、小拇指，使其无名指充分暴露，用右手食指、中指指面从孩子的无名指指根推向指尖。

操作频率：240～300次/分钟。

操作时长：3分钟。

穴位定位：无名指指面，从指尖到指根，呈一条直线。

拿列缺

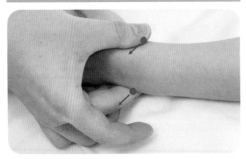

操作方法：用左手扶托孩子的手掌，用右手拇指与中指在孩子手腕左右两侧相对用力，并向手背侧拿起，略作停留后放松，如此反复。

操作频率：50 ～ 60 次 / 分钟。

操作时长：2 分钟。

穴位定位：手腕左右两侧凹陷处。

退六腑

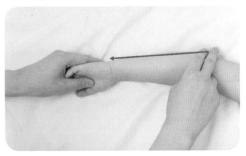

操作方法：用左手握住孩子左手掌，使其小拇指一侧的小臂充分暴露，右手食指、中指并拢，从孩子肘横纹推向腕横纹。

操作频率：180 ～ 200 次 / 分钟。

操作时长：2 分钟。

穴位定位：小臂小拇指侧，从肘横纹到腕横纹，呈一条直线。

清天河水

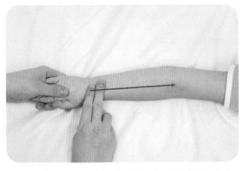

操作方法：用左手扶托孩子左手掌，使其掌面向上，右手食指、中指并拢，从孩子腕横纹推向肘横纹。

操作频率：180 ～ 200 次 / 分钟。

操作时长：3 分钟。

穴位定位：小臂手掌侧正中，从腕横纹到肘横纹，呈一条直线。

下推天柱骨

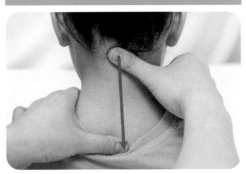

操作方法：用双手拇指指腹交替从上向下推。

操作频率：220 ～ 260 次 / 分钟。

操作时长：1 分钟。

穴位定位：从后发际线到大椎，呈一条直线。

搓大椎

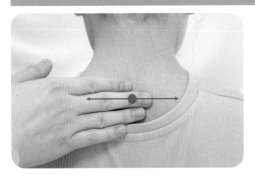

操作方法：用左手扶住孩子前胸，用右手手指或大鱼际蘸温水，左右来回快速搓。

操作频率：200 ～ 220 次 / 分钟。

操作时长：1 分钟。

穴位定位：低头时，脖子后下方凸起最高点稍下。

倒捏脊

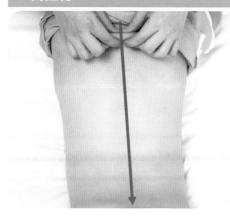

操作方法：拇指在后，食指、中指在前，左右手依次捏起、放下，向前捻动，沿着脊柱从上向下操作。

操作频率：5～10秒/次。

操作次数：9次。

穴位定位：背后正中，从尾骨下端到大椎的整个脊柱区域。

以上将风热邪气排出体外的思路叫疏风清热。由于热邪容易扰动心神，孩子易心烦，揉小天心既可以安定情绪，又能清热，还能够疏通经络，增强其他穴位的作用，所以首先揉小天心。拿列缺能够打开毛孔，帮助排出邪气，但如果孩子本身正在出汗，这一操作可以少做或不做。清肺经、退六腑、清天河水、下推天柱骨、搓大椎和倒捏脊均能清热，但它们之间是有所不同的。

清肺经重在清肺热，包括肺脏、气管、咽喉、鼻腔及皮肤的热；

退六腑像一盆凉水，是大寒的操作，重在清脏腑之热，胸腹部较热且正气不虚时可适当多做；

清天河水重在清心热，又能预防惊厥抽搐，有清热而不伤正的特点，当孩子烦躁不安时可以多做；

下推天柱骨重在清除头部的热邪，并对头痛、呕吐有预防和缓解作用；

搓大椎重在帮孩子退热，孩子体温降下来就能舒服一些；

倒捏脊重在抑制自身过于亢盛的阳气，避免热上加热。

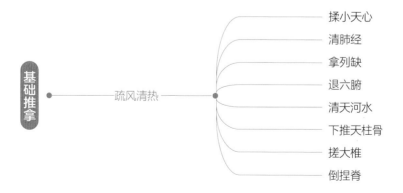

孩子风热发热可能伴有的症状及相应推拿方法。

症状	推拿方法	作用与说明
头痛	头面四大手法（开天门、推坎宫、揉太阳、揉耳后高骨）	发散风邪、止头痛。前额疼痛多做开天门、推坎宫；头两侧痛多做揉太阳；头后侧痛多做揉耳后高骨
鼻塞、流鼻涕	揉迎香、搓鼻翼	促进鼻周血液循环，通鼻窍、止鼻涕
咳嗽	揉掌小横纹、拿列缺	化痰止咳
咽痛	掐揉少商、揉天突	少商为治疗咽痛、咽痒的特效穴，天突能改善局部血液循环，缓解症状。远近端结合取穴，效果更好

◎ 积食发热：排出胃肠道垃圾

孩子如果吃得太多，或者吃的食物不好消化，超出了自身脾胃的运化能力，食物堆积在体内无法及时排出，就有可能导致发热。

积食发热的症状主要表现在消化系统，如口中酸臭、大便酸臭、腹胀等。食物在胃里堆积发热，腐烂生臭，气味就会从嘴里反出来，在早上睡醒时更加明显；食物在肠道里堆积腐烂，大便就会有酸腐的气味，比平常更臭，至于大便的性质，可能便干，可能便稀，以便干居多；腹部既有消化不了的有形的食物，又伴有消化不良产生的无形的气，所以往往会有腹胀的感觉。

当孩子发热并出现以上这些消化道症状，尤其是发热前吃了不好消化的食物，或者吃了太多的时候，就可以判断是积食发热了。同时，我们可以根据腹痛、恶心呕吐、睡觉不安稳等症状，以及舌色红、苔厚腻的舌象等来进行辅助判断。

需要注意的是，无论什么原因导致孩子生病，都会影响到孩子脾胃的运化功能，所以在生病几天后往往都会或多或少伴有口臭、腹胀、便秘或腹泻等消化系统的症状，此时一方面要根据病因去治疗调理，另一方面也要结合孩子的消化道症状，帮助消食导滞。

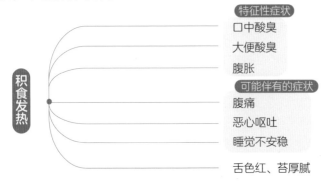

积食发热的原因是过多的食物堆积在胃肠中无法排出，从而导致了热量郁积，所以我们需要帮助孩子消化，并让气向下走，推动大便排出，热量与大便一起排出，就可以退热。

家长可以用这一组推拿方法。

扫码看视频

清胃经

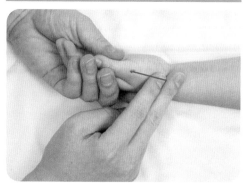

操作方法：用左手握住孩子的手掌，使其大拇指侧向上，用右手食指、中指指面从孩子的腕横纹推向拇指根。

操作频率：240 ~ 300 次 / 分钟。

操作时长：3 分钟。

穴位定位：手掌桡侧赤白肉际处，从腕横纹到拇指根，呈一条直线。

清大肠

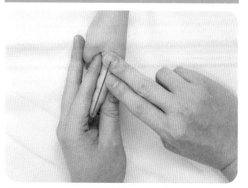

操作方法：用左手固定住孩子手掌，使其大拇指侧向上，食指侧面充分暴露，用右手食指、中指指面从孩子的食指指根推向指尖。

操作频率：240 ~ 300 次 / 分钟。

操作时长：3 分钟。

穴位定位：食指桡侧，从指尖到指根，呈一条直线。

掐四缝

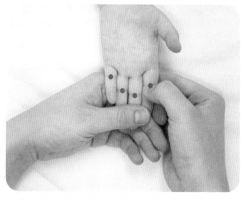

操作方法：用左手固定住孩子的手指，使其手指指面充分暴露，用右手拇指指甲先掐后揉，从孩子食指开始，依次到小拇指。

操作频率：25 ~ 30 次 / 分钟。

操作次数：每穴掐 8 次。

穴位定位：食指、中指、无名指、小拇指指面靠近手掌的指间关节横纹的中央，一只手有 4 个穴位。

清四横纹

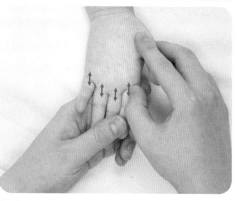

操作方法：用左手固定住孩子的手指，使其掌面充分暴露，用右手拇指侧面在四横纹处上下来回推，从食指开始，依次到小拇指，每个横纹做100次。

操作频率：190 ~ 210 次 / 分钟。

操作时长：2 分钟。

穴位定位：掌面食指、中指、无名指、小拇指指根部横纹处，即手指和手掌的交界处横纹，一只手有4 条横纹。

退六腑

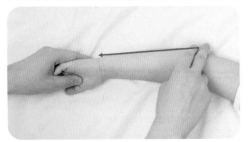

操作方法：用左手握住孩子左手掌，使其小拇指一侧的小臂充分暴露，右手食指、中指并拢，从孩子肘横纹推向腕横纹。

操作频率：180 ~ 200 次 / 分钟。

操作时长：2 分钟。

穴位定位：小臂小拇指侧，从肘横纹到腕横纹，呈一条直线。

清天河水

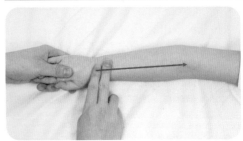

操作方法：用左手扶托孩子左手掌，使其掌面向上，用右手食指、中指并拢，从孩子腕横纹推向肘横纹。

操作频率：180 ~ 200 次 / 分钟。

操作时长：3 分钟。

穴位定位：小臂手掌侧正中，从腕横纹到肘横纹，呈一条直线。

顺时针摩腹

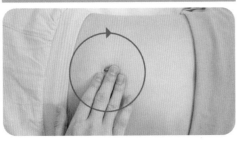

操作方法：让孩子仰卧，或者仰靠在家长的身上，用手掌或四指指腹围绕肚脐做顺时针环摩，如果手凉，可以隔着一层薄衣服操作。

操作频率：70 ~ 100 次 / 分钟。

操作时长：5 分钟。

穴位定位：整个腹部。

下推七节骨

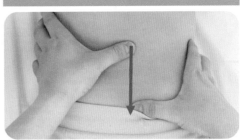

操作方法：让孩子俯卧，用双手拇指交替从上往下推。

操作频率：300 ~ 360 次 / 分钟。

操作时长：1 分钟。

穴位定位：背部正中，尾椎骨端至第四腰椎（尾椎骨端往上约一巴掌宽度距离）的一条直线。

倒捏脊

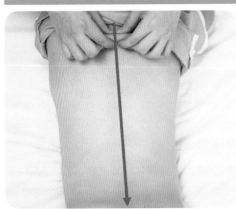

操作方法：拇指在后，食指、中指在前，左右手依次捏起、放下，向前捻动，沿着脊柱从上向下操作。

操作频率：5 ~ 10 秒 / 次。

操作次数：9 次。

穴位定位：背后正中，从尾骨下端到大椎的整个脊柱区域。

以上操作有两个目的：一是帮助孩子消化，消除有形的食积及无形的气郁，即消食理气；二是帮孩子疏通消化道，让食积、热量随着大便排出去，即泻热通便。

消食理气的操作有清胃经、掐四缝、清四横纹、顺时针摩腹。其中，清胃经、掐四缝、顺时针摩腹重在帮助消化，清四横纹重在消除腹胀。

泻热通便的操作有清大肠、退六腑、清天河水、下推七节骨、倒捏脊。其中，清大肠、下推七节骨重在通便，退六腑、清天河水、倒捏脊重在清热、退热。

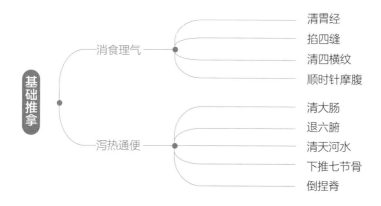

孩子积食发热可能伴有的症状及相应推拿方法。

症状	推拿方法	作用与说明
腹痛	拿肚角、点神阙	拿肚角为止腹痛的常用手法；点神阙既能止腹痛，又能消食导滞
恶心、呕吐	逆运内八卦、分推腹阴阳、下推天柱骨	逆运内八卦能够调理气机，使气下行；分推腹阴阳在降气的同时还能消食；下推天柱骨既能降逆止呕，又能清热止痛
睡觉不安稳	揉小天心、清天河水	既能安神助眠，又能清热、退热
便秘	清大肠、下推七节骨	帮助排便
腹泻	将清大肠、下推七节骨改为清补大肠、揉龟尾	调节肠道，避免泻下过度

◎ 阴虚发热：滋润孩子的身体

孩子如果受到了热邪侵袭，日久伤阴，或是用药不当、劳累过度，都可能造成阴液不足，阴不足则阳相对较旺，就可能出现阴虚发热。

阴虚发热不同于前面几种发热，它是一种较为长期的、反复出现的发热。温度通常在 38℃以下，而且经常会像潮水一样，突然热起来又突然就降下去，尤其在下午更为常见。这是因为人体的阴阳随着时间有着节律性变化，上午阳气向外发散，下午阳气开始向体内走，而体内阴不足，就不能制衡温热的阳气，所以下午更容易发热。这是自身阴不足导致的阳相对过旺，并非真的有多余的热邪，所以发热温度也不会很高，只是低热。

盗汗也是同样的道理，晚上睡着后阳得不到阴的制衡，就会熏蒸身体导致出汗，而睡醒后阳气就开始向外发散，体内的阳热之性少了，就不出汗。在自身阴不足的情况下，身体要首先保证更为重要的五脏六腑之中的阴液供养，手足四肢处的阴液就更为不足，所以手脚心发热也就更加明显。

所以，当孩子反复发热，出现低热、潮热、手足心热、盗汗这些阴虚症状的时候，就可以判断孩子是阴虚发热了。同时，我们可以再根据口干舌燥、大便干燥、烦躁等阴不足所致的各种干、躁的症状，以及舌色红、苔少或花剥的舌象来进行辅助判断。

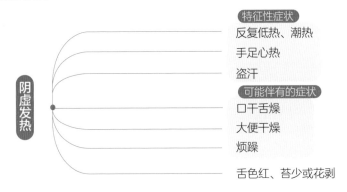

对于阴虚发热，不能直接清热，因为孩子体内并不是热量过多。要去滋阴，去补充孩子亏损的阴液，通过滋阴达到清热的目的。

家长可以用这一组推拿方法。

扫码看视频

补肾经

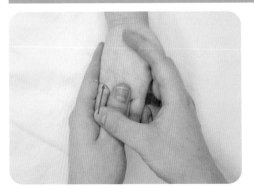

操作方法：用左手固定住孩子的小拇指，使其掌面侧向上，用右手大拇指从孩子小指指尖推向指根。
操作频率：150 ~ 180 次 / 分钟。
操作时长：3 分钟。
穴位定位：小拇指掌面，从指尖到指根，呈一条直线。

揉肾顶

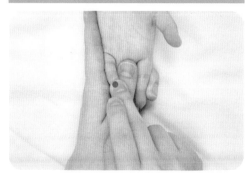

操作方法：用左手固定住孩子的小拇指，使其指尖向上，用右手中指指腹揉。

操作频率：200 ~ 220 次 / 分钟。

操作时长：2 分钟。

穴位定位：小指末端处。

揉二马

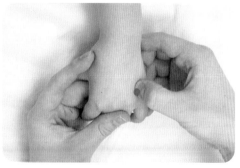

操作方法：用左手扶托孩子左手掌，使其掌心向下，将中指指尖垫入孩子掌面与二马相对应的位置，向手背方向微用力顶出，用右手拇指指面揉。

操作频率：200 ~ 220 次 / 分钟。

操作时长：5 分钟。

穴位定位：手掌背面，第四、第五掌骨小头后凹陷中。

揉总筋

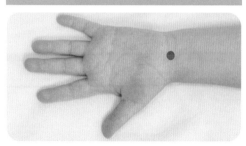

操作方法：左手固定孩子的手掌，使其掌心向上，用右手大拇指或中指指腹揉。

操作频率：200 ~ 220 次 / 分钟。

操作时长：2 分钟。

穴位定位：手掌侧腕横纹中点。

取天河水

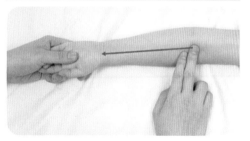

操作方法：用左手扶托孩子左手掌，使其掌面向上，右手食指、中指并拢，从孩子肘横纹推向腕横纹。

操作频率：180 ~ 200 次 / 分钟。

操作时长：3 分钟。

穴位定位：小臂手掌侧正中，从腕横纹到肘横纹，呈一条直线。

推涌泉

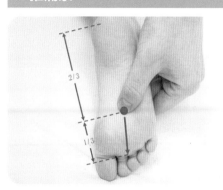

操作方法：固定孩子脚掌，使足底充分暴露，用拇指指腹向脚尖方向推。

操作频率：150 ~ 180 次 / 分钟。

操作时长：2 分钟。

穴位定位：足底前 1/3 与后 2/3 交界处的凹陷中。

对于阴虚发热，首先要滋补阴液，阴充足了，阳就不至于相对过旺，各种虚热的症状就会好转。同时，也要帮孩子收敛止汗，避免本就不足的阴液随着汗液排出而进一步损耗。

滋阴清热的操作有补肾经、揉二马、揉总筋、取天河水、推涌泉。其中，揉二马和补肾经同用，能起到很好的滋阴清热作用；揉总筋能通调气机，改善潮热症状；取天河水和推涌泉既能滋阴清热，又能改善烦躁的症状。

揉肾顶的作用是收敛止汗，肾顶是止汗要穴，和补肾经同用，止汗效果更佳。

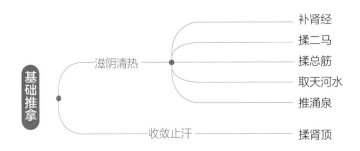

孩子阴虚发热可能伴有的症状及相应推拿方法。

症状	推拿方法	作用与说明
口干舌燥	掐揉少商、揉承浆	生津敛液，促进唾液的分泌，缓解症状
大便干燥	揉膊阳池、清大肠	增强肠道蠕动，促进排便
烦躁	揉小天心、取天河水	清心安神，使情绪安定下来

◎ 受惊发热：镇定孩子的情绪

如果孩子突然受到了惊吓，也可能发热。这是因为惊吓使孩子体内的气机运行紊乱，气郁化火，从而发热。随着情绪逐渐安定下来，气机恢复正常也就会退热，通常持续时间不会很长，在 24 小时内会自行缓解。受惊吓后心神不安，睡眠不踏实，可能出现夜啼。气机紊乱也会导致头面部气血供应失调，就会出现面色发青，以两眼之间的山根处尤为明显。

所以，如果孩子发热前有受惊史，又出现了各种心神不安、担惊受怕的表现时，很可能是受惊发热。同时，我们还可以根据呕吐、腹泻、遗尿等气机运行失常的表现，以及舌体颜色淡红或发青、舌苔薄白的舌象来进行辅助判断。

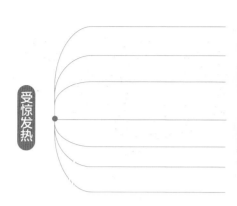

特征性症状

有受惊史，心神不安

睡眠不踏实

面色发青

可能伴有的症状

呕吐

腹泻

遗尿

舌体颜色淡红或发青、舌苔薄白

对于受惊发热，最重要的是帮助孩子安神镇惊、理顺紊乱的气机，气机恢复正常，体温就能恢复正常。同时，也要帮孩子强肾固本，以提高孩子对惊吓的耐受度。

家长可以用这一组推拿方法。

扫码看视频

揉小天心 ♥

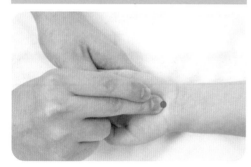

操作方法：用左手扶托孩子的手背，用右手中指指腹揉。

操作频率：200 ~ 220 次 / 分钟。

操作时长：5 分钟。

穴位定位：掌根大小鱼际交接之间凹陷中。

补肾经 ♥

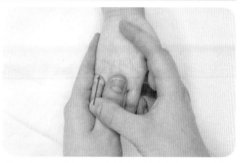

操作方法：用左手固定住孩子的小拇指，使其掌面侧向上，用右手大拇指从孩子小指指尖推向指根。

操作频率：150 ~ 180 次 / 分钟。

操作时长：3 分钟。

穴位定位：小拇指掌面，从指尖到指根，呈一条直线。

清天河水 ♥

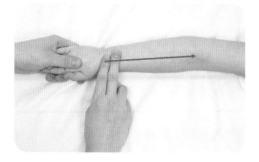

操作方法：用左手扶托孩子左手掌，使其掌面向上，右手食指、中指并拢，从孩子腕横纹推向肘横纹。

操作频率：180 ~ 200 次 / 分钟。

操作时长：3 分钟。

穴位定位：小臂手掌侧正中，从腕横纹到肘横纹，呈一条直线。

摩百会

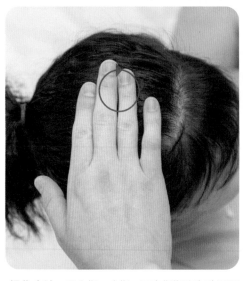

操作方法：用食指、中指、无名指指腹在孩子百会处轻轻做顺时针环摩。

操作频率：120 ～ 150 次 / 分钟。

操作时长：2 分钟。

穴位定位：头顶正中线与两耳尖连线交点处。

揉耳后高骨

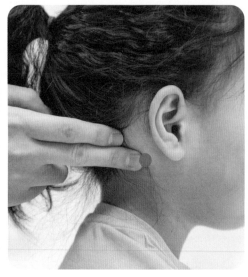

操作方法：用手固定住孩子头部，用中指指端揉。

操作频率：120 ～ 160 次 / 分钟。

操作时长：1 分钟。

穴位定位：耳朵后方突起的下方凹陷处。

揉涌泉

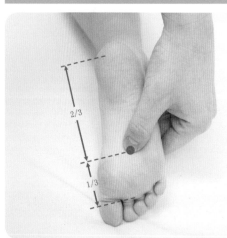

操作方法：固定孩子脚掌，使足底充分暴露，用拇指指腹揉。

操作频率：150 ～ 180 次 / 分钟。

操作时长：2 分钟。

穴位定位：足底前 1/3 与后 2/3 交界处的凹陷中。

揉肾俞

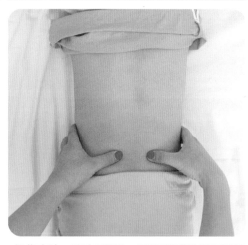

操作方法：让孩子俯卧，用双手拇指指腹同时揉孩子两侧肾俞。

操作频率：200 ～ 220 次 / 分钟。

操作时长：2 分钟。

穴位定位：在腰部，第二腰椎棘突下，旁开 1.5 寸。取穴时让孩子俯卧，肚脐正对背后脊柱处突起即第二腰椎棘突，其下凹陷处分别向两旁量取孩子的食指、中指左右宽度处即是。

以上操作中，主要起安神镇惊作用的是揉小天心、清天河水、摩百会和揉耳后高骨。其中，清天河水除了安神镇惊，还有清热退热的作用。

强肾固本的操作有补肾经、揉涌泉、揉肾俞。从手、脚、腰背部共同进行调理，补充肾气，以增强孩子对惊吓的耐受度。

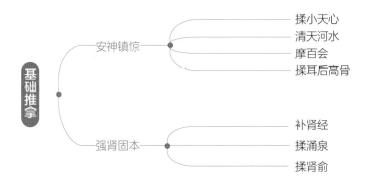

孩子受惊发热可能伴有的症状及相应推拿方法。

症状	推拿方法	作用与说明
呕吐	逆运内八卦、下推膻中	让上逆的气机下降，起到止呕作用
腹泻	补大肠、上推七节骨	将下陷的气机提升，起到涩肠止泻的作用
遗尿	摩丹田、揉三阴交	帮孩子强肾固本，增强对尿液的约束力

 # 发热的家庭护理

◎ 预防发热，离不开这两个方面

预防孩子发热，要从外因和内因两个方面入手。

（1）外因方面，要注意减少被邪气侵袭的概率，"君子不立危墙之下"，注意以下几点：①天气寒冷时注意避风寒，天气炎热时注意减少频繁出入炎热的室外和开着冷气的室内，以免出现感冒发热。②养成良好的卫生习惯，勤洗手、不吃手、不挖鼻孔、室内勤开窗换气，减少被细菌、病毒感染的概率。③在流感高发季，尽量不去人多的公共场所，身体出现不适时，减少外出活动，及时居家卧床休息。

（2）内因方面，要增强自身的正气，强健体质，"正气存内，邪不可干"，注意以下几点：①均衡饮食，不挑食，充足的营养是体质强壮的基础。②保证充足的睡眠，睡眠足够，身体才有较强的抵抗力。③平常多做户外运动，增强体质。

◎ 孩子发热时，注意这8点护理事项

发热并不是一种疾病，而是生病的一个症状，是身体提高自身免疫力、祛除病邪的过程。如果护理得当，就能加速这个过程，让孩子更快退热，身体更快康复；如果护理不当，就会延长这个过程，甚至还可能引发更严重的问题。

在护理发热的孩子时，要注意以下几点。

（1）多喝水、多喝粥。发热会加速身体水液的流失，注意避免身体脱水。

（2）饮食清淡好消化。不要吃高热量、难消化的食物，以免增加身体负担，加重病情。

（3）保证充足的休息。尽量卧床休息，但躺着看手机、看电视不算真正意义上的休息。

（4）正确对待退热。不必急于立刻退热，但必要时，也要使用退热药，详见本书第015页。

（5）合理使用物理降温。可以使用物理降温，但禁止使用酒精擦拭，若孩子抗拒则不要强求，详见本书第016页。

（6）禁止捂汗。捂汗不但不能退热，反而可能导致体温升高，加重病情。

（7）注意观察精神状态。精神状态比体温更能反映孩子的病情严重程度。

（8）家长要保证平和的心态。家长的焦虑情绪会影响孩子，影响身体康复。

◎ 5个食疗方，应对各种发热

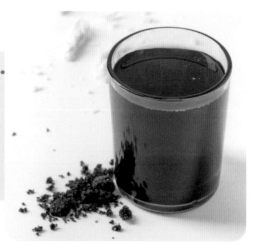

葱姜红糖水

适用情况：风寒发热

食材：葱白15克，生姜10克，红糖20克。
做法：将葱白切段、生姜切片，一起入锅，水煮开后放入红糖，转中小火熬5分钟即可。饭后半小时左右服用。

菊花薄荷豆豉汤

适用情况：风热发热

食材：菊花9克，薄荷9克，淡豆豉6克。

做法：将菊花、薄荷、淡豆豉一起入锅，水煮开后转中小火熬5分钟即可。饭后半小时左右服用。

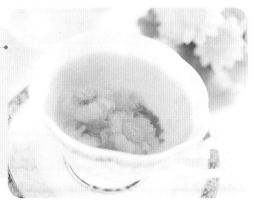

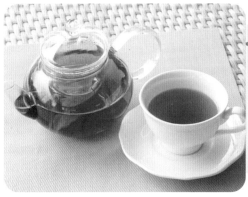

山楂陈皮麦芽汤

适用情况：积食发热

食材：山楂8克，陈皮6克，炒麦芽8克。

做法：将山楂、陈皮、炒麦芽一起入锅，水煮开后转中小火熬8分钟即可。饭后半小时左右服用。

银耳百合粥

适用情况：阴虚发热

食材：银耳10克，百合30克，粳米50克，冰糖适量。

做法：将银耳泡发后，和百合、粳米一起入锅，水煮开后转小火煮至软烂，加入冰糖拌匀即可。饭后服用。

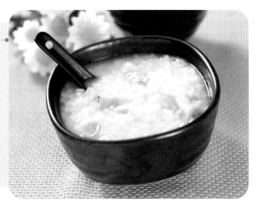

酸枣仁粥

适用情况：受惊发热

食材：酸枣仁9克，粳米50克。

做法：将酸枣仁洗净，加入清水中浸泡10分钟后煎煮20分钟，再加入淘洗好的粳米，一起煮熟成粥即可。饭后服用。

第三章

咳嗽：一只忠诚的"看家狗"

孩子咳嗽，在生活中是非常常见的。感冒发热了可能咳嗽，便秘了可能咳嗽，吃多了也可能咳嗽，有的孩子还会长期反反复复地咳嗽，给很多家长造成了困扰。

我们应该根据孩子的具体情况，找到造成咳嗽的根源，才能"对症下手"，通过推拿可以解决多数情况下的咳嗽问题。

孩子咳嗽常见的 5 个问题

◎ 孩子咳嗽，要不要用止咳药？

孩子咳嗽，是因为有异物侵袭了身体，咳嗽一边向我们发出警报，一边努力地把异物驱赶出去。咳嗽是人体的一种防御保护性反射，当灰尘、烟雾、病毒、细菌等异物进入呼吸道，人体就会通过咳嗽将异物及分泌物排出去，保证呼吸道的洁净。所以说，咳嗽是一种症状而非疾病，它和忠诚的狗一样，也是我们的好朋友。

如果孩子一咳嗽就急于用止咳药止咳，侵入身体的异物无法通过咳嗽排出，反而会引起更严重的问题。例如，对于年龄较小的孩子，盲目止咳可能导致阻塞气道的痰液不能排出，引起呼吸困难甚至窒息，或者细菌在痰液中快速繁殖，导致继发感染，引发支气管炎、肺炎等。

所以，家长不要盲目地给孩子使用止咳药，只有在医生指导下，必要的时候再使用。

关于孩子咳嗽用药的注意事项有以下几点。

（1）不要盲目止咳，要找到咳嗽的原因，针对病因进行治疗。

（2）不要认为中成药的不良反应小，就擅自给孩子用中成药止咳，若药不对症，反而会加重病情。

（3）不要多种止咳药同时使用。

（4）咳嗽严重或持续时间长时要及时就医，在医生的指导下使用止咳药。

◎ 咳嗽久了，会不会咳出肺炎？

咳嗽是人体排出异物的反应，是一种症状；而肺炎是肺部有炎症存在，是一种疾病。得了肺炎会咳嗽，但咳嗽不一定是肺炎，咳嗽也不会导致肺炎。这两者之间，肺炎是因，咳嗽是果，不能把因果颠倒。

孩子咳嗽，多数是由感冒引起的，感冒就是上呼吸道感染，而肺炎是下呼吸道感染，这两者虽然都会导致咳嗽，但还是有一些不同的。

感冒的症状主要集中在上呼吸道，如鼻塞、流涕、打喷嚏、咽部不适等，而肺炎的典型症状则是咳嗽、咳痰、胸痛、气短。所以，当鼻咽部症状不明显，而咳嗽严重、胸痛、气短时，我们就要考虑通过做胸部 CT 来确认肺部是否出现炎症了。

虽然说咳嗽本身不会导致肺炎，但是感冒咳嗽如果没有及时治疗或治疗失当，又没有合理的养护，那么时间长了，痰液中的细菌、病毒大量繁殖，可能会逐渐向下感染呼吸道，导致支气管炎、肺炎。所以，孩子出现咳嗽时，家长要合理对待，没有必要过度担心，但也不能放任不管。

孩子咳嗽，如果出现以下症状的任意一条时，最好及时就医。

（1）孩子精神状态差，不吃饭、不吃奶，十分烦躁或嗜睡难醒时。

（2）出现了声音嘶哑、犬吠样咳嗽，甚至有夜间憋醒症状时。

（3）出现呼吸困难，比如出现点头样呼吸、肋骨间隙凹陷、鼻翼扇动、口唇发绀等情况时。

（4）出现咯血、面色青紫，同时高热不退时。

（5）在体温正常、安静的情况下，呼吸非常急促时。

（6）咳嗽持续 2 周以上且没有任何改善，或者咳嗽持续 1 周且突然加重时。

（7）3 个月以下的宝宝肺部十分娇弱，病情变化快，出现咳嗽时要及时就医。

（8）出现其他让家长心里没底、心情焦虑的情况时，就医也可以帮家长缓解焦虑情绪。

◎ 孩子咳嗽睡不着觉怎么办？

有的孩子白天不怎么咳嗽，一到晚上睡觉时就开始咳嗽，影响睡眠，这种情况往往是由于平躺时鼻腔分泌物会回流并淤积在咽喉部，咽喉部受到刺激而导致咳嗽。另外，睡觉前吃得太饱，或者刚吃完饭就睡觉，也容易在咽喉部产生痰液，引发咳嗽。

对于这种情况，家长可以通过以下几种方式来帮孩子缓解咳嗽。

（1）如果孩子咳嗽频繁，可以垫高枕头，使痰液向下流，避免堆积在咽喉部产生刺激。

（2）孩子咳嗽时，让孩子保持侧卧位，轻拍孩子的背部，这样有利于气管中的痰液排出，减轻咳嗽症状。

（3）让孩子适当喝一些温开水，可以稀释痰液，以便痰顺利地咳出来。

（4）检查空气湿度，要注意保持房间的湿度，避免过于干燥，以缓解呼吸道不适。

（5）睡前2小时尽量不要让孩子吃东西。

此外，过敏也可能导致孩子一到夜间就咳嗽。这一类孩子往往是因为对藏在枕头、被子里的尘螨过敏，所以躺下时就会受到刺激而咳嗽。这种情况下，家长要勤清洗、多晾晒被褥等床品，以改善睡眠环境，缓解孩子夜间的过敏性咳嗽。

中医认为，过敏是由正气不足导致的，所以，可参考本章关于"气虚咳嗽"的内容对孩子进行调理，以期改善体质，减少咳嗽发生。

◎ 孩子咳嗽可以喝秋梨膏或梨水吗？

很多家长在孩子咳嗽时会让孩子喝秋梨膏或梨水，认为这样可以帮孩子缓解咳嗽。但是，盲目使用秋梨膏或梨水，有时非但不能止咳，还有可能加重病情。

秋梨膏的主料是秋梨，辅料是蜂蜜，功效是润肺止咳、生津利咽。既然是"润"肺、生"津"，说明是用来改善干燥症状的，所以秋梨膏适用于风燥咳嗽、阴虚咳嗽这类燥咳。而秋梨本身是寒凉性质的，如果本身就是因为感受了风寒而导致的咳嗽，这时再服用秋梨膏，就会"寒上加寒"，加重病情。此外，寒凉也容易伤正气，如果是气虚咳嗽、痰湿咳嗽，秋梨膏也会加重咳嗽。而对于风热咳嗽、痰热咳嗽等热性咳嗽，虽然秋梨膏可以起到清热的作用，但对于咳嗽的缓解效果并不好。

所以，使用秋梨膏前一定要先辨证。如果是风燥咳嗽、阴虚咳嗽，可以用秋梨膏；如果是风热咳嗽、痰热咳嗽，秋梨膏用处不大；如果是风寒咳嗽、气虚咳嗽、痰湿咳嗽，使用秋梨膏反而会加重原有症状。

其实，这种以偏概全的想法和行为在初学中医、对中医一知半解时是经常出现的。例如，有的家长一见孩子感冒就会煮红糖姜茶给其喝，殊不知红糖姜茶适用于风寒感冒，如果是风热感冒，反而会使病情加重。

所以要想学中医、用中医，一定要先学会辨证思维，养成辨证的认知。遇到问题，首先要分寒热、分阴阳，再根据"热者寒之、寒者热之"的原则，选用相应的方法使身体恢复平衡。

很多人认为咳嗽时使用头孢等抗生素，能让孩子好得快。其实，抗生素针对的是细菌感染，而大多数咳嗽是由病毒感染引起的，盲目使用抗生素不但对病情无用，反而会破坏孩子体内的益生菌，对孩子的身体造成伤害。

只有经过医生的诊断，确认有细菌感染时才能使用抗生素，或者医生认为大概率会合并细菌感染时，也可以考虑使用抗生素。

滥用抗生素，最大的危害是导致超级细菌的产生。超级细菌对于普通抗生素有很强的耐药性，人体一旦被超级细菌感染，普通药物很难将其消灭，从而造成病情难以康复。

关于抗生素的使用注意事项，有以下几点。

（1）只有经过抽血化验，确认存在细菌感染才可以使用抗生素，不可擅自盲目使用。

（2）一旦开始使用抗生素，就要按照医嘱或说明书，足量、足疗程地使用，不能擅自减量减次，否则对身体的伤害更大。

（3）服用抗生素可能会造成体内菌群失调，出现便秘或腹泻。可以通过服用益生菌来缓解症状，但服用两种药物至少要间隔 2 小时。

（4）学会识别抗生素，凡是名字里带有菌素、霉素、环素、头孢、沙星、西林、硝唑、磺胺、培南字样的，都是抗生素。

7 种常见咳嗽，推拿帮助缓解

孩子常见咳嗽有7种，即风寒咳嗽、风热咳嗽、风燥咳嗽、痰湿咳嗽、痰热咳嗽、气虚咳嗽和阴虚咳嗽。这 7 种咳嗽又可分为外感和内伤两类。

（1）外感咳嗽是由于外界的邪气侵袭身体所致，包括风寒咳嗽、风热咳嗽和风燥咳嗽，这类咳嗽通常起病急，常伴有流鼻涕、打喷嚏等感冒症状，若应对得当，康复速度较快。

（2）内伤咳嗽是由于脏腑功能失调，体内产生了病理产物；或者由自身正气不足而导致，包括痰湿咳嗽、痰热咳嗽、气虚咳嗽和阴虚咳嗽，经常出现在感冒或其他疾病后期，康复速度较慢。

孩子咳嗽时，要先根据孩子的主要症状判断属于哪种咳嗽，再采用相应的方法去调理，这样效果才会更好。

需要注意的是，孩子的病情变化迅速，咳嗽的类型不是一成不变的，可能第一天是风寒咳嗽，第二天病邪就入里化热变成了风热咳嗽，过了两天又转为痰热咳嗽；若没有及时调养，在后期还可能转为气虚咳嗽或阴虚咳嗽。所以家长在每次推拿之前，一定要根据孩子当前的症状再次判断咳嗽类型，不可用固定的方法应对变化的病情。

孩子咳嗽的特征性症状和判断方法见下图。

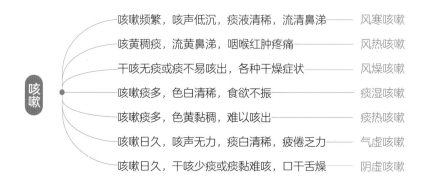

咳嗽频繁，咳声低沉，痰液清稀，流清鼻涕——风寒咳嗽

咳黄稠痰，流黄鼻涕，咽喉红肿疼痛——风热咳嗽

干咳无痰或痰不易咳出，各种干燥症状——风燥咳嗽

咳嗽痰多，色白清稀，食欲不振——痰湿咳嗽

咳嗽痰多，色黄黏稠，难以咳出——痰热咳嗽

咳嗽日久，咳声无力，痰白清稀，疲倦乏力——气虚咳嗽

咳嗽日久，干咳少痰或痰黏难咳，口干舌燥——阴虚咳嗽

◎ 风寒咳嗽：消散入侵的寒邪

肺主皮毛，当外界环境寒冷时，肺是最先通过皮肤感应到的。如果寒邪侵袭，首先也容易犯肺，就会出现风寒咳嗽。

风寒咳嗽的主要特点是起病急，咳嗽比较频繁，而且咳声低沉，无论是鼻涕还是痰液都是清稀的。这是因为寒邪通过皮肤或呼吸道侵袭肺脏。对于肺来说，寒邪是异物，所以需要通过频繁咳嗽将其排出。同时，风寒邪气侵袭了鼻腔、咽喉，就会出现流清鼻涕、咳清稀白痰的症状。

当出现以上症状时，基本可以判断是风寒咳嗽。同时，可以根据发热、怕冷、无汗、头身疼痛等受寒的表现，以及舌淡红、苔薄白的舌象来进行辅助判断。

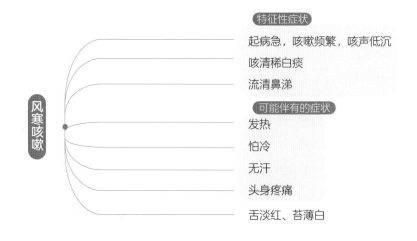

风寒咳嗽

特征性症状
起病急，咳嗽频繁，咳声低沉
咳清稀白痰
流清鼻涕

可能伴有的症状
发热
怕冷
无汗
头身疼痛
舌淡红、苔薄白

在确定了孩子是因为风寒而导致的咳嗽之后，家长要做的就是赶走入侵的风寒邪气，同时要宣通孩子的肺气，让寒邪顺利排出，从而止咳。基础推拿方法就是围绕这两个目的来选择和操作的。

家长可以用这一组推拿方法。

扫码看视频

揉一窝风

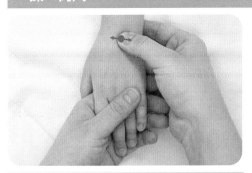

操作方法：用左手扶托孩子的手掌，右手拇指左右揉。

操作频率：200 ~ 220 次 / 分钟。

操作时长：2 分钟。

穴位定位：手背腕横纹中央凹陷处。

拿列缺

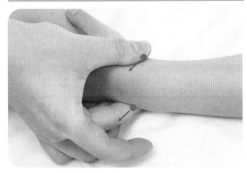

操作方法：用左手扶托孩子的手掌，用右手拇指与中指在孩子手腕左右两侧相对用力，并向手背侧拿起，略作停留后放松，如此反复。

操作频率：50 ~ 60 次 / 分钟。

操作时长：3 分钟。

穴位定位：手腕左右两侧凹陷处。

清肺经

操作方法：用左手握住孩子的食指、中指、小拇指，使其无名指充分暴露，用右手食指、中指指面从孩子的无名指指根推向指尖。

操作频率：240 ~ 300 次 / 分钟。

操作时长：2 分钟。

穴位定位：无名指掌面，从指尖到指根，呈一条直线。

揉掌小横纹

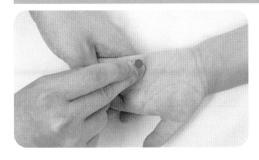

操作方法：用左手固定住孩子手掌，使其掌心向上，用右手中指指腹揉。

操作频率：200 ~ 220 次 / 分钟。

操作时长：3 分钟。

穴位定位：小指根横纹和掌横纹之间的稍高起处。

上三关

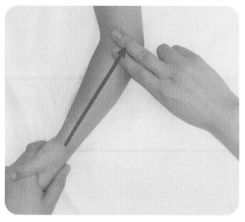

操作方法：用左手握住孩子左手掌，使其大拇指一侧向上，右手食指、中指并拢，从孩子腕横纹推向肘横纹。

操作频率：150 ~ 180 次 / 分钟。

操作时长：3 分钟。

穴位定位：小臂大拇指侧，从腕横纹到肘横纹，呈一条直线。

揉天突

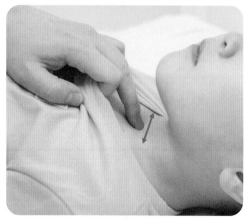

操作方法：用中指指腹先左右振揉 3~5 次，再向内下方按揉 1~2 次，如此反复。

操作频率：200 ~ 220 次 / 分钟。

操作时长：2 分钟。

穴位定位：胸骨上窝凹陷中央。

拿风池

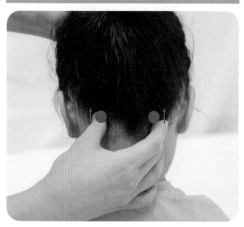

操作方法：用左手扶托孩子额头，用右手拇指、中指相对用力向上顶拿。操作时孩子会有疼痛感。

操作频率：2 ~ 3 秒 / 次。

操作次数：3 次。

穴位定位：脑后，枕骨之下，两条大筋上端外侧的凹陷处。

捏脊

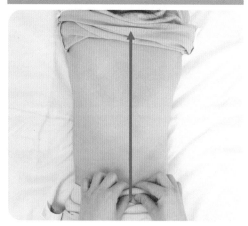

操作方法：拇指在后，食指、中指在前，左右手依次捏起、放下，向前捻动，沿着脊柱从下向上操作。

操作频率：5 ~ 10 秒 / 次。

操作次数：9 次。

穴位定位：背后正中，从尾骨下端到大椎的整个脊柱区域。

以上操作中，起发散风寒作用的是揉一窝风、拿列缺、上三关、拿风池和捏脊，说明详见本书第 020 页。

能够宣肺止咳的主要是清肺经、揉掌小横纹和揉天突。清肺经重在宣通肺气，排出肺中的邪气，但清肺经本身有清热的作用，性质偏凉，所以不适合多做。揉掌小横纹是止咳要穴，可帮孩子止咳化痰；揉天突为近端取穴，可直接缓解咽喉部症状。

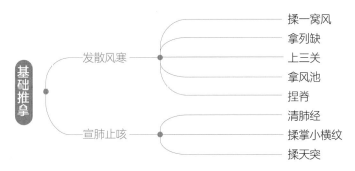

孩子风寒咳嗽可能伴有的症状及相应推拿方法。

症状	推拿方法	作用与说明
头痛	头面四大手法（开天门、推坎宫、揉太阳、揉耳后高骨）	发散风邪、止头痛。前额疼痛多做开天门、推坎宫；头两侧痛多做揉太阳；头后侧痛多做揉耳后高骨
鼻塞、流鼻涕	揉迎香、搓鼻翼	促进鼻周血液循环，通鼻窍、止鼻涕
发热	清天河水、搓大椎	清热退热

◎ 风热咳嗽：清除肺部的热邪

"肺为娇脏，不耐寒热"。不但寒邪容易侵袭肺脏，热邪也同样容易侵袭肺脏，有些孩子本来是风寒咳嗽，过了两天寒邪入里化热，转为风热咳嗽。

风热咳嗽同样起病较急。由于热邪灼干痰液、鼻涕及咽喉中的水分，此时痰和鼻涕都会开始变稠、甚至变黄，同时还会出现咽喉红肿疼痛的症状。

当孩子咳嗽并出现以上症状时，家长可以判断是由风热邪气引起的。同时，还可以根据发热、口渴、头痛，以及舌色红、苔薄黄的舌象等来辅助判断。

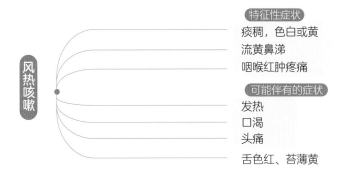

对于风热咳嗽，与风寒咳嗽一样，不仅要祛除侵袭身体的风热邪气，即疏风清热，而且要宣通肺气，帮助止咳，即宣肺止咳。

家长可以用这一组推拿方法。

揉小天心 ♥

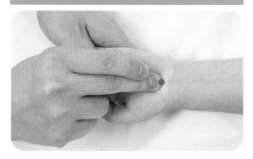

操作方法：用左手扶托孩子的手背，用右手中指指腹揉。

操作频率：200 ～ 220 次 / 分钟。

操作时长：2 分钟。

穴位定位：掌根大小鱼际交接之间凹陷中。

清肺经 ♥

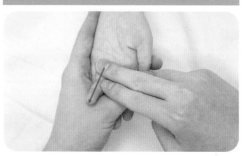

操作方法：用左手握住孩子的食指、中指、小拇指，使其无名指充分暴露，用右手食指、中指指面从孩子的无名指指根推向指尖。

操作频率：240 ～ 300 次 / 分钟。

操作时长：3 分钟。

穴位定位：无名指掌面，从指尖到指根，呈一条直线。

揉掌小横纹 ♥

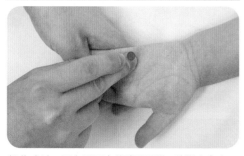

操作方法：用左手固定住孩子手掌，使掌心向上，用右手中指指腹揉。

操作频率：200 ～ 220 次 / 分钟。

操作时长：3 分钟。

穴位定位：小指根横纹和掌横纹之间的稍高起处。

拿列缺 ♥

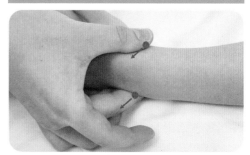

操作方法：用左手扶托孩子的手掌，右手拇指与中指在孩子手腕左右两侧相对用力，并向手背侧拿起，略作停留后放松，如此反复。

操作频率：50 ～ 60 次 / 分钟。

操作时长：2 分钟。

穴位定位：手腕左右两侧凹陷处。

退六腑 ♥

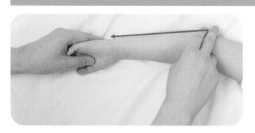

操作方法：用左手握住孩子左手掌，使其小拇指一侧的小臂充分暴露，右手食指、中指并拢，从孩子肘横纹推向腕横纹。

操作频率：180 ～ 200 次 / 分钟。

操作时长：2 分钟。

穴位定位：小臂小拇指侧，从肘横纹到腕横纹，呈一条直线。

清天河水

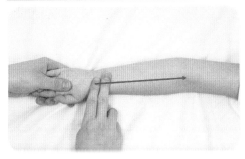

操作方法：用左手抹托孩子左手掌，使其掌面向上，右手食指、中指并拢，从孩子腕横纹推向肘横纹。
操作频率：180～200次/分钟。
操作时长：3分钟。
穴位定位：小臂手掌侧正中，从腕横纹到肘横纹，呈一条直线。

揉天突

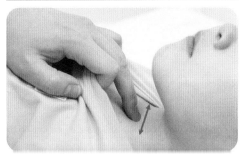

操作方法：用中指指腹先左右振揉3～5次，再向内下方按揉1～2次，如此反复。
操作频率：200～220次/分钟。
操作时长：2分钟。
穴位定位：胸骨上窝凹陷中央。

倒捏脊

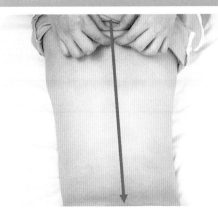

操作方法：拇指在后，食指、中指在前，左右手依次捏起、放下，向前捻动，沿着脊柱从上向下操作。
操作频率：5～10秒/次。
操作次数：9次。
穴位定位：背后正中，从尾骨下端到大椎的整个脊柱区域。

以上操作中，起疏风清热作用的主要是揉小天心、拿列缺、退六腑、清天河水和倒捏脊，说明详见本书第 023 页。

起宣肺止咳作用的主要是清肺经、揉掌小横纹和揉天突，说明详见本书第 043 页。但需要注意的是，对于风热咳嗽，宜多做清肺经，能更好地清泻肺热。

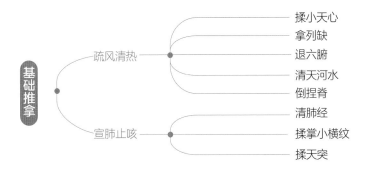

基础推拿

疏风清热 ——— 揉小天心
——— 拿列缺
——— 退六腑
——— 清天河水
——— 倒捏脊

宣肺止咳 ——— 清肺经
——— 揉掌小横纹
——— 揉天突

孩子风热咳嗽可能伴有的症状及相应推拿方法。

症状	推拿方法	作用与说明
头痛	头面四大手法（开天门、推坎宫、揉太阳、揉耳后高骨）	发散风邪、止头痛。前额疼痛多做开天门、推坎宫；头两侧痛多做揉太阳；头后侧痛多做揉耳后高骨
鼻塞、流鼻涕	揉迎香、搓鼻翼	促进鼻周血液循环，通鼻窍、止鼻涕
咽痛	掐揉少商、揉天突	少商为治疗咽痛、咽痒的特效穴，天突能改善局部血液循环，缓解症状。远近端结合取穴，效果更好
发热	退六腑、搓大椎	清除脏腑郁热，促进退热

◎ 风燥咳嗽：润肺清燥得舒坦

当孩子喝水少时，稍微一受风就容易出现咳嗽。或者是秋天比较干燥时，孩子往往更容易咳嗽，这通常是风燥咳嗽。

风燥咳嗽是因为燥邪侵袭人体，所以起病急，同时会出现各种干燥的表现，如干咳无痰或痰少不易咳出、口鼻干燥、大便干燥、皮肤干燥、口渴、小便短黄等，这些都是津液被燥邪所伤造成的。燥邪往往伴有热邪，所以舌头尤其是舌尖会偏红，舌苔被燥热所伤，会变少、发干。

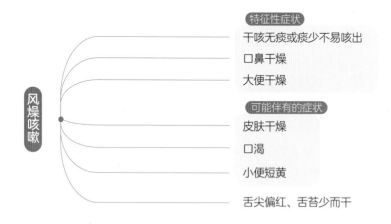

风燥咳嗽

特征性症状
干咳无痰或痰少不易咳出
口鼻干燥
大便干燥

可能伴有的症状
皮肤干燥
口渴
小便短黄
舌尖偏红、舌苔少而干

在确定了孩子是因为感受风燥之邪而导致的咳嗽之后，一方面要帮孩子排出风邪，另一方面要让身体尤其是肺部滋润起来，即疏风清肺、润燥止咳。

家长可以用这一组推拿方法。

扫码看视频

清肺经

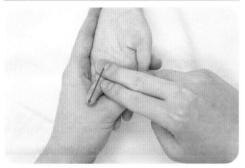

操作方法：用左手握住孩子的食指、中指、小拇指，使其无名指充分暴露，用右手食指、中指指面从孩子的无名指指根推向指尖。

操作频率：240～300次／分钟。

操作时长：3分钟。

穴位定位：无名指掌面，从指尖到指根，呈一条直线。

拿列缺

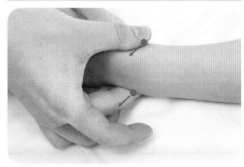

操作方法：用左手扶托孩子的手掌，右手拇指与中指在孩子手腕左右两侧相对用力，并向手背侧拿起，略作停留后放松，如此反复。

操作频率：50～60次／分钟。

操作时长：2分钟。

穴位定位：手腕左右两侧凹陷处。

揉掌小横纹

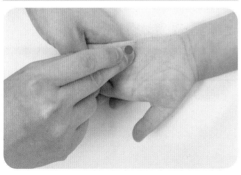

操作方法：用左手固定住孩子手掌，使掌心向上，用右手中指指腹揉。

操作频率：200～220次／分钟。

操作时长：3分钟。

穴位定位：小指根横纹和掌横纹之间的稍高起处。

补肾经

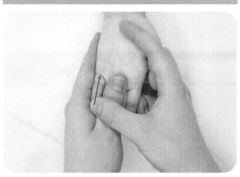

操作方法：用左手固定住孩子的小拇指，使其掌面侧向上，用右手大拇指从孩子小指指尖推向指根。

操作频率：150～180次／分钟。

操作时长：2分钟。

穴位定位：小拇指掌面，从指尖到指根，呈一条直线。

揉二马

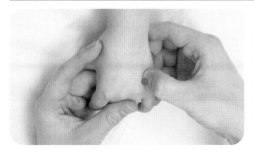

操作方法：用左手扶托孩子左手掌，使其掌心向下，将中指指尖垫入孩子掌面与二马相对应的位置，向手背方向微用力顶出，用右手拇指指面揉。

操作频率：200～220次／分钟。

操作时长：3分钟。

穴位定位：手掌背面，第四、第五掌骨小头后凹陷中。

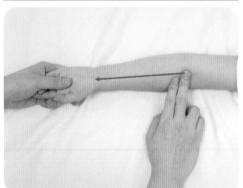

取天河水

操作方法：用左手扶托孩子左手掌，使其掌面向上，右手食指、中指并拢，从孩子肘横纹推向腕横纹。

操作频率：180 ~ 200 次 / 分钟。

操作时长：2 分钟。

穴位定位：小臂手掌侧正中，从腕横纹到肘横纹，呈一条直线。

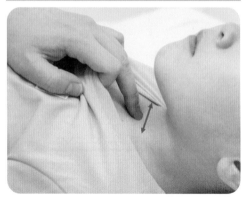

揉天突

操作方法：用中指指腹先左右振揉 3~5 次，再向内下方按揉 1~2 次，如此反复。

操作频率：200 ~ 220 次 / 分钟。

操作时长：2 分钟。

穴位定位：胸骨上窝凹陷中央。

揉膻中

操作方法：用拇指或中指指腹揉。

操作频率：200 ~ 220 次 / 分钟。

操作时长：2 分钟。

穴位定位：前正中线上，两乳头连线中点处。

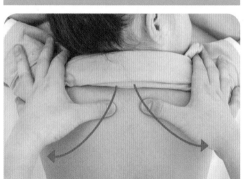

分推肩胛骨

操作方法：用双手拇指沿孩子肩胛缝从内上向外下方分推。

操作频率：120 ~ 160 次 / 分钟。

操作时长：2 分钟。

穴位定位：上背部肩胛缝中。

以上操作中，起疏风清肺作用的主要是清肺经、拿列缺、揉膻中和分推肩胛骨。清肺经能够宣通肺气，使邪气有向外的出路。拿列缺能解表，即打开毛孔，让邪气从毛孔排出。揉膻中、分推肩胛骨分别从前胸与后背对肺脏进行按摩，助邪气排出，缓解肺部不适。

起润燥止咳作用的主要是补肾经、揉二马、取天河水、揉掌小横纹、揉天突。

补肾经、揉二马同用能增强滋阴作用。取天河水能滋阴清热。揉掌小横纹、揉天突能够化痰止咳。

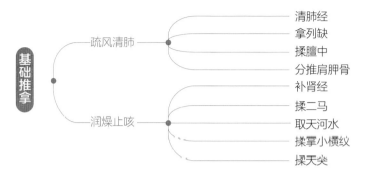

孩子风燥咳嗽可能伴有的症状及相应推拿方法。

症状	推拿方法	作用与说明
大便干结	清大肠、下推七节骨	促进肠道蠕动，帮助排便
小便短黄	清小肠、取天河水	清小肠燥热，利尿
口干口渴	揉承浆	生津液，缓解口渴

◎ 痰湿咳嗽：调理孩子的脾胃

痰湿咳嗽的特点是痰多，即使是不会咳痰的孩子，嗓子也经常会有咕噜咕噜的痰声。如果能咳出痰来，就会发现是一些清稀的白痰。这种由体内的湿气凝聚而成的痰导致的咳嗽，就叫痰湿咳嗽。

湿气是从哪里来的呢？脾是负责运化水湿的，如果脾虚运化失常，水湿不能被有效地运化，就会聚湿成痰，这就是中医所说的"脾为生痰之源"。

孩子具有"脾常不足"的生理特点，也就是说孩子脾的功能普遍较弱，只是程度不同。所以孩子咳嗽特别容易有痰。尤其在孩子吃多了出现积食时，脾的运化功能降低，就会生湿、生痰，导致痰湿咳嗽。痰湿困脾，又会影响其运化食物的能力，所以痰湿咳嗽的孩子还会伴有食欲不振的情况。

此外，脾为气血生化之源，脾虚的孩子容易气血不足，就表现为体质较弱，经常感到困倦乏力。体内弥漫的痰湿若聚集在胸中，会出现胸闷的症状，若是向下走到大肠，会造成大便黏腻。这时的舌象，虽然舌头颜色是正常的淡红色，但舌苔水滑，舌苔越厚说明体内的痰湿越重。

所以，当孩子咳嗽伴有以上这些表现的时候，就可以判断是痰湿咳嗽了。

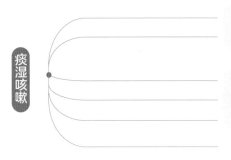

特征性症状

痰湿咳嗽

特征性症状
咳嗽痰多，色白清稀
食欲不振

可能伴有的症状
困倦乏力
胸闷
大便黏腻

舌淡红、苔水滑

对于痰湿咳嗽的孩子，除了要化痰止咳，更要健脾祛湿，只有脾的运化功能增强了，才能将痰湿化掉，从根本上解决问题。

家长可以用这一组推拿方法。

扫码看视频

清补脾 ♥

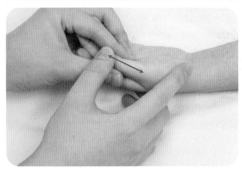

操作方法： 用左手固定住孩子的拇指，用右手拇指指腹沿孩子拇指桡侧从指尖到指根来回推。

操作频率： 200 ~ 240 次 / 分钟。

操作时长： 3 分钟。

穴位定位： 拇指桡侧，从指尖到指根，呈一条直线。

清肺经 ♥

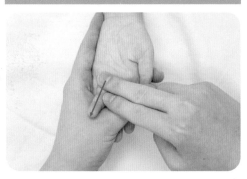

操作方法： 用左手握住孩子的食指、中指、小拇指，使其无名指充分暴露，用右手食指、中指指面从孩子的无名指指根推向指尖。

操作频率： 240 ~ 300 次 / 分钟。

操作时长： 2 分钟。

穴位定位： 无名指掌面，从指尖到指根，呈一条直线。

清四横纹 ♥

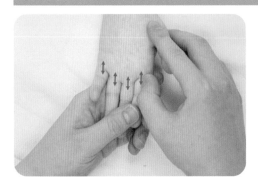

操作方法： 用左手固定住孩子的手指，使其掌面充分暴露，用右手拇指指面在四横纹处上下来回推，从食指开始，依次到小拇指，每个横纹做 50 次。

操作频率： 190 ~ 210 次 / 分钟。

操作时长： 1 分钟。

穴位定位： 掌面食指、中指、无名指、小拇指指根部横纹处，即手指和手掌的交界处横纹，一只手有 4 条横纹。

揉掌小横纹

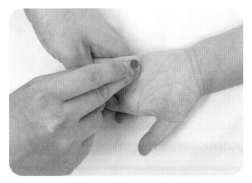

操作方法：用左手固定住孩子手掌，使掌心向上，用右手中指指腹揉。

操作频率：200 ~ 220 次 / 分钟。

操作时长：3 分钟。

穴位定位：小指根横纹和掌横纹之间的稍高起处。

揉板门

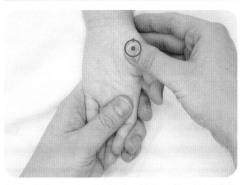

操作方法：用左手扶托孩子的左手掌，使其掌面向上，用右手拇指逆时针揉。

操作频率：200 ~ 220 次 / 分钟。

操作时长：2 分钟。

穴位定位：手掌大鱼际平面中点。

合阴阳

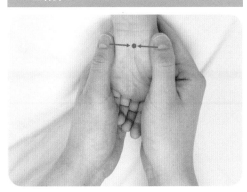

操作方法：双手握住孩子手掌，使其掌心向上，用双手大拇指从两侧向小天心合推。

操作频率：200 ~ 240 次 / 分钟。

操作时长：2 分钟。

穴位定位：掌根小天心两侧的大小鱼际上。

揉天突

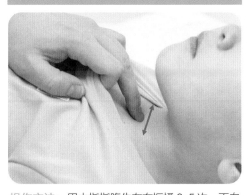

操作方法：用中指指腹先左右振揉 3~5 次，再向内下方按揉 1~2 次，如此反复。

操作频率：200 ~ 220 次 / 分钟。

操作时长：2 分钟。

穴位定位：胸骨上窝凹陷中央。

顺时针摩腹

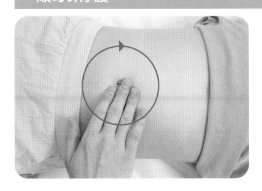

操作方法：让孩子仰卧，或者仰靠在家长的身上，用手掌或四指指腹围绕肚脐做顺时针环摩，如果手凉，可以隔着一层薄衣服操作。

操作频率：70 ~ 100 次 / 分钟。

操作时长：5 分钟。

穴位定位：整个腹部。

揉丰隆

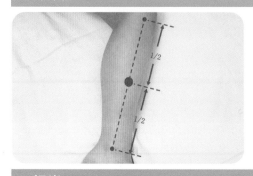

操作方法：用拇指指腹揉。
操作频率：200 ~ 220 次 / 分钟。
操作时长：2 分钟。
穴位定位：小腿前外侧，外膝眼和外踝尖二者连线中点处。

捏脊

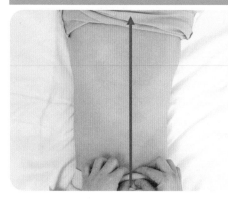

操作方法：拇指在后，食指、中指在前，左右手依次捏起、放下，向前捻动，沿着脊柱从下向上操作。
操作频率：5 ~ 10 秒 / 次。
操作次数：9 次。
穴位定位：背后正中，从尾骨下端到大椎的整个脊柱区域。

　　其中，健脾祛湿的操作有清补脾、清肺经、清四横纹、顺时针摩腹和捏脊。清补脾能够增强脾的运化功能，从而利湿化痰。清肺经能够帮助排出贮存于肺的痰湿。清四横纹能促进行气，有助于体内气血运行和脾的运化恢复正常。摩腹直接刺激脾胃，帮助运化。捏脊能够提升阳气，就像阳光驱散浓雾一般，驱散体内的痰湿。

　　化痰止咳的操作有揉掌小横纹、揉板门、合阴阳、揉天突和揉丰隆。揉掌小横纹为止咳要穴，与揉板门同用，能够增强化痰止咳的作用。合阴阳有很好的化痰作用，适用于咳嗽痰多时，而且能缓解胸闷气喘的症状。揉天突为近端取穴，能缓解咽喉部不适。丰隆为化痰祛湿的要穴，可以化痰平喘。

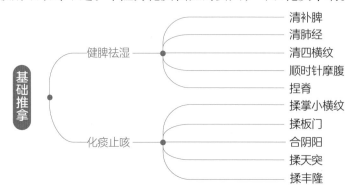

孩子痰湿咳嗽可能伴有的症状及相应推拿方法。

症状	推拿方法	作用与说明
食欲不振	清胃经、顺时针摩腹	帮助消化，刺激食欲
胸闷	分推膻中、搓摩胁肋	分推膻中能疏散胸中郁气，缓解胸闷；搓摩胁肋能顺气化痰、除胸闷，但体质虚弱的孩子不宜多做
大便黏腻	清补脾、清大肠	调节大便

◎ 痰热咳嗽：清热同时调脾胃

如果孩子体内有痰湿的同时又感受了外来的热邪，或者本身内热较重时，热和痰相结合就会引发痰热咳嗽。

痰热咳嗽和痰湿咳嗽一样，都是体内痰湿壅盛。而痰热比痰湿多了"热"的特点，痰液中的水分被灼干，痰液就会变稠、变黄，难以咳出。这是痰热咳嗽最明显的特点。

此外，受到痰热的影响，孩子还可能有发热、口渴、烦躁不安、大便干燥、小便短黄等表现，这时的舌质也会发红，舌苔变黄且黏腻。

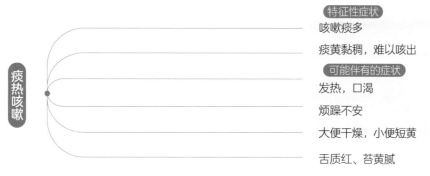

痰热咳嗽

特征性症状
咳嗽痰多
痰黄黏稠，难以咳出

可能伴有的症状
发热，口渴
烦躁不安
大便干燥，小便短黄
舌质红、苔黄腻

对于痰热咳嗽的孩子，一方面要化痰止咳，另一方面要帮孩子清肺热、宣通肺气。

家长可以用这一组推拿方法。

扫码看视频

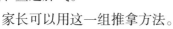
清补脾 ♥

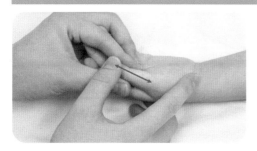

操作方法：用左手固定住孩子的拇指，用右手拇指指腹沿孩子拇指桡侧从指尖到指根来回推。

操作频率：200 ~ 240 次 / 分钟。

操作时长：3 分钟。

穴位定位：拇指桡侧，从指尖到指根，呈一条直线。

清肺经

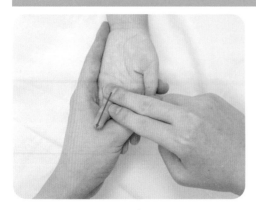

操作方法：用左手握住孩子的食指、中指、小拇指，使其无名指充分暴露，用右手食指、中指指面从孩子的无名指指根推向指尖。

操作频率：240 ~ 300 次 / 分钟。

操作时长：3 分钟。

穴位定位：无名指掌面，从指尖到指根，呈一条直线。

揉掌小横纹

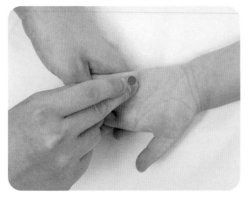

操作方法：用左手固定住孩子手掌，使其掌心向上，用右手中指指腹揉。

操作频率：200 ~ 220 次 / 分钟。

操作时长：3 分钟。

穴位定位：小指根横纹和掌横纹之间的稍高起处。

揉板门

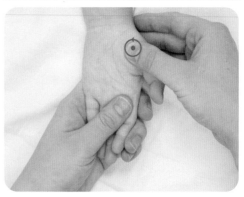

操作方法：用左手扶托孩子的左手掌，使其掌面向上，用右手拇指逆时针揉。

操作频率：200 ~ 220 次 / 分钟。

操作时长：2 分钟。

穴位定位：手掌大鱼际平面中点。

合阴阳

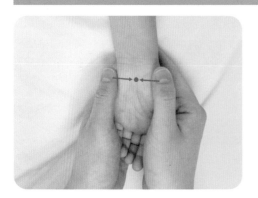

操作方法：双手握住孩子手掌，使其掌心向上，用双手大拇指从两侧向小天心合推。

操作频率：200 ~ 240 次 / 分钟。

操作时长：2 分钟。

穴位定位：掌根小天心两侧的大小鱼际上。

退六腑

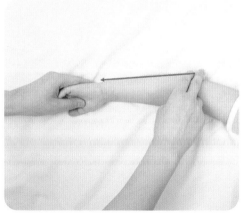

操作方法：用左手握住孩子左手掌，使其小拇指一侧的小臂充分暴露，右手食指、中指并拢，从孩子肘横纹推向腕横纹。

操作频率：180 ~ 200 次 / 分钟。

操作时长：2 分钟。

穴位定位：小臂小拇指侧，从肘横纹到腕横纹，呈一条直线。

揉天突

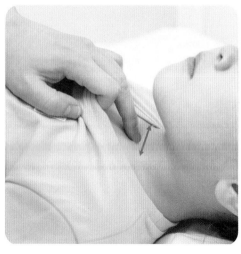

操作方法：用中指指腹先左右振揉 3~5 次，再向内下方按揉 1~2 次，如此反复。

操作频率：200 ~ 220 次 / 分钟。

操作时长：2 分钟。

穴位定位：胸骨上窝凹陷中央。

顺时针摩腹

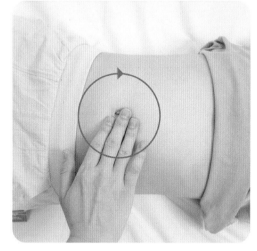

操作方法：让孩子仰卧，或者仰靠在家长的身上，用手掌或四指指腹围绕肚脐做顺时针环摩，如果手凉，可以隔着一层薄衣服操作。

操作频率：70 ~ 100 次 / 分钟。

操作时长：5 分钟。

穴位定位：整个腹部。

揉丰隆

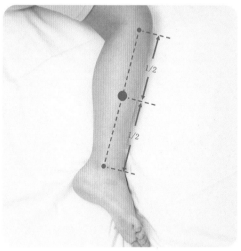

操作方法：用拇指指腹揉。

操作频率：200 ~ 220 次 / 分钟。

操作时长：2 分钟。

穴位定位：小腿前外侧，外膝眼和外踝尖二者连线中点处。

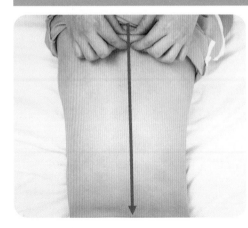

操作方法：拇指在后，食指、中指在前，左右手依次捏起、放下，向前捻动，沿着脊柱从上向下操作。
操作频率：5~10秒/次。
操作次数：9次。
穴位定位：背后正中，从尾骨下端到大椎的整个脊柱区域。

其中，清热宣肺的操作有清补脾、清肺经、退六腑、顺时针摩腹和倒捏脊。清补脾、顺时针摩腹用于调理脾胃，化痰祛湿。清肺经用于清肺热、宣肺气。退六腑用于清胸腹之热。倒捏脊用于清一身之热。

化痰止咳的操作有揉掌小横纹、揉板门、合阴阳、揉天突和揉丰隆，说明详见本书第052页。

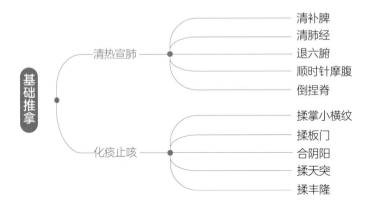

孩子痰热咳嗽可能伴有的症状及相应推拿方法。

症状	推拿方法	作用与说明
发热	退六腑、搓大椎	清除脏腑郁热，退热
烦躁不安	揉小天心、清天河水	清心火，除烦躁
大便干燥	清大肠、下推七节骨	促进肠道蠕动，帮助排便
小便短黄	清小肠、取天河水	清小肠热，利尿

◎ 气虚咳嗽：增强孩子的体质

"新病多实，久病多虚"，意思是突然发生的疾病往往是由于邪气侵袭身体造成的，而持续很长时间的疾病往往是由于自身某方面的不足与亏损造成的。有的孩子在生病之后，会持续咳嗽几周甚至几个月，虽然咳嗽可能不严重，但总时不时咳几声，体力也有所下降，这时有可能是气虚咳嗽。

气虚就是正气不足，咳嗽声音听上去都没有力气，整个人也会经常感到疲倦乏力，这时的痰液是清稀的白痰。

"气为血之帅"，气对于血有统率和推动的作用。气虚时不能将足够的血液向上输送到头面部，所以孩子表现为面色发白。同时，如果脾气虚，会出现消化系统的症状，如食欲不振、大便溏稀。气虚不能固表，对肌表毛孔开阖的控制力差、对外邪的抵御力差，所以会有自汗、怕冷、易感冒等症状。这时的舌头颜色也会比较淡、嫩，而且边上往往会有齿痕，舌苔则通常仍是薄白苔。

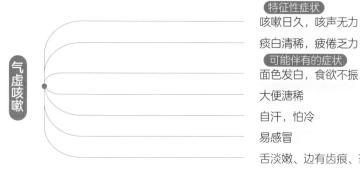

气虚咳嗽	
特征性症状	咳嗽日久，咳声无力
	痰白清稀，疲倦乏力
可能伴有的症状	面色发白，食欲不振
	大便溏稀
	自汗，怕冷
	易感冒
	舌淡嫩、边有齿痕、苔薄白

对于气虚咳嗽的孩子，造成咳嗽日久不愈的原因是自身正气不足，不能将体内的邪气排出体外，所以除了化痰止咳，更要健脾益气，让正气充足，将外邪排出体外，咳嗽自然就停止了。

家长可以用这一组推拿方法。

扫码看视频

补脾经 ♥

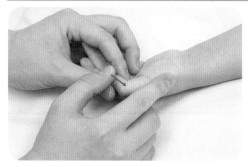

操作方法： 让孩子的拇指弯曲，用左手固定住，用右手拇指指腹沿孩子拇指桡侧从指尖推到指间关节处。

操作频率： 160 ~ 200 次 / 分钟。

操作时长： 3 分钟。

穴位定位： 拇指桡侧，从指尖到指根，呈一条直线。

揉掌小横纹

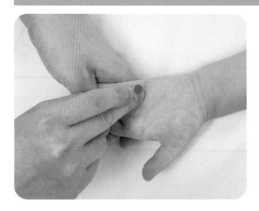

操作方法：用左手固定住孩子手掌，使其掌心向上，用右手中指指腹揉。

操作频率：200 ~ 220 次 / 分钟。

操作时长：2 分钟。

穴位定位：小指根横纹和掌横纹之间的稍高起处。

揉板门

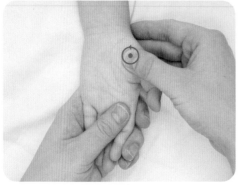

操作方法：用左手扶托孩子的左手掌，使其掌面向上，用右手拇指逆时针揉。

操作频率：200 ~ 220 次 / 分钟。

操作时长：2 分钟。

穴位定位：手掌大鱼际平面中点。

揉外劳宫

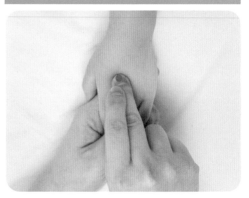

操作方法：用左手扶托孩子手掌，使其掌背向上，用右手中指揉。

操作频率：200 ~ 220 次 / 分钟。

操作时长：2 分钟。

穴位定位：手背第二、第三掌骨间，掌指关节后凹陷处，与内劳宫相对。

上三关

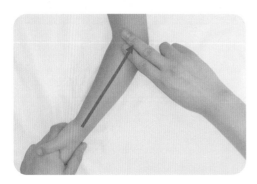

操作方法：用左手握住孩子左手掌，使其大拇指一侧向上，右手食指、中指并拢，从孩子腕横纹推向肘横纹。

操作频率：150 ~ 180 次 / 分钟。

操作时长：2 分钟。

穴位定位：小臂大拇指侧，从腕横纹到肘横纹，呈一条直线。

揉天突

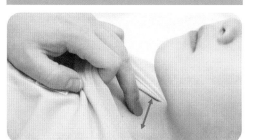

操作方法：用中指指腹先左右振揉3~5次，而后向下斜按揉1~2次，如此反复。
操作频率：200~220次/分钟。
操作时长：1分钟。
穴位定位：胸骨上窝凹陷中央。

揉膻中

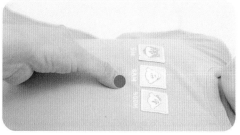

操作方法：用拇指或中指指腹揉。
操作频率：200~220次/分钟。
操作时长：2分钟。
穴位定位：前正中线上，两乳头连线中点处。

平衡摩腹

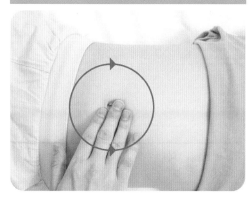

操作方法：让孩子仰卧，或者仰靠在家长的身上，用手掌或四指指腹围绕肚脐先做顺时针环摩，再做逆时针环摩，如果手凉，可以隔着一层薄衣服操作。
操作频率：70~100次/分钟。
操作时长：6分钟。
穴位定位：整个腹部。

揉足三里

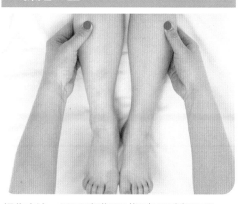

操作方法：用双手拇指同时揉孩子两侧足三里。
操作频率：200~220次/分钟。
操作时长：2分钟。
穴位定位：小腿外侧，外膝眼下3寸，胫骨旁开1寸处。

捏脊

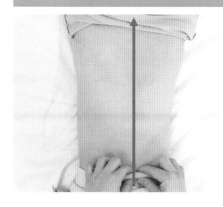

操作方法：拇指在后，食指、中指在前，左右手依次捏起、放下，向前捻动，沿着脊柱从下向上操作。
操作频率：5~10秒/次。
操作次数：9次。
穴位定位：背后正中，从尾骨下端到大椎的整个脊柱区域。

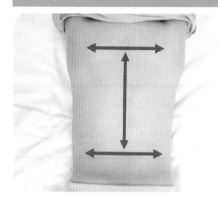

操作方法：让孩子俯卧，先用手掌沿脊柱上下来回搓，再在上背部肺俞的位置左右来回搓，最后在腰部肾俞的位置左右来回搓，以每个部位搓热、皮肤发红为度。

操作频率：220～260次/分钟。

操作时长：1分钟。

穴位定位：上背部、腰部与脊柱。

其中，健脾益气的操作有补脾经、揉外劳宫、上三关、平衡摩腹、揉足三里、捏脊和工字搓背。补脾经与揉外劳宫、上三关同用，能够增强温补阳气的作用。平衡摩腹是近端取穴，直接刺激脾胃这个"气血生化之源"，以助于脾胃运化功能恢复，生化气血。揉足三里和捏脊是保健常用手法，能够健脾和胃、强壮身体。工字搓背通过刺激孩子的督脉、肺俞、肾俞，能够补益正气、增强体质。

化痰止咳的操作有揉掌小横纹、揉板门、揉天突和揉膻中。揉掌小横纹和揉板门同用，能增强化痰止咳的作用。揉天突是近端取穴，能缓解咽喉部不适。揉膻中能理气化痰，缓解肺部不适。

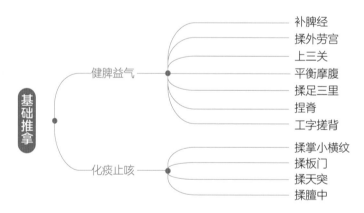

孩子气虚咳嗽可能伴有的症状及相应推拿方法。

症状	推拿方法	作用与说明
食欲不振	补脾经、平衡摩腹	促进消化，刺激食欲
大便溏稀	补脾经、补大肠	涩肠止泻，避免正气随着排便而损耗
大便干燥	清大肠、下推七节骨	促进肠道蠕动，帮助排便
自汗	补肾经、揉肾顶	敛汗止汗，避免正气随着出汗而损耗

◎ 阴虚咳嗽：滋润干涸的身体

孩子是纯阳之体，容易有热，内热时间久了可能会灼伤津液，形成阴虚体质，尤其在一些热病之后更容易出现阴虚。这时候体内津液濡养不足就会干燥，而燥易伤肺。

所以，如果孩子久咳不愈，同时伴有各种干燥的表现，就要考虑阴虚咳嗽了。体内的津液为阴，阴虚则津液不足，就会出现各种干燥的表现，如口咽干燥、痰少或黏稠等。

如果身体阴虚，阳气就会相对偏旺，新陈代谢更快、能量损耗更快，所以这样的孩子往往比较瘦，或者是近期体重持续下降。另外，声音嘶哑、五心烦热（心烦、手足心热）、潮热盗汗及舌色红、苔少或花剥苔等，都是阴虚的典型表现。

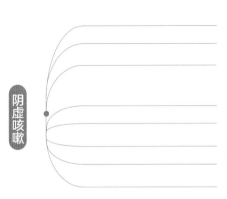

阴虚咳嗽

特征性症状
咳嗽日久
干咳少痰或痰黏难以咳出
口干舌燥

可能伴有的症状
形体消瘦
声音嘶哑
五心烦热（心烦、手足心热）
潮热盗汗
舌色红、苔少或花剥苔

对于阴虚咳嗽的孩子，除了化痰止咳，更重要的是要养阴润肺，让肺部得到阴液的滋养，肺舒服了，咳嗽自然就会好转。

家长可以用这一组推拿方法。

扫码看视频

揉小天心 ♥	补肾经 ♥

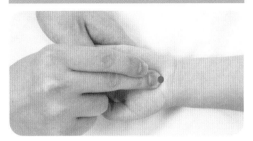

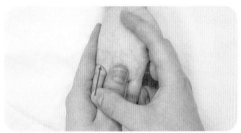

操作方法： 用左手扶托孩子的手背，用右手中指指腹揉。

操作频率： 200 ~ 220 次 / 分钟。

操作时长： 2 分钟。

穴位定位： 掌根大小鱼际交接之间凹陷中。

操作方法： 用左手固定住孩子的小拇指，使其掌面侧向上，用右手大拇指从孩子小指指尖推向指根。

操作频率： 150 ~ 180 次 / 分钟。

操作时长： 3 分钟。

穴位定位： 小拇指掌面，从指尖到指根，呈一条直线。

揉二马

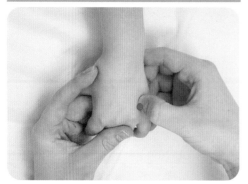

操作方法：用左手扶托孩子左手掌，使其掌心向下，将中指指尖垫入孩子掌面与二马相对应的位置，向手背方向微用力顶出，用右手拇指面揉。

操作频率：200 ~ 220 次 / 分钟。

操作时长：5 分钟。

穴位定位：手掌背面，第四、第五掌骨小头后凹陷中。

揉掌小横纹

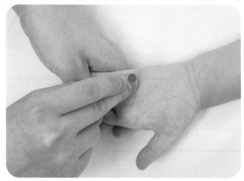

操作方法：用左手固定住孩子手掌，使掌心向上，用右手中指腹揉。

操作频率：200 ~ 220 次 / 分钟。

操作时长：3 分钟。

穴位定位：小指根横纹和掌横纹之间的稍高起处。

揉板门

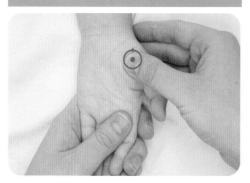

操作方法：用左手扶托孩子的左手掌，使其掌面向上，用右手拇指逆时针揉。

操作频率：200 ~ 220 次 / 分钟。

操作时长：2 分钟。

穴位定位：手掌大鱼际平面中点。

取天河水

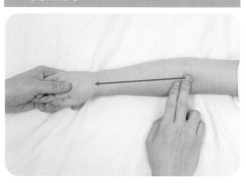

操作方法：用左手扶托孩子左手掌，使其掌面向上，右手食指、中指并拢，从孩子肘横纹推向腕横纹。

操作频率：180 ~ 200 次 / 分钟。

操作时长：2 分钟。

穴位定位：小臂手掌侧正中，从腕横纹到肘横纹，呈一条直线。

揉天突

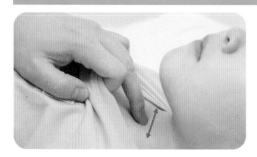

操作方法：用中指指腹先左右振揉 3~5 次，再向内下方按揉 1~2 次，如此反复。

操作频率：200 ~ 220 次 / 分钟。

操作时长：2 分钟。

穴位定位：胸骨上窝凹陷中央。

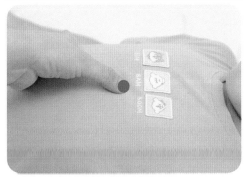

揉膻中

操作方法：用拇指或中指指腹揉。
操作频率：200 ～ 220 次 / 分钟。
操作时长：2 分钟。
穴位定位：前正中线上，两乳头连线中点处。

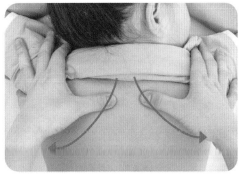

分推肩胛骨

操作方法：用双手拇指沿孩子肩胛缝从内上向外下方分推。
操作频率：120 ～ 160 次 / 分钟。
操作时长：2 分钟。
穴位定位：上背部肩胛缝中。

　　其中，养阴润肺的操作有揉小天心、补肾经、揉二马、取天河水和分推肩胛骨。揉小天心、补肾经、揉二马、取天河水共同起到滋阴养液的作用。分推肩胛骨为近端取穴，按摩受损的肺部，让肺部得到濡养。

　　化痰止咳的操作有揉掌小横纹、揉板门、揉天突和揉膻中，说明详见本书第060页。

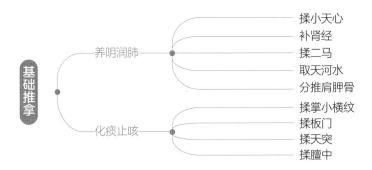

基础推拿
├─ 养阴润肺
│　　├─ 揉小天心
│　　├─ 补肾经
│　　├─ 揉二马
│　　├─ 取天河水
│　　└─ 分推肩胛骨
└─ 化痰止咳
　　　├─ 揉掌小横纹
　　　├─ 揉板门
　　　├─ 揉天突
　　　└─ 揉膻中

　　孩子阴虚咳嗽可能伴有的症状及相应推拿方法。

症状	推拿方法	作用与说明
口咽干燥	掐揉少商、揉承浆	掐揉少商能缓解咽部不适；揉承浆能生津液，缓解口干口渴
五心烦热	揉小天心、取天河水	清心热，除烦躁
潮热盗汗	补肾经、揉肾顶	敛汗止汗，避免本就不足的阴液以汗液的形式消耗

咳嗽的家庭护理

◎预防咳嗽，不只是调肺这么简单

咳嗽是一个排出呼吸道异物的反应，和肺的关系最为密切。但中医认为，"五脏六腑皆令人咳，非独肺也"。人是一个整体，五脏六腑之间是相互关联的，任何一个脏腑出现了问题，都可能会影响肺，导致咳嗽。

例如，孩子吃多了，积食会引发咳嗽，这是脾虚生痰或胃火上炎导致的；孩子肝火旺、脾气大，生气的时候也可能引发咳嗽，这是肝气上逆导致的；孩子肾气虚，可能引发虚性咳嗽、喘咳，这是肾不纳气导致的；孩子心火旺，经常烦躁、易失眠、口舌生疮，也容易咳嗽，这是心火灼伤肺金导致的……

所以，要预防咳嗽，除了调理肺脏，家长还要注意孩子全身的调理，做到以下几点。

（1）防咳先防感，多做户外运动，增强体质，预防感冒。

（2）多喝水，"肺喜润而恶燥"，充足的水量能保护肺脏。

（3）远离烟雾多、空气不好、灰尘大的地方，避免刺激呼吸道。

（4）当孩子出现便秘、脾气急、烦躁等"上火"的症状时，及时调理身体。

（5）科学喂养，避免积食。

◎孩子咳嗽时，注意这5点护理事项

孩子咳嗽时，三分治，七分养。调养得当，很快就能痊愈；若不注意调养，无论是打针还是吃药，都会迁延不愈。要治愈咳嗽，必须注意调养。

孩子咳嗽时，有以下5点护理注意事项。

（1）保证充足的水量。充足的水量并不是无限制地喝水，孩子小便不黄即可。

（2）保持新鲜的室内空气。厨房油烟要及时排出，家长不要在家里抽烟，勤开窗换气，保证室内空气新鲜。

（3）保持适当的室内湿度。适当的湿度能让呼吸道更舒服，湿度保持在50% ～ 70% 较为适宜。

（4）重视饮食调理。辛辣刺激性食物、油腻难消化的食物会加重咳嗽，应该多吃新鲜蔬菜及容易消化的食物。

（5）保证充足的睡眠。睡眠时，是机体修复最快的时期，睡眠充足，咳嗽才能好得快。

烤橘子

适用情况：风寒咳嗽

食材：橘子 1 个。

做法：将整个橘子放进铁锅里，大火将锅烧热后转中小火进行翻炒，至橘子皮成焦黄色，闻到有橘子香味即可。待稍凉一点后，剥掉橘子皮，趁热吃橘子肉。

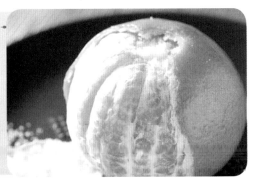

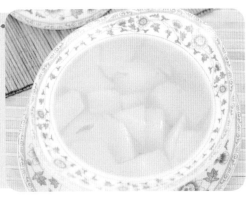

桑菊杏仁茶

适用情况：风热咳嗽

食材：桑叶 10 克，菊花 10 克，杏仁 10 克，冰糖适量。

做法：将杏仁去皮，捣碎后，与桑叶、菊花一起入锅，水煮开后转中小火熬 10 分钟即可。将汤汁盛出，拌入适量冰糖搅匀，稍凉后代替水随时喝。

冰糖雪梨水

适用情况：风燥咳嗽

食材：雪梨 1 个，冰糖适量。

做法：将冰糖放入水中，小火加热、搅拌至完全溶化，再将梨切块放入冰糖水中，大火煮开后转小火，盖盖熬煮 15 分钟即可。稍凉后，喝水吃梨，或者将梨水倒入杯子里代替水随时喝。

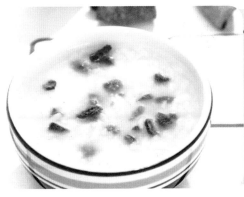

莱菔子陈皮粥

适用情况：痰湿咳嗽

食材：炒莱菔子 9 克，陈皮 5 克，粳米 50 克。

做法：将炒莱菔子洗净，捣碎为末，和陈皮、粳米一起入锅，大火煮开后转小火熬煮，至汤汁浓稠即可。饭后服用。

冬瓜莱菔子茶

适用情况：痰热咳嗽

食材： 冬瓜子 10 克，冬瓜皮 10 克（鲜冬瓜皮 20 克），生莱菔子 10 克，冰糖适量。

做法： 将生莱菔子洗净，捣碎为末，和冬瓜子、冬瓜皮一起入锅，大火煮开后转小火，熬煮 15~20 分钟即可。将汤汁盛出，拌入适量冰糖搅匀，稍凉后代替水随时喝。

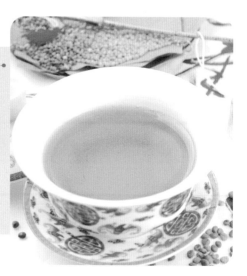

山药豆浆粥

适用情况：气虚咳嗽

食材： 铁棍山药 50 克，黄豆 20 克，粳米 50 克，糯米 30 克，冰糖适量。

做法： 将铁棍山药洗净，蒸软后去皮，按压成泥。将黄豆、糯米和粳米淘洗干净，分别浸泡 2 小时。将黄豆煮熟，放入料理机中，加适量清水，打成豆浆。将豆浆和适量清水放入锅中，中火煮沸，加入泡好的粳米、糯米，煮至汤汁浓稠。加入山药泥、冰糖，搅拌均匀即可。饭后服用。

银耳百合粥

适用情况：阴虚咳嗽

食材： 银耳 15 克（鲜银耳 30 克），百合 15 克（鲜百合 30 克），粳米 60 克。

做法： 将百合、银耳洗净，用水泡发，并将银耳撕成小块后，和百合、粳米一起入锅，大火煮开后转中小火，煮至百合、银耳软烂，汤汁浓稠即可。饭后服用。

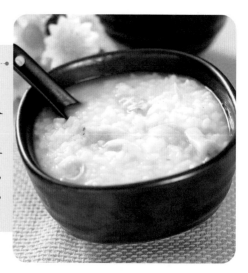

第四章

感冒：感冒虽常见，调养是关键

感冒是很常见的疾病，有的孩子每年会感冒几次。如果是普通感冒，孩子的免疫力正常时，无论是否用药，通常都会在 1~2 周内自愈。但是，我们并不能因此而轻视感冒。

对于感冒这类"小"病，若不加以重视，或者治疗和调养失当，可能对孩子的身体造成损伤，甚至引发"大"病。

孩子感冒常见的 3 个问题

◎ 感冒是冻出来的吗？

"天冷了，出门多穿点，别冻感冒了！"这句话像接力棒一样，一代一代传了下来，然而，感冒真的是冻出来的吗？

我们先弄清什么是感冒。西医认为感冒是病毒、细菌等病原体感染了上呼吸道。中医认为感冒是人体感受外邪，肺的清肃功能受到影响。其实，这二者之间的差异很好理解。

中医关注的是"病的人"，中医根据人体症状不同归纳出风、寒、暑、湿、燥、火（热）等病因，想办法让身体恢复到阴阳平衡的状态。而西医关注的是"人的病"，针对不同的病原体使用相应药物进行灭杀。

在同样的环境下并非所有人都会感冒，造成这种情况的原因就在于免疫力水平不同。受寒后，身体机能下降，免疫力降低，无法抵御病原体的侵袭，就有可能引发感冒。但受寒并非唯一因素，积食、自身免疫水平低下等，也是引发感冒的常见因素。

然而，当孩子穿得太多太厚时，身上汗毛孔张开，稍一吹风就容易受寒，所以也并非穿得越多越好。

同时，如果孩子总是靠过厚的衣物保暖，身体得不到抵御寒冷的锻炼机会。时间长了，就会影响到孩子的免疫力水平，免疫力降低，容易造成反复感冒。

那么，孩子穿多少衣服合适呢？**我们可以摸摸孩子的手心和后背，如果是暖和的，而且身上也不出汗，就说明穿的衣物薄厚合适。**

◎ 补充维生素 C 能预防或治疗感冒吗?

维生素 C 对于人体是非常重要的营养物质,缺乏维生素 C 可能会出现贫血、易疲乏、易激惹、厌食、出血等问题,同时免疫力也会下降,容易感冒。

然而,在不缺乏维生素 C 的情况下,补充维生素 C 是无法进一步提高免疫力的。相反,维生素 C 超量反而可能引发恶心、呕吐、腹泻等问题。

维生素 C 广泛存在于各种蔬菜、水果中。在正常的饮食结构下,人体一般不会缺乏维生素 C。但如果孩子挑食、偏食,不吃水果、蔬菜,或者家里做菜常用煎、炸、烤等容易破坏维生素 C 的高温烹饪方式,或者经常吃精加工的食品,就有可能造成维生素 C 的缺乏。

所以说,维生素 C 对感冒的预防和治疗效果会因人而异。如果孩子平常很少吃蔬菜、水果,而且容易反复感冒,可以尝试给孩子适当补充维生素 C,提高免疫力。但如果日常饮食均衡,身体也比较健康,就没有必要额外补充维生素 C 了,这并不能对感冒起到更好的预防或治疗作用。

◎ 感冒后该不该吃药?

很多家长觉得孩子感冒时必须吃点药,这样才能让感冒快点好起来。其实,这种想法是不对的。

孩子感冒大多数是病毒感染所致,而目前并没有什么特效药能应对每年都在不断发生变异的感冒病毒。虽然吃完感冒药确实会感觉舒服一些,但这通常只是缓解了症状,药效过了之后,症状就会再次出现。

感冒其实是一种自限性疾病,感冒后出现的发热、鼻塞、流鼻涕、咳嗽等症状,是身体的免疫系统正在杀灭和驱逐病原体的过程,这个免疫过程通常会持续 1~2 周,完成后感冒自然就好了。所以对于普通感冒,有句话叫"吃药一周好,不吃药七天好"。

至于细菌性感冒,虽然抗生素类药物能够有效杀灭细菌,但若只是轻微的细菌感染,正常的免疫力是能够应对的,尽量不要使用抗生素。关于抗生素的使用注意事项,详见本书第 039 页。

关于感冒用药,建议遵循以下原则。

(1)感冒用药只能缓解症状,不能缩短病程,是药三分毒,能不用尽量不用。

(2)感冒症状十分严重,影响孩子休息、进食时,可以在医生指导下用药。

(3)严禁擅自同时使用多种感冒药。

5 种常见感冒，推拿加速康复

感冒通常是由外邪侵袭身体所致，常见外邪有 6 种，分别是风、寒、暑、湿、燥、火（热）。

其中，风能够打开人体肌表的毛孔，从而使外邪长驱直入，对人体进行侵袭，其他 5 种邪气要想单独侵袭人体是比较困难的，但是有了风邪这个擅长开门的"小偷"，就可以跟着一起进入人体肆虐了。所以说风为"百病之长"，感冒基本都和风邪有关，治疗调理时都需要疏风。

风和寒结合侵袭人体，就是风寒感冒；风和火（热）结合侵袭人体，就是风热感冒；风和暑、湿结合侵袭人体就是暑湿感冒；风和燥结合侵袭人体就是风燥咳嗽。

当孩子正气不足时，对于外邪的抵抗力较弱，稍微一吹风就容易感冒，这种就属于气虚感冒。

除了以上 6 种邪气，一些时下盛行的疫毒、瘟毒也可能会引起时疫感冒，也就是流行性感冒。

所以，孩子常见的感冒类型有风寒感冒、风热感冒、暑湿感冒、气虚感冒和时疫感冒 5 种。

要注意的是，各种邪气之间可能会相互转化，所以感冒的证型并不是一成不变的。每次推拿前，都要根据孩子的症状表现进行判断，确认孩子当前的感冒类型，再选取相应的手法进行推拿。

孩子各种感冒的特征性症状和判断方法见下图。

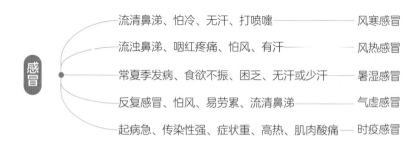

◎ **风寒感冒：让微汗带走寒邪**

风寒感冒是最常见的感冒类型，而且并非只在寒冷的冬天出现，在炎热的夏天，空调冷气这种人造的寒邪，也很容易侵入人体，引起风寒感冒。

当风寒邪气从肌肤侵袭人体时，身体感应到寒邪就会做出自发性保护反应，发出避寒的信号，于是人体会出现怕冷的感觉。同时，寒邪有收引的特性，会使毛孔收缩闭合无法排汗。所以风寒感冒的孩子，身上通常是没有汗的。

当风寒邪气通过鼻窍侵袭人体时，身体就会出现流清鼻涕、打喷嚏等症状，以期通过这些方式将邪气排出。

所以，怕冷、无汗、流清鼻涕、打喷嚏，是风寒感冒的主要症状。当出现这些症状时，基本可以判断是风寒感冒。同时也可以根据发热、头身疼痛、咳嗽无痰或咳清稀痰等症状，以及舌淡红、苔薄白的舌象来进行辅助判断。

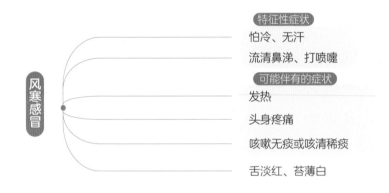

风寒感冒

特征性症状
怕冷、无汗
流清鼻涕、打喷嚏

可能伴有的症状
发热
头身疼痛
咳嗽无痰或咳清稀痰
舌淡红、苔薄白

在确定了孩子是风寒感冒之后，需要做的就是赶走入侵的风寒邪气，即疏风散寒。疏风散寒又可以分为两个部分：一是把闭合的毛孔打开，让邪气能够有一条出路，通过出汗排出去，即发汗解表；二是温补阳气，让身体暖和起来，驱逐风寒邪气，即温阳散寒。

家长可以用这一组推拿方法。

扫码看视频

头面四大手法，即开天门、推坎宫、揉太阳、揉耳后高骨 ♥

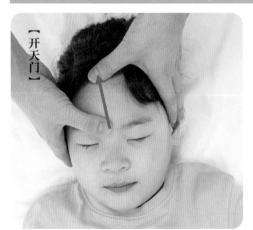

【开天门】

操作方法：让孩子仰卧，用双手拇指指腹交替从孩子两眉正中推向前发际线。
操作频率：280 ～ 320 次／分钟。
操作时长：1 分钟。
穴位定位：从两眉正中到前发际线，呈一条直线。

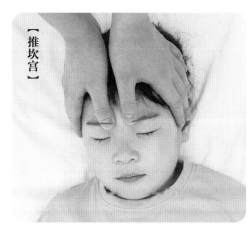

【推坎宫】

操作方法：让孩子仰卧，用双手拇指指腹自孩子眉头向两侧眉梢分推。

操作频率：70 ~ 100 次 / 分钟。

操作时长：1 分钟。

穴位定位：从眉头至眉梢，呈一横线。

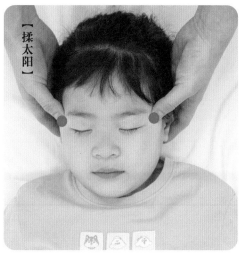

【揉太阳】

操作方法：让孩子仰卧，用双手拇指或中指指腹向孩子耳方向揉，即右侧逆时针揉，左侧顺时针揉。

操作频率：120 ~ 160 次 / 分钟。

操作时长：1 分钟。

穴位定位：外眼角和眉梢连线中点后方的凹陷处。

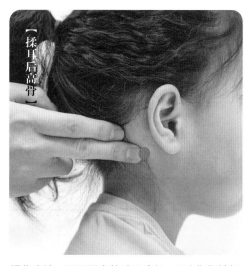

【揉耳后高骨】

操作方法：用手固定住孩子头部，用中指指端揉。

操作频率：120 ~ 160 次 / 分钟。

操作时长：1 分钟。

穴位定位：耳朵后方突起的下方凹陷处。

揉一窝风

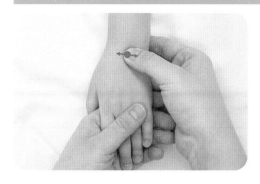

操作方法：用左手扶托孩子的手掌，用右手拇指左右揉。

操作频率：200 ~ 220 次 / 分钟。

操作时长：3 分钟。

穴位定位：手背腕横纹中央凹陷处。

拿列缺

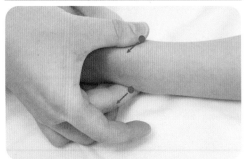

操作方法：用左手扶托孩子的手掌，右手拇指与中指在孩子手腕左右两侧相对用力，并向手背侧拿起，略作停留后放松，如此反复。

操作频率：50 ~ 60 次／分钟。

操作时长：2 分钟。

穴位定位：手腕左右两侧凹陷处。

上三关

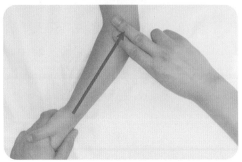

操作方法：用左手握住孩子左手掌，使其大拇指一侧向上，右手食指、中指并拢，从孩子腕横纹推向肘横纹。

操作频率：150 ~ 180 次／分钟。

操作时长：3 分钟。

穴位定位：小臂大拇指侧，从腕横纹到肘横纹，呈一条直线。

拿风池

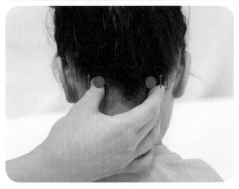

操作方法：用左手扶托孩子额头，用右手拇指、中指相对用力向上顶拿。操作时孩子会有疼痛感。

操作频率：2 ~ 3 秒／次。

操作次数：3 次。

穴位定位：脑后，枕骨之下，两条大筋上端外侧的凹陷处。

捏脊

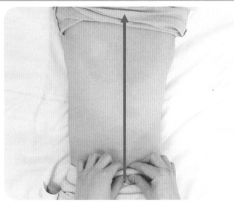

操作方法：拇指在后，食指、中指在前，左右手依次捏起、放下，向前捻动，沿着脊柱从下向上操作。

操作频率：5 ~ 10 秒／次。

操作次数：9 次。

穴位定位：背后正中，从尾骨下端到大椎的整个脊柱区域。

以上这些操作共同起到疏风散寒的作用。头面四大手法、拿列缺、拿风池重在发汗解表，上三关、捏脊重在温阳散寒，揉一窝风则兼有发汗解表和温阳散寒的作用。

头面四大手法包括开天门、推坎宫、揉太阳和揉耳后高骨，这是治疗感冒的常用手法。四大手法共同使用，有很好的解表作用，能够打开孩子身上的毛孔，给体内的邪气一条向外的出路。同时，开天门能通鼻窍，推坎宫和揉太阳能止头痛（前者偏于止前额痛，后者偏于止头两侧痛），揉耳后高骨能镇惊安神。所以，孩子感冒时，都可以先做头面四大手法。

有人将头面四大手法编成了歌诀，方便记忆：**天门眉中至发际，坎宫眉心延眉梢，太阳眼角外凹陷，耳后高骨乳突找。**

其他几种手法的说明详见本书第 020 页。

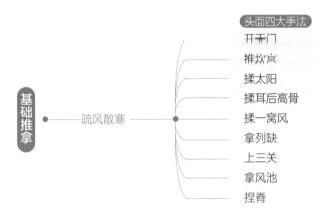

孩子风寒感冒可能伴有的症状及相应推拿方法。

症状	推拿方法	作用与说明
发热	清天河水、搓大椎	清热退热
鼻塞、流鼻涕	揉迎香、搓鼻翼	促进鼻周血液循环，通鼻窍、止鼻涕
咳嗽	揉掌小横纹、拿列缺	化痰止咳

◎ 风热感冒：清除入侵的热邪

当风邪与热邪一同侵袭身体，就会出现风热感冒。或者孩子本身有内热，在感受风寒之后，风寒进入身体和内热相感，也会从风寒感冒转为风热感冒，这通常发生在风寒感冒的 1~2 天后。

风热感冒时，皮肤上的毛孔受到热邪的熏蒸，经常保持打开的状态，所以和风寒感冒的无汗不同，这时是会出汗的。然而，打开的毛孔就犹如人体城门大开一般，风邪更容易进入，所以身体就会发出避风的信号，出现怕风的表现。热邪侵袭鼻窍，灼干鼻涕，鼻涕就会变稠、变浊，甚至变黄；热邪侵袭咽喉，咽喉部就会出现红肿热痛的症状。

所以，当孩子出现怕风、有汗、流浊鼻涕、咽喉红肿疼痛的症状时，就可以判断是风热感冒了。同时，还可以根据发热、头痛、咳嗽痰稠、痰色白或黄的症状，以及舌色红、苔薄黄的舌象来进行辅助判断。

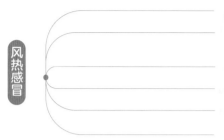

特征性症状

怕风、有汗
流浊鼻涕、咽喉红肿疼痛

可能伴有的症状

发热

头痛

咳嗽痰稠、色白或黄

舌色红、苔薄黄

风热感冒

对于风热感冒，需要把风热邪气排出体外，所以需要疏风清热。家长可以用这一组推拿方法。

扫码看视频

头面四大手法，即开天门、推坎宫、揉太阳、揉耳后高骨 ♥

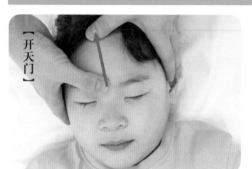

【开天门】

操作方法：让孩子仰卧，用双手拇指指腹交替从孩子两眉正中推向前发际线。
操作频率：280 ~ 320 次 / 分钟。
操作时长：1 分钟。
穴位定位：从两眉正中到前发际线，呈一条直线。

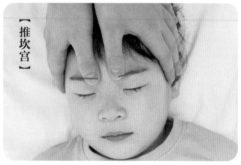

【推坎宫】

操作方法：让孩子仰卧，用双手拇指指腹自孩子眉头向两侧眉梢分推。
操作频率：70 ~ 100 次 / 分钟。
操作时长：1 分钟。
穴位定位：从眉头至眉梢，呈一横线。

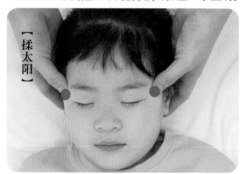

【揉太阳】

操作方法：让孩子仰卧，用双手拇指或中指指腹向孩子耳方向揉，即右侧逆时针揉，左侧顺时针揉。
操作频率：120 ~ 160 次 / 分钟。
操作时长：1 分钟。
穴位定位：外眼角和眉梢连线中点后方的凹陷处。

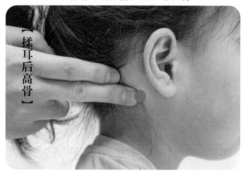

【揉耳后高骨】

操作方法：用手固定住孩子头部，用中指指端揉。
操作频率：120 ~ 160 次 / 分钟。
操作时长：1 分钟。
穴位定位：耳朵后方突起的下方凹陷处。

揉小天心

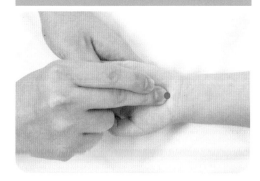

操作方法：用左手扶托孩子的手背，用右手中指指腹揉。

操作频率：200～220次/分钟。

操作时长：2分钟。

穴位定位：掌根大小鱼际交接之间凹陷中。

清肺经

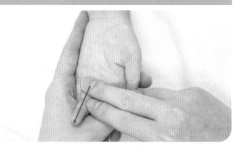

操作方法：用左手握住孩子的食指、中指、小拇指，使其无名指充分暴露，用右手食指、中指指面从孩子的无名指指根推向指尖。

操作频率：240～300次/分钟。

操作时长：3分钟。

穴位定位：无名指掌面，从指尖到指根，呈一条直线。

拿列缺

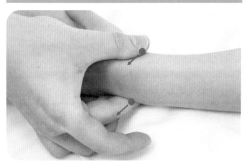

操作方法：用左手扶托孩子的手掌，右手拇指与中指在孩子手腕左右两侧相对用力，并向手背侧拿起，略作停留后放松，如此反复。

操作频率：50～60次/分钟。

操作时长：2分钟。

穴位定位：手腕左右两侧凹陷处。

清天河水

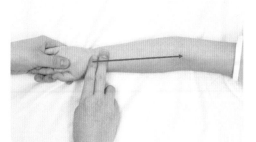

操作方法：用左手扶托孩子左手掌，使其掌面向上，右手食指、中指并拢，从孩子腕横纹推向肘横纹。

操作频率：180～200次/分钟。

操作时长：3分钟。

穴位定位：小臂手掌侧正中，从腕横纹到肘横纹，呈一条直线。

倒捏脊

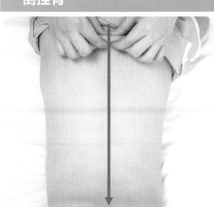

操作方法：拇指在后，食指、中指在前，左右手依次捏起、放下，向前捻动，沿着脊柱从上向下操作。

操作频率：5～10秒/次。

操作次数：9次。

穴位定位：背后正中，从尾骨下端到大椎的整个脊柱区域。

以上操作共同起到疏风清热的作用。关于头面四大手法的说明详见本书第072页，其他手法的说明详见本书第023页。

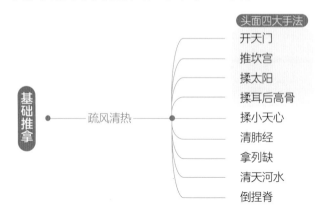

孩子风热感冒可能伴有的症状及相应推拿方法。

症状	推拿方法	作用与说明
发热	退六腑、搓大椎	清脏腑郁热，帮助退热
鼻塞、流鼻涕	揉迎香、搓鼻翼	促进鼻周血液循环，通鼻窍、止鼻涕
咳嗽	揉掌小横纹、拿列缺	化痰止咳
咽痛	掐揉少商、揉天突	少商为治疗咽痛咽痒的特效穴；天突能改善局部血液循环，缓解症状。远近端结合取穴，效果更好

◎ 暑湿感冒：消暑化湿降体温

暑湿感冒有一个很明显的特征，就是只有在盛夏时节才会出现。这是因为暑邪是6种邪气中很特殊的一种，其他邪气在一年之中的任何时间都可能出现，而暑邪则只出现在盛夏之时。

暑邪出现的时间，就决定了它具有热的特点，所以被暑邪侵袭后，人体通常会发热，而且由于外界环境中暑热较盛，热难以散出，就不容易退热。

暑邪还具有"暑多夹湿"的特点，和湿邪是形影不离的好伙伴，经常一起侵袭人体。湿邪具有黏腻、阻遏气机的特点，会导致气机运行不畅。湿易伤脾，孩子感受湿邪后就会出现困倦嗜睡、食欲不振的症状。

所以，如果在盛夏十分炎热的时候感冒、发热，无汗或少汗又伴有困倦乏力、食欲不振的症状，就可以判断是暑湿感冒了。同时，也可以根据头昏沉疼痛、恶心呕吐、胸闷、口渴、心烦、腹泻、鼻塞等症状，以及舌色红、苔滑腻的舌象来辅助判断。

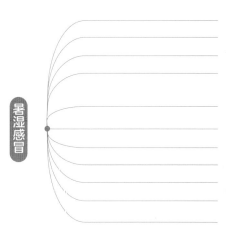

暑湿感冒

【特征性症状】

常夏季发病

发热，无汗或少汗

困倦乏力

食欲不振

【可能伴有的症状】

头昏沉疼痛

恶心呕吐

胸闷

口渴、心烦

腹泻

鼻塞

舌色红、苔滑腻

对于暑湿感冒，同样要让暑湿邪气从肌表排出。因此，一是要把肌表的毛孔打开，给邪气以向外的出路，即发汗解表；二是把邪气清理出去，即清热消暑。

家长可以用这一组推拿方法。

扫码看视频

头面四大手法，即开天门、推坎宫、揉太阳、揉耳后高骨 ♥

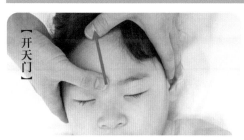

【开天门】

操作方法：让孩子仰卧，用双手拇指指腹交替从孩子两眉正中推向前发际线。

操作频率：280 ~ 320 次 / 分钟。

操作时长：1 分钟。

穴位定位：从两眉正中到前发际线，呈一条直线。

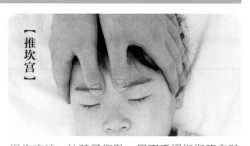

【推坎宫】

操作方法：让孩子仰卧，用双手拇指指腹自孩子眉头向两侧眉梢分推。

操作频率：70 ~ 100 次 / 分钟。

操作时长：1 分钟。

穴位定位：自眉头至眉梢，呈一横线。

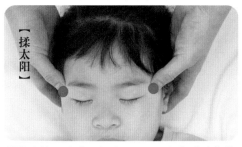

【揉太阳】

操作方法：让孩子仰卧，用双手拇指或中指指腹向孩子耳方向揉，即右侧逆时针揉，左侧顺时针揉。

操作频率：120 ~ 160 次 / 分钟。

操作时长：1 分钟。

穴位定位：外眼角和眉梢连线中点后方的凹陷处。

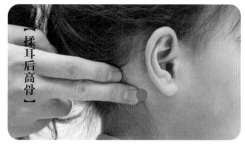

【揉耳后高骨】

操作方法：用手固定住孩子头部，用中指指端揉。

操作频率：120 ~ 160 次 / 分钟。

操作时长：1 分钟。

穴位定位：耳朵后方突起的下方凹陷处。

揉小天心 ♥

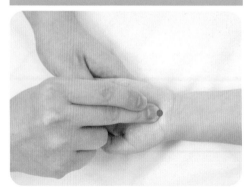

操作方法：用左手扶托孩子的手背，用右手中指指腹揉。

操作频率：200 ~ 220 次 / 分钟。

操作时长：2 分钟。

穴位定位：掌根大小鱼际交接之间凹陷中。

清肺经 ♥

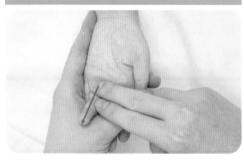

操作方法：用左手握住孩子的食指、中指、小拇指，使其无名指充分暴露，用右手食指、中指指面从孩子的无名指指根推向指尖。

操作频率：240 ~ 300 次 / 分钟。

操作时长：3 分钟。

穴位定位：无名指掌面，从指尖到指根，呈一条直线。

拿列缺 ♥

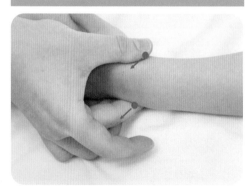

操作方法：用左手扶托孩子的手掌，右手拇指与中指在孩子手腕左右两侧相对用力，并向手背侧拿起，略停留后放松，如此反复。

操作频率：50 ~ 60 次 / 分钟。

操作时长：3 分钟。

穴位定位：手腕左右两侧凹陷处。

清补脾 ♥

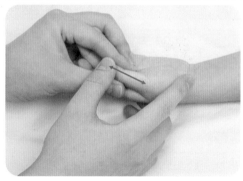

操作方法：用左手固定住孩子的拇指，用右手拇指指腹沿孩子拇指桡侧从指尖到指根来回推。

操作频率：200 ~ 240 次 / 分钟。

操作时长：3 分钟。

穴位定位：拇指桡侧，从指尖到指根，呈一条直线。

退六腑 ♥

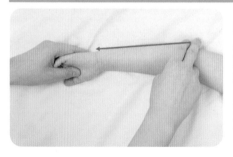

操作方法：用左手握住孩子左手掌，使其小拇指一侧的小臂充分暴露，右手食指、中指并拢，从孩子肘横纹推向腕横纹。

操作频率：180 ~ 200 次 / 分钟。

操作时长：2 分钟。

穴位定位：小臂小拇指侧，从肘横纹到腕横纹，呈一条直线。

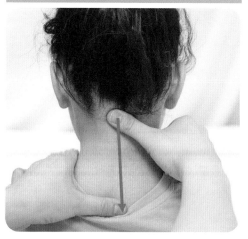

下推天柱骨

操作方法：用双手拇指指腹交替从上向下推。

操作频率：220 ~ 240 次 / 分钟。

操作时长：2 分钟。

穴位定位：从后发际线到大椎，呈一条直线。

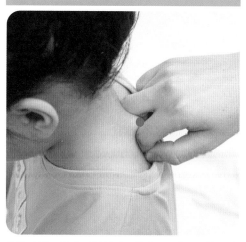

拧大椎

操作方法：用左手扶住孩子前胸，用右手食指、中指屈指后用力拧提。

操作频率：2 ~ 3 秒 / 次。

操作次数：4~8 次，以局部青紫或出痧为度。

穴位定位：低头时，脖子后下方凸起最高点稍下。

以上操作中，发汗解表的有头面四大手法、揉小天心、清肺经和拿列缺。头面四大手法的说明详见本书第 072 页，其他手法的说明详见本书第 023 页。

清热消暑的操作有清补脾、退六腑、下推天柱骨和拧大椎。清补脾有助于恢复脾的运化功能，化解暑湿邪气。退六腑能清除蕴藏在脏腑中的暑热，起到清暑、退热的作用。下推天柱骨能清利头部的暑邪，缓解和消除头部昏沉疼痛、呕吐等症状。拧大椎属于重手法，能够迅速将暑湿邪气排出体外。

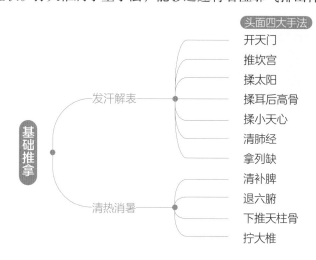

头面四大手法

发汗解表
- 开天门
- 推坎宫
- 揉太阳
- 揉耳后高骨
- 揉小天心
- 清肺经
- 拿列缺

基础推拿

清热消暑
- 清补脾
- 退六腑
- 下推天柱骨
- 拧大椎

孩子暑湿感冒可能伴有的症状及相应推拿方法。

症状	推拿方法	作用与说明
食欲不振	揉板门、顺时针摩腹	调和脾胃，促进消化，增进食欲
鼻塞严重	揉迎香、搓鼻翼	促进鼻周血液循环，通鼻窍、止鼻涕
恶心呕吐	逆运内八卦、下推天柱骨	降逆止呕
腹泻	清补脾、清补大肠	调节肠道，涩肠止泻
胸闷	清四横纹、分推膻中	理气宽胸，消除胸闷
心烦意乱	揉小天心、清天河水	清心除烦，缓解症状

◎气虚感冒：增强孩子的体质

"气"有防御外邪的作用，如果孩子正气不足，就容易受到外邪侵袭。经常稍一吹风就感冒，反反复复，而且康复较慢。

气虚的孩子体力也较差，容易累，不爱动，感冒后更加明显，通常是流清鼻涕。此外，发热、头痛、鼻塞、咳嗽、痰白清稀、自汗等症状，也常出现在气虚感冒中。舌头的颜色比较淡，舌苔是薄白苔。

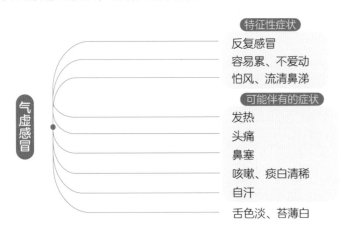

气虚感冒的治疗调理，虽然也要将侵袭身体的风邪祛除出去，即疏风解表，但重点在于增强孩子的正气，减少风邪从肌表对身体进行侵袭的可能，即益气固表。

家长可以用这一组推拿方法。

头面四大手法，即开天门、推坎宫、揉太阳、揉耳后高骨 ♥

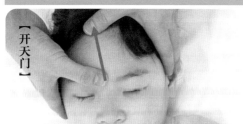

【开天门】

操作方法：让孩子仰卧，用双手拇指指腹交替从孩子两眉正中推向前发际线。

操作频率：280 ~ 320 次 / 分钟。

操作时长：1 分钟。

穴位定位：从两眉正中到前发际线，呈一条直线。

【推坎宫】

操作方法：让孩子仰卧，用双手拇指指腹自孩子眉头向两侧眉梢分推。

操作频率：70 ~ 100 次 / 分钟。

操作时长：1 分钟。

穴位定位：从自眉头至眉梢，呈一横线。

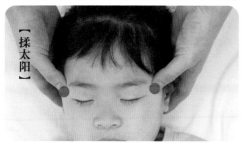

【揉太阳】

操作方法：让孩子仰卧，用双手拇指或中指指腹向孩子耳方向揉，即右侧逆时针揉，左侧顺时针揉。

操作频率：120 ~ 160 次 / 分钟。

操作时长：1 分钟。

穴位定位：外眼角和眉梢连线中点后方的凹陷处。

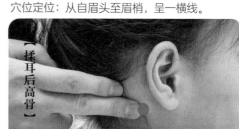

【揉耳后高骨】

操作方法：用手固定住孩子头部，用中指指端揉。

操作频率：120 ~ 160 次 / 分钟。

操作时长：1 分钟。

穴位定位：耳朵后方突起的下方凹陷处。

补脾经 ♥

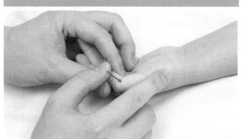

操作方法：让孩子的拇指弯曲，用左手固定住，用右手拇指指腹沿孩子拇指桡侧从指尖推到指间关节处。

操作频率：160 ~ 200 次 / 分钟。

操作时长：3 分钟。

穴位定位：拇指桡侧，从指尖到指根，呈一条直线。

补肾经 ♥

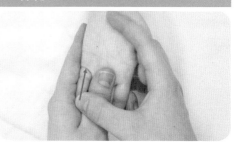

操作方法：用左手固定住孩子的小拇指，使其掌面侧向上，用右手大拇指从孩子小指指尖推向指根。

操作频率：150 ~ 180 次 / 分钟。

操作时长：3 分钟。

穴位定位：小拇指掌面，从指尖到指根，呈一条直线。

揉二马

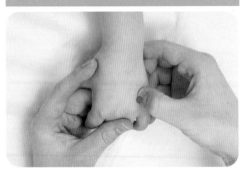

操作方法：用左手扶托孩子左手掌，使其掌心向下，将中指指尖垫入孩子掌面与二马相对应的位置，向手背方向微用力顶出，用右手拇指指面揉。

操作频率：200 ～ 220 次 / 分钟。

操作时长：3 分钟。

穴位定位：手掌背面，第四、第五掌骨小头后凹陷中。

上三关

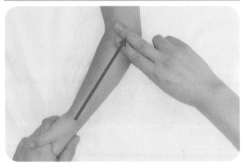

操作方法：用左手握住孩子左手掌，使其大拇指一侧向上，右手食指、中指并拢，从孩子腕横纹推向肘横纹。

操作频率：150 ～ 180 次 / 分钟。

操作时长：2 分钟。

穴位定位：小臂大拇指侧，从腕横纹到肘横纹，呈一条直线。

捏脊

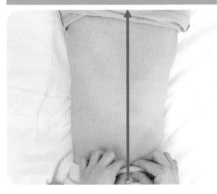

操作方法：拇指在后，食指、中指在前，左右手依次捏起、放下，向前捻动，沿着脊柱从下向上操作。

操作频率：5 ～ 10 秒 / 次。

操作次数：9 次。

穴位定位：背后正中，从尾骨下端到大椎的整个脊柱区域。

工字搓背

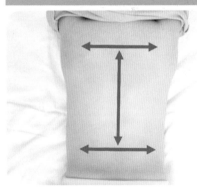

操作方法：让孩子俯卧，先用手掌沿脊柱上下来回搓，再在上背部肺俞的位置左右来回搓，最后在腰部肾俞的位置左右来回搓，以每个部位搓热、皮肤发红为度。

操作频率：220 ～ 260 次 / 分钟。

操作时长：1 分钟。

穴位定位：上背部、腰部与脊柱。

　　疏风解表的操作不需要多做，只用头面四大手法即可，说明详见本书第072页。

　　益气固表的操作有补脾经、补肾经、揉二马、上三关、捏脊和工字搓背。其中，补脾经补益后天之本，补肾经补益先天之本，揉二马偏于滋阴，上三关偏于温补阳气，这四个手法搭配操作，能够起到大补元气的作用，帮助孩子提升正气。捏脊为日常保健常用手法，能够激发孩子的阳气，改善体质。工字搓背通过刺激孩子的督脉和足太阳膀胱经，能够补益正气、增强体质。

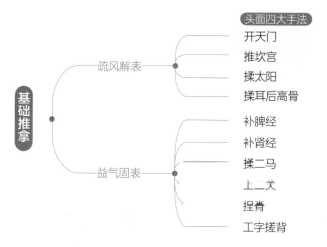

孩子气虚感冒可能伴有的症状及相应推拿方法。

症状	推拿方法	作用与说明
发热	清天河水	清热而不伤正，帮助退热
鼻塞、流鼻涕	揉迎香、搓鼻翼	促进鼻周血液循环，通鼻窍、止鼻涕
咳嗽	揉掌小横纹、揉膻中	理气止咳
自汗	补肾经、揉肾顶	收敛元气，避免正气随汗液的排出而损耗

◎时疫感冒：对症治疗，少出门

时疫感冒即流行性感冒，具有起病急、传染性强、症状较重的特点，通常会伴有高热、肌肉酸痛。鼻塞流涕、头痛、心烦、咽喉肿痛、恶心呕吐、腹泻等症状也常会出现。舌头颜色较红，舌苔可能白可能黄，以黄厚居多。

在流感季节发生感冒，而且发病前又接触了其他患者时，首先就要考虑可能是时疫感冒。

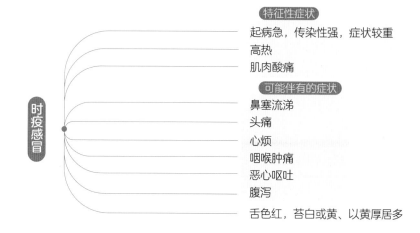

时疫感冒是当时环境下盛行的疫毒、瘟毒侵袭身体导致的。预防时疫感冒，少去人多聚集的场所，避免交叉感染是最重要的。如果已经感染了时疫，那么治疗调理的总思路是将体内的时疫邪气祛除，即清瘟解毒。同时，由于时疫感冒的症状通常较重，较为难受，要根据具体症状选用相应的方法来帮助缓解。

家长可以用这一组推拿方法。

头面四大手法，即开天门、推坎宫、揉太阳、揉耳后高骨　♥

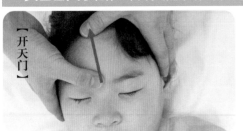
【开天门】

操作方法：让孩子仰卧，用双手拇指指腹交替从孩子两眉正中推向前发际线。
操作频率：280 ~ 320 次 / 分钟。
操作时长：1 分钟。
穴位定位：从两眉正中到前发际线，呈一条直线。

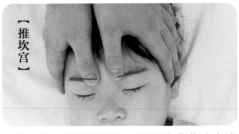
【推坎宫】

操作方法：让孩子仰卧，用双手拇指指腹自孩子眉头向两侧眉梢分推。
操作频率：70 ~ 100 次 / 分钟。
操作时长：1 分钟。
穴位定位：从眉头至眉梢，呈一横线。

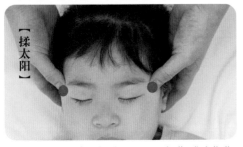
【揉太阳】

操作方法：让孩子仰卧，用双手拇指或中指指腹向孩子耳方向揉，即右侧逆时针揉，左侧顺时针揉。
操作频率：120 ~ 160 次 / 分钟。
操作时长：1 分钟。
穴位定位：外眼角和眉梢连线中点后方的凹陷处。

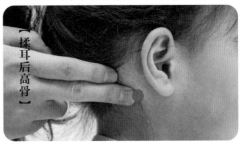
【揉耳后高骨】

操作方法：用手固定住孩子头部，用中指指端揉。
操作频率：120 ~ 160 次 / 分钟。
操作时长：1 分钟。
穴位定位：耳朵后方突起的下方凹陷处。

清肺经　♥

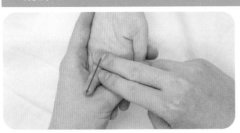

操作方法：用左手握住孩子的食指、中指、小拇指，使其无名指充分暴露，用右手食指、中指指面从孩子的无名指指根推向指尖。
操作频率：240 ~ 300 次 / 分钟。
操作时长：3 分钟。
穴位定位：无名指掌面，从指尖到指根，呈一条直线。

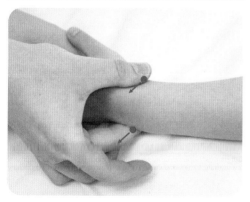

操作方法：用左手扶托孩子的手掌，右手拇指与中指在孩子手腕左右两侧相对用力，并向手背侧拿起，略作停留后放松，如此反复。

操作频率：50 ~ 60 次 / 分钟。

操作时长：3 分钟。

穴位定位：手腕左右两侧凹陷处。

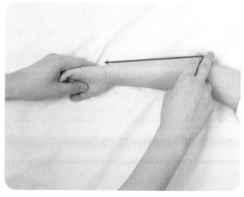

操作方法：用左手握住孩子左手掌，使其小拇指一侧的小臂充分暴露，右手食指、中指并拢，从孩子肘横纹推向腕横纹。

操作频率：180 ~ 200 次 / 分钟。

操作时长：2 分钟。

穴位定位：小臂小拇指侧，从肘横纹到腕横纹，呈一条直线。

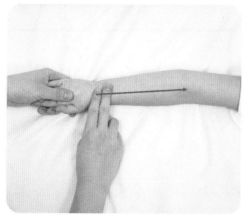

操作方法：用左手扶托孩子左手掌，使其掌面向上，右手食指、中指并拢，从孩子腕横纹推向肘横纹。

操作频率：180 ~ 200 次 / 分钟。

操作时长：3 分钟。

穴位定位：小臂手掌侧正中，从腕横纹到肘横纹，呈一条直线。

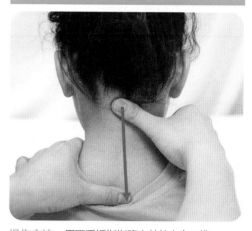

操作方法：用双手拇指指腹交替从上向下推。

操作频率：220 ~ 240 次 / 分钟。

操作时长：2 分钟。

穴位定位：从后发际线到大椎，呈一条直线。

　　清瘟解毒的操作有头面四大手法、拿列缺、清肺经、退六腑、清天河水、下推天柱骨，关于头面四大手法的说明详见本书第 072 页，其他手法的说明详见本书第 023 页。

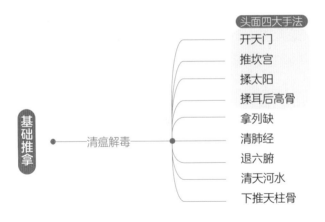

孩子时疫感冒可能伴有的症状及相应推拿方法。

症状	推拿方法	作用与说明
鼻塞流涕	揉迎香、搓鼻翼	促进鼻周血液循环，通鼻窍、止鼻涕
心烦	揉小天心、清天河水	清心除烦
咽喉肿痛	掐揉少商、揉天突	缓解咽部不适
恶心呕吐	逆运内八卦、下推膻中	降逆止呕
腹泻	补大肠、上推七节骨	涩肠止泻

 # 感冒的家庭护理

◎ 预防感冒，做到这 5 点

常识告诉我们，每次感冒，总会有的孩子被传染，有的则不会。造成这种现象的原因就在于孩子的正气是否充足。孩子的正气越充足，免疫力越强，邪气就越难以侵袭身体，就不容易感冒。因此，预防感冒的关键在于扶正。

然而，即便再充足的正气，如果邪气强盛到一定程度，超过了正气的能力范围时，也是会感冒的，因此在扶正的同时也要注意避邪。

具体来说，预防孩子感冒，要做到以下几点。

（1）均衡饮食。饮食是正气生成的物质基础，饮食均衡才能保证正气充足。

（2）充足的睡眠。睡眠不足，会损耗正气，容易生病。

（3）多做户外运动。户外运动能够提升阳气，增强体质。

（4）养成良好的卫生习惯。勤洗手、不吃手，室内多开窗换气。

（5）在流感高发季提前注射疫苗。注射疫苗可以给身体一个"军演练兵"

的机会，能更好地应对流感病毒。

◎ 孩子感冒时，注意这 4 点护理事项

孩子感冒后，病程通常会持续 5~7 天。如果护理得当，可以缩短病程；如果护理不当，则会延长病程。对于感冒，妥善的护理比吃药、打针更重要。

孩子感冒时，护理要注意以下几点。

（1）保证充足的睡眠。

（2）饮食清淡好消化。

（3）不要强迫孩子进食，可以少食多餐。

（4）当伴有咳嗽、发热等症状时，护理注意事项见各自的章节。

◎ 4 个食疗方，应对各种感冒

葱豉粥

适用情况：风寒感冒

食材：葱白 20 克，淡豆豉 15 克，粳米 50 克，食盐、胡椒粉、姜末各适量。

做法：葱白洗净，切成碎末，备用。淡豆豉用温水泡 20 分钟，洗净，备用。粳米用水淘洗干净，放入锅中，加入清水，大火烧开后小火熬煮，米熟后加入葱末、姜末、淡豆豉、食盐、胡椒粉，继续熬煮 15 分钟即可。饭后服用，服用后卧床盖上被子微微发汗即可。

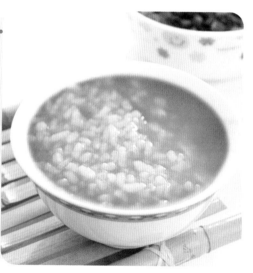

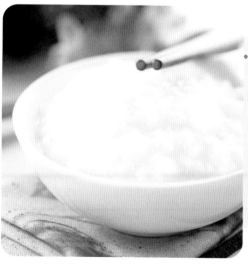

薄荷粥

适用情况：风热感冒

食材：薄荷 10 克（鲜薄荷 20 克），粳米 50 克，冰糖适量。

做法：将薄荷洗净，放入锅内，加清水适量，煮 2~3 分钟，去渣取汁。粳米淘洗干净后煮粥。待粥熟后，加入适量冰糖及薄荷汤，煮开即可。饭后服用。

绿豆粥

适用情况：暑湿感冒

食材：绿豆30克，粳米50克，冰糖适量。

做法：将绿豆、粳米淘洗干净，放入锅中，加清水适量，大火烧开后小火熬煮。待粥熟后，加入冰糖适量，搅拌均匀即可。饭后服用。

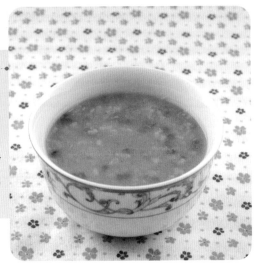

豆豉山药大枣粥

适用情况：气虚感冒

食材：淡豆豉10克，铁棍山药15克（鲜山药30克），大枣2枚，粳米50克。

做法：淡豆豉用温水泡20分钟，洗净，备用。铁棍山药洗净，去皮切片，大枣洗净，备用。粳米用水淘洗干净，与铁棍山药、大枣一同放入锅中，加入清水，大火烧开后小火熬煮，米熟后加入豆豉，继续熬煮15分钟即可。饭后服用。

第五章

积食：疾病圈中的"社交恐怖分子"

孩子积食后经常会诱发咳嗽、感冒、发热、便秘、腹泻、厌食等其他问题，而当孩子患有其他疾病的时候，也往往会影响脾胃功能，造成积食。可以说，孩子只要生病，总能或多或少见到积食的身影。在疾病圈里，积食可谓是名副其实的"社恐"——社交恐怖分子。

 ## 孩子积食常见的 4 个问题

◎ 孩子没吃多少东西，怎么还会积食？

积食，就是吃进去的食物不能被及时消化吸收，堆积在孩子的胃肠中，产热产气，从而出现一系列症状，如口臭、腹胀、食欲下降、大便酸臭、便秘或腹泻等。

家长有时会觉得孩子明明没有吃多少东西，却还是经常积食，为此颇为烦恼。其实，孩子容易积食有两方面原因。

1. 生理特点决定

脾的运化功能是身体对食物进行消化吸收的关键，而孩子具有"脾常不足"的生理特征，运化功能与成人相比较弱，对食物的消化吸收较慢。所以，孩子的生理特征就决定了孩子更容易积食。

2. 不良的饮食习惯

如果我们生活规律、劳逸结合，身体通常会更健康。对于脾胃来说也同样如此。当进食规律时，脾胃可以形成良好的节律，就会更健康。反之，若进食不规律，或者长期过量饮食或饥饱无常，则会伤到脾胃，脾胃功能受损，就容易积食。

不良的饮食习惯主要有暴饮暴食、零食过量、进食时间不规律、饮食种类不当、睡前吃东西等。要想保护好脾胃，减少积食的发生，就要尽量避免这些不良习惯。

◎ 孩子嘴里有酸臭味就是积食了吗？

孩子积食的一个典型症状就是嘴里有一股酸臭味，在早上起床的时候更加明显。这是因为积食后，食物不能被及时消化吸收，就会在胃肠堆积腐烂，产热产气。热气带着食物的酸腐臭味向上升，嘴里就会充满酸臭味了。

但是，孩子嘴里酸臭，并非只有积食这一个原因，我们要先排除其他因素。

（1）孩子之前吃了刺激性、味道较大的食物，如榴梿、大蒜、大葱等。

（2）孩子睡前没刷牙，口腔中残留的食物残渣经过一夜的发酵后，早上起床嘴里也会有一股酸臭味。

当排除了以上因素，孩子嘴里依旧有味，同时又伴有腹胀、食欲下降、大便臭秽等其他消化系统症状时，就很可能是积食了。

◎ 孩子容易积食，可以经常吃消食药吗？

消食药能促进食物消化，帮助孩子预防和治疗积食。但是，过度使用消食药反而会让孩子产生依赖性，抑制自身的消化功能，更加容易积食，并会出现便秘、反酸等症状。严重的，还可能会有胃溃疡、胃炎、肝肾功能损伤的风险。

所以，消食药不宜过多使用。在使用时，要注意以下几点。

（1）在孩子偶尔吃多了，担心孩子可能会积食时可以使用消食药进行预防，但不可长期使用。

（2）当孩子出现积食症状时可以使用，但若服药三天仍没有改善，建议就医。

（3）使用消食药时务必控制饮食、多喝水，不能因吃了药就忽视食养。

（4）不同消食药的作用和应对的情况不完全相同，若不能判断，建议先咨询医生。

◎ 哪些食物能够帮助消化，预防积食？

有一类"药食同源"的食物，既可以作为食物日常食用，又可以当作药物来治疗疾病，这在中药的划分中属于"上品"。调理孩子的脾胃、预防积食，应优先使用这类食物进行食养。

1. 山楂

山楂能消食和胃，尤其擅长消化肉食、高蛋白类食物。生山楂食用时有些酸，若孩子不喜欢，也可以用山楂加工制作的食品，如山楂糕、山楂球、山楂丸等，但尽量选择不是特别甜的。

2. 麦芽

麦芽能够健脾消食，尤其擅长促进对米、面等谷物的消化。如果孩子脾胃虚弱，可以在煮粥时放一把麦芽，既有助于孩子消化，又能增强脾胃功能。

3. 莱菔子

莱菔子就是白萝卜籽，有消食除胀、降气化痰的作用，当积食伴有腹胀，或者咳嗽有痰的时候，就适合使用莱菔子。

4. 酸奶

酸奶中含有益生菌，对于菌群失调所致的消化不良、便秘、便溏，能够起到调节作用。

2 种常见积食，推拿帮助消食

孩子常见积食有2种：乳食内积和脾虚夹积。

导致积食的直接原因是吃的食物超过了孩子脾胃的运化能力，即饮食过量。而有的孩子积食，确实是因为吃了很多，有的孩子则是没吃很多就积食。这两者的区别在于孩子脾胃功能的强弱。

如果孩子脾胃功能正常，饮食过量而导致的积食，属于乳食内积。如果孩子脾胃功能不好，即使吃得比别的孩子少，也有可能积食，这就是脾虚夹积。

积食对脾胃会造成伤害，如果反复积食，乳食内积的孩子时间久了也可能会转为脾虚夹积。

这2种积食的特征性症状和判断方法见下图。

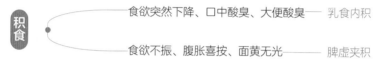

积食
├── 食欲突然下降、口中酸臭、大便酸臭 —— 乳食内积
└── 食欲不振、腹胀喜按、面黄无光 —— 脾虚夹积

◎ 乳食内积：排出胃肠道垃圾

乳食内积指孩子的脾胃功能正常，但因饮食过量、超过了自身脾胃能够承受的范围，进而导致食物无法被消化引起的积食，通常出现在暴饮暴食、食用难消化食物、饮食不规律之后。

乳食内积的主要特点是孩子的食欲突然下降，口中有酸臭味，早上起来尤为明显，大便出现酸臭味。这是因为在发生积食后，食物堆积在胃肠中无法排出，自然没有空余的地方来容纳新的食物。这些食物在胃肠中发酵、腐烂，就会产生难闻的气体。气体向上走就会反应为口中酸臭，气体向下走就会出现大便酸臭。

此外，乳食内积还容易引起发热、咳嗽、腹痛腹胀、便秘或腹泻、烦躁不安、手足心热等症状，舌头颜色较红，舌苔又厚又黏腻，尤其是舌头中间部位更加明显。当孩子出现以上症状时，就可以判断孩子是乳食内积了。

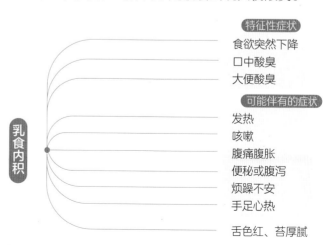

特征性症状
食欲突然下降
口中酸臭
大便酸臭

可能伴有的症状
发热
咳嗽
腹痛腹胀
便秘或腹泻
烦躁不安
手足心热
舌色红、苔厚腻

乳食内积

由于乳食内积是饮食摄入过量导致的，所以对于这类孩子，除了控制住食量，避免进一步增加脾胃负担，还要帮助消化，将堆积在体内运化不了的积滞之物通过大便排出去，即消积导滞。

家长可以用这一组推拿方法。

清胃经 ♥

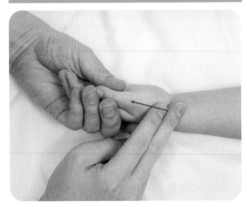

操作方法：用左手握住孩子的手掌，使其大拇指侧向上，用右手食指、中指指面从孩子的腕横纹推向拇指根。

操作频率：240 ~ 300 次 / 分钟。

操作时长：3 分钟。

穴位定位：手掌桡侧赤白肉际处，从腕横纹到拇指根，呈一条直线。

清大肠 ♥

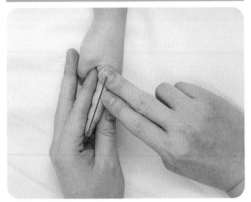

操作方法：用左手固定住孩子手掌，使其大拇指侧向上，食指侧面充分暴露，用右手食指、中指指面从孩子的食指指根推向指尖。

操作频率：240 ~ 300 次 / 分钟。

操作时长：3 分钟。

穴位定位：食指桡侧，从指尖到指根，呈一条直线。

掐四缝 ♥

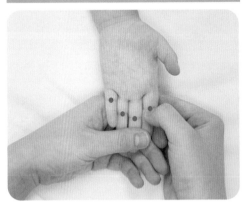

操作方法：用左手固定住孩子的手指，使其手指面充分暴露，用右手拇指指甲先掐后揉，从孩子食指开始，依次到小拇指。

操作频率：30 ~ 40 次 / 分钟。

操作次数：每穴掐 8 次。

穴位定位：食指、中指、无名指、小拇指掌面靠近手掌的指间关节横纹的中央，一只手有 4 个穴位。

揉板门 ♥

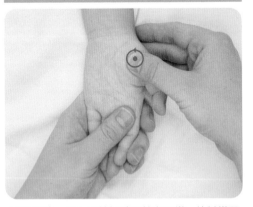

操作方法：用左手扶托孩子的左手掌，使其掌面向上，用右手拇指逆时针揉。

操作频率：200 ~ 220 次 / 分钟。

操作时长：2 分钟。

穴位定位：手掌大鱼际平面中点。

清补脾

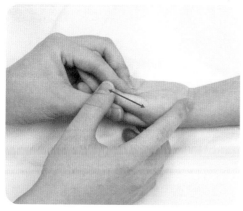
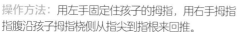

操作方法： 用左手固定住孩子的拇指，用右手拇指指腹沿孩子拇指桡侧从指尖到指根来回推。

操作频率： 200 ~ 240 次 / 分钟。

操作时长： 2 分钟。

穴位定位： 拇指桡侧，从指尖到指根，呈一条直线。

清天河水

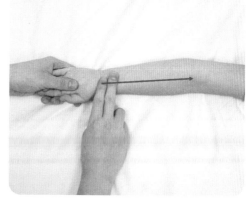

操作方法： 用左手扶托孩子左手掌，使其掌面向上，右手食指、中指并拢，从孩子腕横纹推向肘横纹。

操作频率： 180 ~ 200 次 / 分钟。

操作时长： 2 分钟。

穴位定位： 小臂手掌侧正中，从腕横纹到肘横纹，呈一条直线。

顺时针摩腹

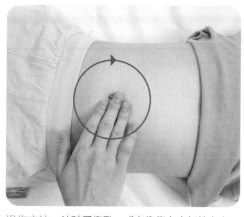

操作方法： 让孩子仰卧，或者仰靠在家长的身上，用手掌或四指指腹围绕肚脐做顺时针环摩，如果手凉，可以隔着一层薄衣服操作。

操作频率： 70 ~ 100 次 / 分钟。

操作时长： 5 分钟。

穴位定位： 整个腹部。

点中脘

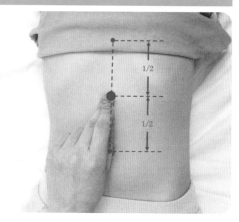

操作方法： 让孩子仰卧，用中指指端在穴位处上下快速点动。

操作频率： 260 ~ 320 次 / 分钟。

操作时长： 1 分钟。

穴位定位： 脐上 4 寸，在胸骨剑突到肚脐连线的中点处。

以上操作中，清胃经、清大肠分别清除堆积在胃、肠中的积滞。掐四缝、点中脘为消食作用很强的手法，但不宜多做。揉板门、清补脾能够帮助疲劳的脾胃恢复正常功能。清天河水能够清除积食所生的热，又能清心除烦。顺时针摩腹为近端取穴，直接刺激胃肠蠕动，帮助消食。

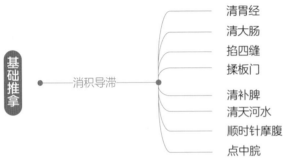

孩子乳食内积时可能伴有的症状及相应推拿方法。

症状	推拿方法	作用与说明
发热	退六腑、下推天柱骨	清热退热
恶心呕吐	逆运内八卦、下推膻中	使气下行，止呕止吐
腹胀	清四横纹、分推腹阴阳	消除腹胀
腹痛	揉板门、拿肚角	调和脾胃、缓解腹痛
便秘	清大肠、揉膊阳池、揉天枢、下推七节骨	促进排便
烦躁不安	揉小天心、清天河水	清心除烦

◎ 脾虚夹积：增强脾胃的功能

如果孩子平常脾胃功能较弱，那么即使吃得并不多，甚至比别的孩子吃得少，也仍会稍有不慎就发生积食。这类孩子时不时就会出现口中酸臭、大便酸臭等积食症状。时间久了，非常影响孩子的生长发育。

脾虚夹积的孩子平常的食欲就不太好，或者时好时坏。因为消化不良而经常腹胀，但是揉一揉、按一按肚子会让他觉得很舒服。因为对营养吸收状况不佳，反应在面色上就是萎黄无光泽。此外，还经常有容易累，不爱动，形体消瘦，易恶心呕吐，大便溏稀、有食物残渣等表现。舌头颜色通常较淡，舌苔白色有些湿腻。

当孩子出现以上这些表现时，就可以判断孩子是脾虚夹积了。

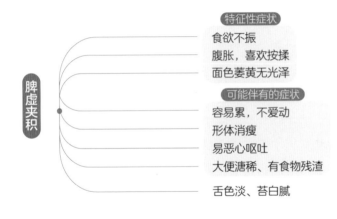

对于脾虚夹积的孩子，关键在于增强孩子的脾胃功能，即健脾助运，这样才能将堆积在体内的食物及时消化和排出体外。

家长可以用这一组推拿方法。

扫码看视频

清胃经 ♥

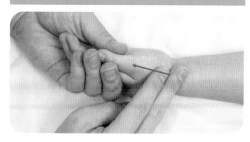

操作方法：用左手握住孩子的手掌，使其大拇指侧向上，用右手食指、中指指面从孩子的腕横纹推向拇指根。

操作频率：240 ~ 300 次 / 分钟。

操作时长：2 分钟。

穴位定位：手掌桡侧赤白肉际处，从腕横纹到拇指根，呈一条直线。

揉板门 ♥

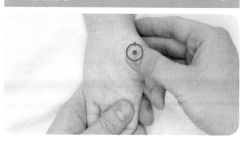

操作方法：用左手扶托孩子的左手掌，使其掌面向上，用右手拇指逆时针揉。

操作频率：200 ~ 220 次 / 分钟。

操作时长：2 分钟。

穴位定位：手掌大鱼际平面中点。

补脾经 ♥

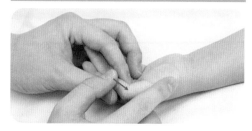

操作方法：让孩子的拇指弯曲，用左手固定住，用右手拇指指腹沿孩子拇指桡侧从指尖推到指间关节处。

操作频率：160 ~ 200 次 / 分钟。

操作时长：3 分钟。

穴位定位：拇指桡侧，从指尖到指根，呈一条直线。

揉外劳宫 ♥

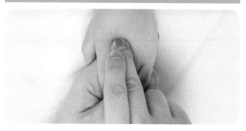

操作方法：用左手扶托孩子手掌，使其掌背向上，用右手中指揉。

操作频率：200 ~ 220 次 / 分钟。

操作时长：2 分钟。

穴位定位：手背第二、第三掌骨间，掌指关节后凹陷处，与内劳宫相对。

上三关 ♥

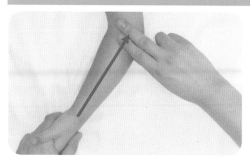

操作方法：用左手握住孩子左手掌，使其大拇指一侧向上，右手食指、中指并拢，从孩子腕横纹推向肘横纹。

操作频率：150 ~ 180 次 / 分钟。

操作时长：2 分钟。

穴位定位：小臂大拇指侧，从腕横纹到肘横纹，呈一条直线。

095

平衡摩腹

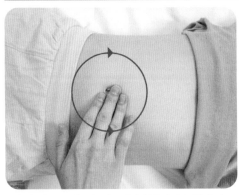

操作方法： 让孩子仰卧，或者仰靠在家长的身上，用手掌或四指指腹围绕肚脐先做顺时针环摩，再做逆时针环摩，如果手凉，可以隔着一层薄衣服操作。

操作频率： 70 ~ 100 次 / 分钟。

操作时长： 6 分钟。

穴位定位： 整个腹部。

揉中脘

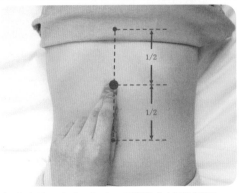

操作方法： 让孩子仰卧，用掌根或中指指端揉。

操作频率： 260 ~ 320 次 / 分钟。

操作时长： 1 分钟。

穴位定位： 脐上 4 寸，在胸骨剑突到肚脐连线的中点处。

揉足三里

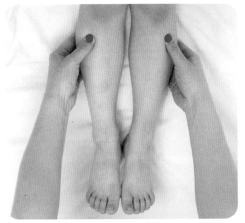

操作方法： 用双手拇指同时揉两侧足三里。

操作频率： 200 ~ 220 次 / 分钟。

操作时长： 2 分钟。

穴位定位： 小腿外侧，外膝眼下 3 寸，胫骨旁开 1 寸处。

捏脊

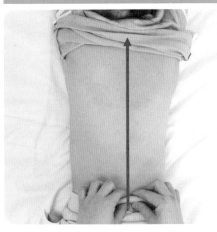

操作方法： 拇指在后，食指、中指在前，左右手依次捏起、放下，向前捻动，沿着脊柱从下向上操作。

操作频率： 5 ~ 10 秒 / 次。

操作次数： 9 次。

穴位定位： 背后正中，从尾骨下端到大椎的整个脊柱区域。

以上操作中，清胃经能排出胃中积滞，缓解脾胃的工作压力。揉板门有助于脾胃运化功能恢复正常。补脾经、揉外劳宫、上三关同用，能够加强健脾益气的效果。平衡摩腹、揉中脘为近端取穴，可调和脾胃。揉足三里和捏脊都是保健常用手法，能够健脾和胃、强壮身体。

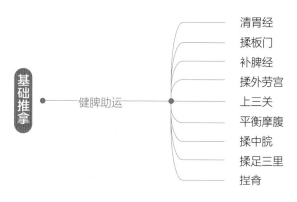

基础推拿 — 健脾助运
- 清胃经
- 揉板门
- 补脾经
- 揉外劳宫
- 上三关
- 平衡摩腹
- 揉中脘
- 揉足三里
- 捏脊

孩子脾虚夹积时可能伴有的症状及相应推拿方法。

症状	推拿方法	作用与说明
腹胀	清四横纹、分推腹阴阳	消除腹胀
恶心呕吐	逆运内八卦、下推膻中	使气下行，止呕止吐
自汗盗汗	补肾经、揉肾顶	收敛汗液

 # 积食的家庭护理

◎ 预防积食，要注意这 6 点

预防孩子积食，要"节源开流"：一方面控制摄入的饮食，另一方面增强脾胃功能，促进对食物的消化。具体来说，要注意以下几点。

（1）养成良好的饮食习惯。做到进食时间规律、避免暴饮暴食、餐间少吃零食、睡前尽量不吃东西。

（2）注意饮食均衡。甜食、油腻食物、高热量食物、烧烤煎炸类食物不易消化，不可多吃。要做到均衡饮食，不挑食、不偏食。

（3）保证适量的运动。适量运动能够增加身体对能量的需求，促进消化吸收。但过于劳累会适得其反，要注意避免运动量过大，以孩子运动后第二天不觉得累为度。

（4）关注孩子的情绪。精神抑郁、心情低落时会影响消化功能，当孩子有消极情绪问题时要及时进行疏导。

（5）改善脾胃功能。对于容易积食的孩子，日常可以通过食疗、推拿等方式，改善脾胃功能，起到预防作用。

（6）出现积食征兆时及时处理。当孩子吃多了，或者嘴里刚出现酸臭味时，要及时通过控制饮食、推拿、吃消食药等方式处理，避免积食的发生和进一步加重。

◎ 孩子积食时，注意这 4 点护理事项

孩子积食容易引发其他疾病，而当孩子患有其他疾病时，脾胃功能受到影响，同样也容易出现积食。所以，无论孩子是单纯的积食，还是其他疾病引发的积食，都应关注以下几点护理注意事项。

（1）饮食清淡好消化。

（2）不要强迫孩子进食，可以少食多餐。

（3）孩子积食症状消除后，要逐渐恢复正常饮食，不能急于"补充营养"。

（4）在治疗调理疾病的同时，也要做好脾胃的保护与调养。

◎ 2 个食疗方，让孩子远离积食

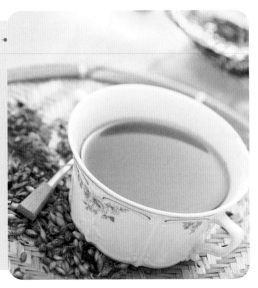

莱菔子山楂麦芽水

适用情况：乳食内积

食材：炒莱菔子、炒山楂、炒麦芽各 5~9 克，冰糖适量。

做法：将炒莱菔子、炒山楂、炒麦芽一起入锅，大火烧开后转中小火继续煮 15 分钟即可。将汤汁盛出，拌入适量冰糖，代替水随时喝。其中，炒莱菔子偏于除腹胀，炒山楂偏于消肉食，炒麦芽偏于消谷食，可根据孩子的具体情况调整用量。

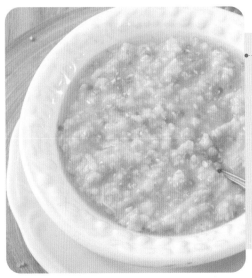

焦米粥

适用情况：脾虚夹积

食材：粳米 20 克，大米或小米适量。

做法：将粳米淘洗干净，用热水浸泡半小时后，将水沥干备用。将炒锅中火加热（不加油），把粳米倒入炒至微黄，再转小火继续翻炒至焦黄。将炒好的焦米铺平晾凉后装瓶备用。每天用焦米 20 克，同大米或小米共同煮粥服用。

第六章

便秘：别让糟粕装满身体

孩子具有"脏气清灵，易趋康复"的生理特点。意思是和成年人相比，孩子的脏腑之气清灵通达，体内没有那么多的垃圾、内伤，因此生病后非常容易恢复健康。

如果孩子便秘，吃进去的食物在经过消化吸收之后剩余的糟粕之物不能顺利排出，堆积在体内，就会影响孩子的"脏气清灵"。若便秘问题不解决，既容易引发其他疾病，又会影响病后的康复速度。

因此，孩子便秘时一定要重视，让孩子时刻保持身心清灵。

 ## 孩子便秘常见的 5 个问题

◎ 孩子大便不干却排便费劲，是便秘吗？

如果孩子排出来的大便又干又硬，甚至是一粒粒小球，家长往往都知道这是便秘了。但如果孩子大便不干，只是排便时很费劲，这种是便秘吗？

答案是肯定的。便秘分为两大类型，一种是实秘，一种是虚秘。如果大便干硬，甚至像小球一样，这种通常是实秘，是由体内热邪灼干了大便中的水分所致。而大便不干，排便困难的，属于虚秘，是由于自身正气不足，难以推动大便向下排出所致。

判断孩子便秘，可以参考以下 3 条标准。如果孩子出现了其中任何一种表现，就算便秘。

（1）大便质地变化。大便非常干、硬、粗，甚至是一粒粒小球。

（2）排便间隔延长。正常大便频率应该是每天 1~2 次或 1~2 天一次，若孩子每次排便间隔 3 天甚至更久，就是便秘。

（3）排便异常费力。孩子有便意时却很久排不出来，或者非常用力才能排出来，无论大便质地如何、间隔时间多久，都算便秘。

◎ 如何区分便秘与攒肚？

攒肚指孩子满月之后，随着消化能力的增强，将摄入的乳食更加充分地消化吸收，从而导致虽然吃得不少，但排便间隔时间延长的现象。

通常，孩子刚出生后每天会多次排便。但攒肚时，排便周期会延长，两三天一次、五六天一次都是很常见的，甚至有的孩子十多天才排一次大便。

攒肚是消化系统功能逐渐完善、提高的表现，属于正常的生理现象，而便秘则是不正常的病理表现，所以需要对这二者进行区分。

具体来说，可以从以下 3 点来判断。

（1）发生年龄不同。攒肚只会出现于刚出生 1~3 个月，而便秘则可能发生于各个年龄段。

（2）伴有症状不同。攒肚时，孩子的精神状态正常，无异常哭闹、蹬腿、腹胀等症状。便秘时，孩子往往会伴有食欲下降、口中酸臭、恶心呕吐、腹痛腹胀等症状。

（3）排便便质不同。攒肚时，排便时不费力或稍用点力即可排出，大便也基本正常或者稍微偏干。便秘时，则会排便较为困难，大便往往偏干、偏硬。

◎ 便秘了，多吃水果、多喝水就行吗？

对于这个问题，我们要分情况来看。

如果孩子是实秘，大便非常干结，肠道中的水分不足，适量多喝水是可以改善便质，缓解便秘的。水果中通常含有丰富的膳食纤维，能够促进肠道蠕动，所以往往可以通过吃水果来改善便秘，常吃的就是香蕉和火龙果。但是在具体使用时，也是有讲究的。

香蕉：香蕉有润肠通便的作用，但一定要用自然成熟的香蕉，如果是未成熟的或催熟的香蕉，由于其含有的鞣酸具有收敛作用，反而会加重便秘症状。

火龙果：火龙果也可以促进排便、缓解便秘。食用红心火龙果后，排便中带有红色是正常现象，不必担心。但要注意的是，火龙果性质偏凉，不宜多吃，以免过于寒凉损伤脾胃，引起胃痛、胃胀甚至呕吐。

如果是荔枝、龙眼、榴梿等温热性质的水果，则会加重"上火"的症状，让大便更干，所以实秘的孩子是不适合吃的。

孩子如果是虚秘，也就是排便困难、费劲，但便质并不干的时候，无论是喝水还是吃水果，对于改善便秘症状都没多少效果，若水果吃得过多反而可能损伤脾胃，加重症状。这时候需要做的，是补充孩子的正气，才能促进大便顺利排出。

◎ 孩子便秘需要补充益生菌吗？

据研究表明，人体的肠道里生存着约 500 种、超过 10 万亿个细菌，其中多数都是益生菌，不但能帮助我们对食物进行消化吸收，还有调节大便的作用。如果肠道菌群失调，则会出现便秘或腹泻。

所以，当孩子出现便秘时，尤其是在腹泻或服用抗生素类药物之后出现的便秘，很可能是因为体内菌群失调引起的，补充益生菌可以有一定的改善作用，但需要注意以下几点。

（1）服用周期。服用益生菌改善便秘一般需要 3~7 天，若超过一周仍无效果，就停止服用，一定不要长期服用。

（2）益生菌种类。不同的益生菌作用不同，对于便秘，最适合使用的是双歧杆菌。

（3）服用时间。最好在饭后半小时到一小时服用，尽量避免空腹服用，以免胃酸浓度过高使益生菌活性受到影响。

（4）服用水温。服用时的水温一般不超过 37℃，以免高温破坏益生菌活性。

◎ 孩子便秘可以使用开塞露吗？

作为一种应对便秘的便捷手段，一些家长会把开塞露作为常备药，以备孩子便秘时使用。就通便作用来说，开塞露的效果确实非常明显，但在使用时需注意以下几点。

（1）禁止长期或经常使用。对于便秘的孩子，要针对孩子便秘的原因，优先通过饮食、推拿等方式来调理和改善症状，能不使用开塞露就尽量不用。如果要用，仅在多日未排便，有便意但排不出时使用，一定不要长期使用，以免形成依赖性，导致便秘加重。

（2）避免皮肤损伤。使用前，确保开塞露的顶端不是太尖锐，表面要平滑。先在肛门附近涂抹少量开塞露，再将其插入，可以起到润滑作用，防止对局部皮肤造成损伤。

（3）使用后等待 10 分钟。将开塞露挤入孩子肛门后，最好用纱布或纸巾堵住肛门并轻轻揉动臀部，让开塞露液体与大便充分接触润滑，10 分钟后再让孩子坐便或蹲便。若时间太短会影响通便效果。

2 种常见便秘，推拿促进排便

孩子常见便秘有 2 种，即实热便秘和气虚便秘。

实热便秘是由于内热过旺，灼干了大肠中的津液，大便变得干燥、硬结，进而导致排便困难。气虚便秘是由于自身正气不足，肠蠕动慢，不能将大便向下推动正常排出，进而导致排便费力。

偶尔出现的便秘通常是实热便秘，长期出现的便秘则可能是实热便秘或气虚便秘。区分 2 种便秘的关键点在于大便的性质：如果是干硬、臭秽，通常是实热便秘；如果是软便，或者只是便头较干，排出费力，通常是气虚便秘。

先根据大便的性质大致进行判断，再结合孩子其他的相应表现，就可以确定属于哪种便秘，从而采取相应的治疗、调理方法。

有时，2种便秘也可能同时发生在一个孩子身上，所以要注意辨别区分。孩子2种常见便秘的特征性症状和判断方法见下图。

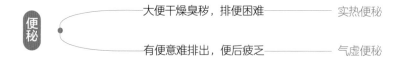

便秘 —— 大便干燥臭秽，排便困难 —— 实热便秘

有便意难排出，便后疲乏 —— 气虚便秘

◎ 实热便秘：清热润肠助排便

孩子为纯阳之体，容易生热。大便中的水分被热邪灼干，就会变得干硬，与肠道之间缺乏润滑而难以排出，在肠道内堆积久了就会臭秽难闻。

排不出来就吃不进去，堵在中间，肚子就不舒服。同时，热还有向上、向外的特点。所以实热便秘的孩子经常会出现食欲不振、恶心呕吐、腹痛腹胀、口中酸臭、烦躁不安、手足心热等症状。舌象上看，舌色通常偏红，舌苔可能是白厚腻苔，反映出中焦瘀堵不通，若热邪更加炽盛则会转为黄燥苔。

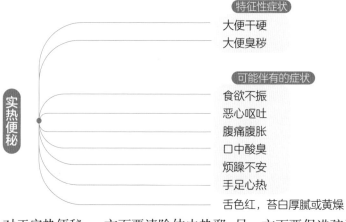

实热便秘

特征性症状
大便干硬
大便臭秽

可能伴有的症状
食欲不振
恶心呕吐
腹痛腹胀
口中酸臭
烦躁不安
手足心热
舌色红，苔白厚腻或黄燥

扫码看视频

对于实热便秘，一方面要清除体内热邪，另一方面要促进孩子排便。家长可以用这一组推拿方法。

清胃经 ♥

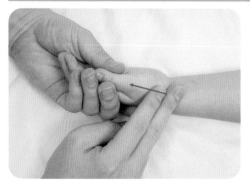

操作方法：用左手握住孩子的手掌，使其大拇指侧向上，用右手食指、中指指面从孩子的腕横纹推向拇指根。

操作频率：240～300次/分钟。

操作时长：2分钟。

穴位定位：手掌桡侧赤白肉际处，从腕横纹到拇指根，呈一条直线。

清大肠

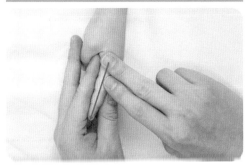

操作方法：用左手固定住孩子手掌，使其大拇指侧向上，食指侧面充分暴露，用右手食指、中指指面从孩子的食指指根推向指尖。

操作频率：240 ~ 300 次 / 分钟。

操作时长：3 分钟。

穴位定位：食指桡侧，从指尖到指根，呈一条直线。

逆运内八卦

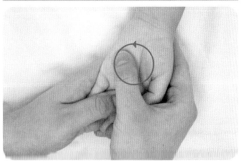

操作方法：用左手扶托孩子的左手掌，用右于拇指指腹从大鱼际向小鱼际的方向做逆时针环形摩运。

操作频率：100 ~ 150 次 / 分钟。

操作时长：2 分钟。

穴位定位：以手掌心为圆心，从掌心到中指根横纹距离的 2/3 为半径做圆，内八卦就在这个圆上。

揉膊阳池

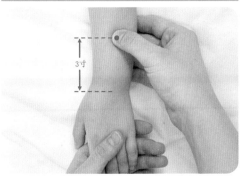

操作方法：用左手握住孩子手掌，使其掌背向上，用右手拇指揉。

操作频率：200 ~ 220 次 / 分钟。

操作时长：3 分钟。

穴位定位：手背腕横纹中点上 3 寸处，即约孩子的四指宽度。

退六腑

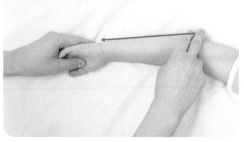

操作方法：用左手握住孩子左手掌，使其小拇指一侧的小臂充分暴露，右手食指、中指并拢，从孩子肘横纹推向腕横纹。

操作频率：180 ~ 200 次 / 分钟。

操作时长：2 分钟。

穴位定位：小臂小拇指侧，从肘横纹到腕横纹，呈一条直线。

顺时针揉腹

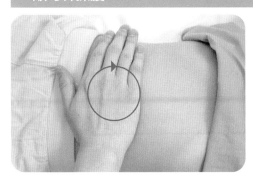

操作方法：让孩子仰卧，或者仰靠在家长的身上，用手掌围绕肚脐做顺时针揉动，如果手凉，可以隔着一层薄衣服操作。

操作频率：50 ~ 70 次 / 分钟。

操作时长：5 分钟。

穴位定位：整个腹部。

点天枢 ♥

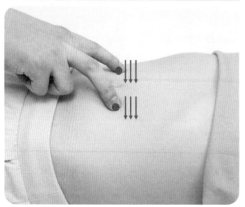

操作方法：让孩子仰卧，用食指、中指指端在两侧穴位向下高频率点按。

操作频率：260~320 次 / 分钟

操作时长：1 分钟。

穴位定位：肚脐左右各旁开 2 寸处。

下推七节骨 ♥

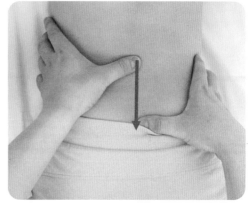

操作方法：用双手拇指指腹交替从上向下推。

操作频率：220 ~ 260 次 / 分钟。

操作时长：1 分钟。

穴位定位：背部正中，尾椎骨端至第四腰椎（尾椎骨端往上约一巴掌宽度距离）的一条直线。

倒捏脊 ♥

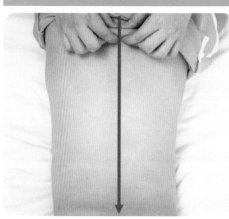

操作方法：拇指在后，食指、中指在前，左右手依次捏起、放下，向前捻动，沿着脊柱从上向下操作。

操作频率：5 ~ 10 秒 / 次。

操作次数：9 次。

穴位定位：背后正中，从尾骨下端到大椎的整个脊柱区域。

　　以上操作中，清胃经、清大肠、逆运内八卦均能使气下行，促进排便，区别在于清胃经促进胃中之气下行，清大肠促进肠道之气下行，逆运内八卦促进全身气机下行，三穴结合效果更佳。

　　膊阳池为通便要穴，揉膊阳池有利于排便。退六腑既能清热邪，又能使气下行而通便。顺时针揉腹和点天枢为近端取穴，能够直接刺激肠道蠕动，有助于大便排出。下推七节骨能够促进肛肠局部血液循环，为肛肠提供更加充足的能量，从而促进排便。倒捏脊既能清热，又能使气下行而促进排便。

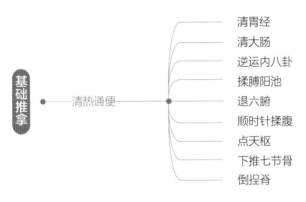

基础推拿 —— 清热通便
- 清胃经
- 清大肠
- 逆运内八卦
- 揉膊阳池
- 退六腑
- 顺时针揉腹
- 点天枢
- 下推七节骨
- 倒捏脊

孩子实热便秘可能伴有的症状及相应推拿方法。

症状	推拿方法	作用与说明
食欲不振	清补脾、揉中脘	消食开胃
恶心呕吐	横纹推向板门、下推膻中	使气下行、止呕止吐
腹胀	清四横纹、分推腹阴阳	消除腹胀
腹痛	揉板门、拿肚角	调和脾胃、缓解腹痛
烦躁不安	揉小天心、清天河水	清心除烦

◎ 气虚便秘：增强排便推动力

　　孩子如果大便不干，或者仅仅是便头发干，后面正常，却每次排便都要费很大劲才能排出来，这种情况是气虚便秘。

　　气虚便秘是由气虚而不能推动大便向下所致的排便困难。由于体内本身并不缺水，因此大便并不干硬，或者仅仅便头干硬。这类孩子由于本身气就不足，排便时又耗费了大量力气，因此便后容易感到疲乏。

　　气虚便秘是由体质所致，气虚的体质还经常会出现面色无光泽、气短乏力、自汗、腹胀等症状，舌头颜色由于气血不足而偏淡，舌苔通常是薄白苔。

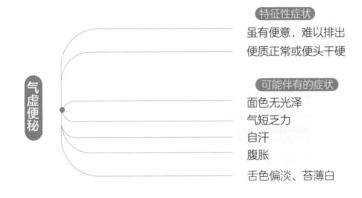

气虚便秘

特征性症状
- 虽有便意，难以排出
- 便质正常或便头干硬

可能伴有的症状
- 面色无光泽
- 气短乏力
- 自汗
- 腹胀
- 舌色偏淡、苔薄白

气对人体有推动的作用，血液运行要靠气的推动，大便顺利排出也要靠气的推动。气虚便秘的孩子，就是气不足、推动力弱而造成了便秘。因此对于气虚便秘，我们一方面要润肠通便，帮助孩子排便；另一方面，更要注意培补孩子的正气。正气充足、推动力足，才能让排便恢复正常。因为脾为气血生化之源，所以补气必补脾，即健脾益气。

家长可以用这一组推拿方法。

清大肠 ♥

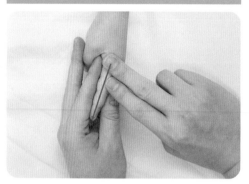

操作方法： 用左手固定住孩子手掌，使其大拇指侧向上，食指侧面充分暴露，用右手食指、中指指面从孩子的食指指根推向指尖。

操作频率： 240 ～ 300 次 / 分钟。

操作时长： 3 分钟。

穴位定位： 食指桡侧，从指尖到指根，呈一条直线。

揉膊阳池 ♥

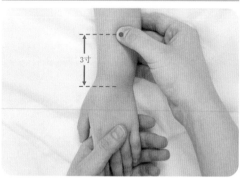

操作方法： 用左手握住孩子手掌，使其掌背向上，用右手拇指揉。

操作频率： 200 ～ 220 次 / 分钟。

操作时长： 3 分钟。

穴位定位： 手背腕横纹中点上 3 寸处，即约孩子的四指宽度。

补脾经 ♥

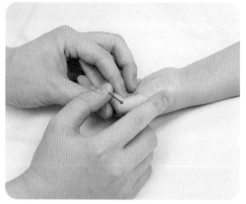

操作方法： 让孩子的拇指弯曲，用左手固定住，用右手拇指指腹沿孩子拇指桡侧从指尖推到指间关节处。

操作频率： 160 ～ 200 次 / 分钟。

操作时长： 3 分钟。

穴位定位： 拇指桡侧，从指尖到指根，呈一条直线。

揉外劳宫 ♥

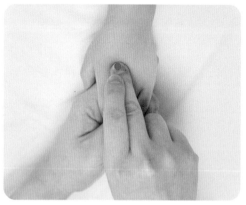

操作方法： 用左手扶托孩子手掌，使其掌背向上，用右手中指揉。

操作频率： 200 ～ 220 次 / 分钟。

操作时长： 2 分钟。

穴位定位： 手背第二、第三掌骨间，掌指关节后凹陷处，与内劳宫相对。

顺时针摩腹 ♥

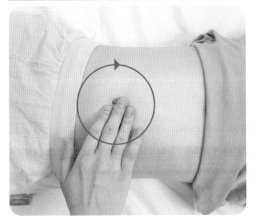

操作方法：让孩子仰卧，或者仰靠在家长的身上，用手掌或四指指腹围绕肚脐做顺时针环摩，如果手凉，可以隔着一层薄衣服操作。

操作频率：70 ~ 100 次 / 分钟。

操作时长：5 分钟。
穴位定位：整个腹部。

揉天枢 ♥

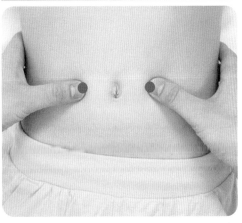

操作方法：让孩子仰卧，用双手拇指指腹分别在两侧穴位从上向下揉动。

操作频率：50 ~ 70 次 / 分钟。
操作时长：1 分钟。
穴位定位：肚脐左右各旁开 2 寸处。

下推七节骨 ♥

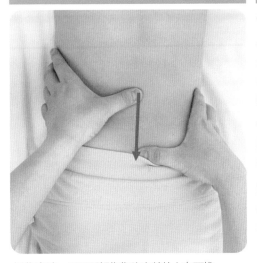

操作方法：用双手拇指指腹交替从上向下推。

操作频率：220 ~ 260 次 / 分钟。

操作时长：1 分钟。
穴位定位：背部正中，尾椎骨端至第四腰椎（尾椎骨端往上约一巴掌宽度距离）的一条直线。

捏脊 ♥

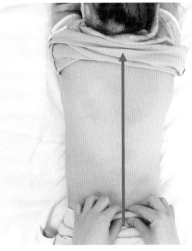

操作方法：拇指在后，食指、中指在前，左右手依次捏起、放下，向前捻动，沿着脊柱从下向上操作。

操作频率：5 ~ 10 秒 / 次。
操作次数：9 次。
穴位定位：背后正中，从尾骨下端到大椎的整个脊柱区域。

以上操作中，健脾益气的有补脾经、揉外劳宫和捏脊。补脾经和揉外劳宫同用，能够起到更好的健脾益气作用。捏脊为保健常用手法，能够健脾和胃、强壮身体。

润肠通便的操作有清大肠、揉膊阳池、顺时针摩腹、揉天枢和下推七节骨。顺时针摩腹和揉天枢是近端取穴，能够通过机械压力促进肠道蠕动，帮助排出积滞；其他手法的说明详见本书第104页。需要注意的是，对于气虚便秘的孩子，用的是摩腹、揉天枢这两个手法，而实热便秘的孩子用的是揉腹、点天枢这两个手法。穴位相同，但手法不同。这是因为摩腹和揉天枢虽然消食、通便的作用弱一些，但是健脾和胃、调节大肠的作用更强，更适合气虚便秘的孩子。

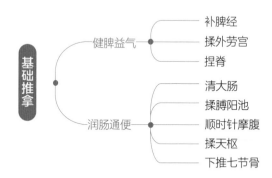

孩子气虚便秘可能伴有的症状及相应推拿方法。

症状	推拿方法	作用与说明
气短乏力	上三关、揉足三里	健脾益气
腹胀	清四横纹、分推腹阴阳	消除腹胀
自汗	补肾经、揉肾顶	收敛汗液

便秘的家庭护理

◎ 预防便秘，要注意以下 6 点

导致孩子便秘的原因很多，对于便秘的预防和治疗，关键在于养成良好的日常生活习惯。主要有以下 6 点。

（1）摄入足量的膳食纤维。膳食纤维能够促进肠道蠕动，有助于顺利排便，蔬菜、水果、杂粮中通常含有丰富的膳食纤维。若孩子挑食、偏食、肉食、甜食或烧烤煎炸等高热量食物摄入过多，而对膳食纤维摄入不足，就容易发生便秘。

（2）摄入足够的水分。身体缺水时，会主动吸收大便中的水分，造成大便干结，不易排出。

（3）适量运动。保持一定量的体育运动，尤其是室外运动，有助于促进肠道蠕动，能够预防和改善便秘。

（4）养成良好的排便习惯。帮助孩子建立规律的排便习惯，养成早上起床后，或者餐后排便的习惯。排便时集中注意力，不玩手机、不看书等。

（5）不要忽略便意。当孩子出现便意时，让孩子及时如厕。

（6）注意情绪管理。保持积极乐观的情绪，减轻心理压力，有助于保持大便的通畅。

◎ 孩子便秘时，需要注意的护理事项

孩子出现便秘，最重要的是找到导致便秘的原因，进行针对性的调理和护理。如果孩子的饮食中肉多菜少，就要调整饮食习惯；如果孩子喝水较少，就要增加饮水量；如果孩子缺乏运动，就要增加运动量，等等。以上所讲的预防便秘注意事项，在护理便秘孩子的时候都要注意。

此外，如果孩子便秘严重，往往就会出现畏惧排便的心理。此时一定要做好孩子的心理疏导工作，当孩子出现便意时务必及时如厕，以免大便越来越干硬、越来越难排出、排便时越来越痛苦。

除了开塞露，还有一种非常好用的帮助排便的方式，就是来自医圣张仲景《伤寒论》中的蜜导煎。做法是将蜂蜜小火煎熬，去掉其中的水分，搓成小拇指粗细的条状，放凉备用。用法同开塞露一样，当孩子有便意时，缓缓塞入肛门，待蜂蜜溶化、与大便融合润滑后，就能够促进排便。

蜜导煎与开塞露的作用相似，但没有开塞露对肠壁强烈刺激的不良反应，且蜂蜜具有补益的作用，能够更好地滋润肠道。但需要注意的是，一岁以下的孩子不宜使用蜜导煎。

◎ 便秘这样吃，排便更轻松

甘蔗蜂蜜粥

适用情况：实热便秘

食材：甘蔗汁 100 毫升，蜂蜜适量，大米 50 克。

做法：将米煮熟成粥，拌入甘蔗汁、蜂蜜，搅匀即可。饭前服用。

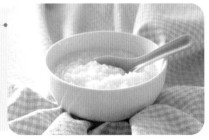

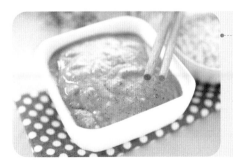

黄芪芝麻糊

适用情况：气虚便秘

食材：黄芪 6 克，黑芝麻 9 克，蜂蜜适量。

做法：将黑芝麻炒熟，研成细末，将黄芪中小火煎煮 20 分钟，盛出汤汁，拌入黑芝麻末和蜂蜜，搅匀即可。空腹服用或代替水随时喝。

第七章

腹泻：排出去的都是精华

腹泻，俗称"拉肚子"，就是排便次数明显增多，粪质稀薄，水分增加，还经常含有未消化的食物残渣的现象。

正常情况下，食物进入身体后，会先在胃中进行消化，之后进入小肠进行营养吸收，再进入大肠将其中的水分吸收，形成干稀适宜的粪便，最后排出体外。

但是腹泻时，从胃部到小肠到大肠再到排出的这个过程被大大加速，食物中的营养物质和水分都得不到充分吸收就被排出。这时，不但食物中的精华同糟粕一起被排了出去，让我们的身体得不到食物中的营养补充，而且我们的身体在排便的过程中也会消耗大量能量，造成身体虚弱无力。因此有句俗话叫"好汉架不住三泡稀"。

好汉都架不住三泡稀，更何况是身体更为娇嫩的孩子呢？孩子腹泻时，一定要尽快找到病因，并采取针对性的方法来治疗调理，避免腹泻对孩子的生长发育造成影响。

 孩子腹泻常见的 5 个问题

◎ **孩子腹泻需要立刻服用止泻药吗？**

一般情况下，止泻药能够快速止住腹泻，所以很多人在发生腹泻的第一时间就想用止泻药。但是，这样做对吗？要想弄清这个问题，我们要知道为什么会发生腹泻。

人体是非常智慧的，其中的各个器官时刻都在精准而又协调地分工合作，完成各自的任务，维持人体的正常运转。其中，与大便最直接相关的就是大肠。大肠的主要作用是进一步处理经过胃和小肠消化吸收的食物，将其中的水分吸收，加工成干稀适中的粪便，再逐步推动，将其排出体外。

发生腹泻时，食物在肠道中停留的时间明显缩短，大肠来不及吸收其中的水分，所以排出的大便就会偏稀，甚至是水样便。我们的身体不会无缘无故地向大肠下达迅速排便的指令，之所以会这样，是因为身体发现胃肠道中出现了入侵的"敌人"，如细菌、病毒、毒素或其他对身体有害的东西。为了避免这些"敌人"对身体产生进一步的破坏，就下令将胃肠道迅速排空，把它们排出去。

这时如果不分青红皂白就使用止泻药，会将这些"敌人"留在体内，可能会引发呕吐、发热、腹痛与感染加重等，对身体造成更大的伤害。

还有一种情况，可能是由于肠道本身出现了问题而导致腹泻，这时吃止泻药，只是压制住了症状，而肠道的问题并没有解决，所以停药后仍会腹泻。

因此，一般在发生急性腹泻的前期，以及慢性腹泻时，是不建议使用止泻药的。

关于止泻药的使用，有以下 4 点注意事项。

（1）孩子出现慢性腹泻，持续时间较久，症状不严重时，不要随意使用止泻药，而要针对腹泻的原因进行治疗调理。

（2）出现急性腹泻的第一天，通常不建议使用止泻药，若腹泻严重，最好就诊后由医生来决定是否用药。

（3）止泻药不能长期服用，当服药后腹泻得到缓解，或者服药 3 天症状仍未改善的，都需要停药。

（4）当需要服用止泻药时，孩子适合使用蒙脱石散，不能使用诺氟沙星。

◎ 腹泻需要吃抗生素或益生菌吗？

导致腹泻的原因有很多，如细菌感染、病毒感染、寄生虫感染、饮食不节或不卫生、药物所致、情绪因素及其他一些疾病等。

抗生素是用来杀灭细菌的，仅仅能应对细菌感染这一种情况。所以，在孩子发生腹泻时，如果要使用抗生素，一定要先去医院检查确认是细菌感染后，由医生来开具使用，家长不要擅自使用抗生素。

关于抗生素的使用注意事项，详见本书第 039 页。

使用益生菌有时也能对腹泻起到缓解和调理作用，它的原理是对胃肠道中失衡的菌群进行调节，达到一个新的、健康的平衡状态，所以适合在肠道菌群失调的情况下使用。例如，服用抗生素后或因为其他原因导致腹泻时间较久时，肠道菌群都会遭到破坏，这时是可以使用益生菌的。另外，饮食不节或不卫生，也会影响肠道菌群的状况，可以通过服用益生菌进行调节。

对于腹泻的孩子，常用的益生菌有双歧杆菌、乳酸菌、蜡样芽孢杆菌等，但要在医生的指导下使用。同时，要积极寻找导致腹泻的根本原因，并进行针对性的治疗和调理。

关于益生菌的使用注意事项，详见本书第 100 页。

◎ 腹泻时"空一空"，让肠道排空就好了吗？

腹泻时，经常会出现吃多少拉多少，越吃腹泻次数越多的情况。为了减少腹泻次数，有的家长会说干脆别吃了，让孩子的肚子"空一空"，腹泻就好了。其实，这种做法并不可取。

孩子腹泻，说明孩子的体内出现了某种问题，这时需要包括免疫系统、消化系统在内的全身多系统参与，协同合作，共同解决这一问题。在这个过程中，耗费的能量比平常要多很多。如果得不到饮食中能量的补充，就难以快速解决问题。同时，身体备用能量库（脂肪）中的能量会被大量抽走，因此腹泻之后经常会看到整个人都瘦了一圈。

如果很久没进食，肚子太空了，还会加剧肠蠕动，炎症反应更容易恶化，孩子更加难受。

另外，腹泻会带走体内的大量水分，容易造成脱水，一定要注意补水，避免脱水引起更严重的健康问题，甚至危及生命。

孩子在发生腹泻时，关于饮食要注意以下 3 点。

（1）适量饮食。饮食量要适度，不可不吃，但吃太多也不利于康复。可以控制在孩子日常饮食量的 1/3~1/2，宜少食多餐。

（2）饮食清淡好消化。忌食辛辣刺激、烧烤煎炸、高热量、油腻难消化的食物，宜喝浓稠的米粥。

（3）注意补水。尤其在孩子水样大便时，更要注意补水，宜喝淡盐水，以免腹泻引起体内电解质紊乱。

◎孩子过敏，大便里有血丝或黏液怎么办？

有的孩子，尤其是年龄较小的孩子，由于自身免疫系统发育不完善，脾胃功能较弱，很容易对某些食物产生过敏反应。这时，往往会出现腹泻并伴有血丝或黏液。这时，家长要注意以下 5 点。

（1）远离过敏原。首先要考虑到孩子是否食物过敏，可以尝试调整孩子的饮食，排除一些可能触发过敏反应的食物，如花生、牛奶、鸡蛋、小麦等。对于确认过敏的食物，要至少隔 3 个月再尝试食用，若过敏严重，需间隔一年再进行尝试。

（2）调理体质。可以通过推拿、食养等方法，改善孩子的体质，降低发生过敏的可能性。

（3）尝试服用益生菌。过敏有时是胃肠道菌群失调引起的，可以尝试补充益生菌，观察症状是否有减轻。但不可长期服用，一般服用一周即可。

（4）增加户外运动。多晒太阳、多进行户外运动，能够增强孩子的体质，调节免疫力，有助于过敏反应的减轻和改善。

（5）若症状严重，请及时就医。

◎孩子腹泻，什么情况下需要就医？

孩子刚出现腹泻时，家长不必过于担心，可以先想一想可能的原因，并加强护理，在家观察。将心态放轻松，使用适当的方法来帮助孩子尽快康复。如果家长过于焦虑，不良情绪可能会影响孩子，不利于康复。

但是，当孩子腹泻严重，或者出现一些其他情况时，需要及时就医。在就医前，可以用保鲜袋收集少量大便样本，在一小时内送到医院，方便检查化验。

具体来说，孩子腹泻需要就医的情况主要有以下8种。

（1）6个月以下的孩子身体娇嫩，出现腹泻应及早就医。

（2）大便中有血丝，或者大便发红发黑（排除火龙果等食物染色的影响），或者大便呈果冻样时，需要就医。

（3）出现脱水症状时，如哭时无泪、超过8小时无小便、皮肤弹性变差、眼窝凹陷、囟门凹陷（1岁以内的孩子）等，需要就医，并注意补水。

（4）腹泻伴有呕吐，且呕吐物中有血丝或呈咖啡状、呈绿色时。

（5）腹泻同时发热超过39℃，2天仍未好转时。

（6）急性腹泻超过2天仍未好转，甚至更重时。

（7）孩子异常嗜睡、精神十分不好时。

（8）出现其他家长心里没底的情况，或者家长非常焦虑时。

4种常见腹泻，推拿帮助止泻

孩子常见腹泻有4种，即伤食腹泻、风寒腹泻、湿热腹泻和脾虚腹泻。其中，伤食腹泻、风寒腹泻、湿热腹泻属于急性腹泻，一般发病较急、症状较重，常伴有腹痛。脾虚腹泻是慢性腹泻，通常病程较长，症状时轻时重。

无论是急性腹泻还是慢性腹泻，若没有得到及时和正确的治疗、调理，都会在一定程度上影响孩子健康。在孩子发生腹泻时，及时找到病因，确定腹泻类型，并给予针对性的治疗、调理，是非常重要的。

孩子常见不同类型腹泻的症状表现及判断方法见下图。

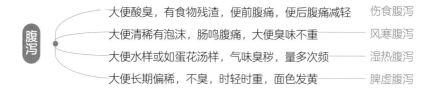

◎伤食腹泻：让脾胃休养生息

孩子由于饮食不当而引起的腹泻，为伤食腹泻。

可能有2种原因，一种是饮食不节，一种是饮食不洁。前者是因为暴饮暴食、饮食过于油腻难消化，饮食量超过了脾胃的运化功能，进而发生的腹泻；后者是因为吃了不干净的饮食，进而发生的腹泻。由于都是胃肠中有了无法被消化吸收的食物，因此其症状和治疗、调理方法相似，可以统归为伤食腹泻。

伤食腹泻时，大便往往会有酸臭味，并伴有未消化的食物残渣，排便前腹痛，排便后就会减轻。此外，可能还会出现口中酸臭、恶心呕吐、食欲不振、烦躁不安等症状，舌头颜色为淡红色或红色，舌苔为厚腻苔，有可能微微发黄。

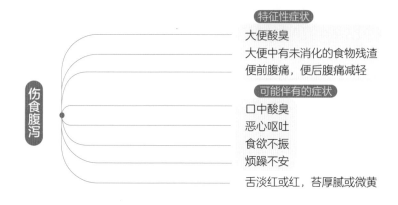

伤食腹泻

特征性症状
大便酸臭
大便中有未消化的食物残渣
便前腹痛，便后腹痛减轻

可能伴有的症状
口中酸臭
恶心呕吐
食欲不振
烦躁不安

舌淡红或红，苔厚腻或微黄

对于伤食腹泻，我们主要是帮助孩子把胃肠道中不需要的食物排出来，这样胃肠就会感到舒服，腹泻就能止住，即消食和胃。

家长可以用这一组推拿方法。

扫码看视频

清胃经 ♥

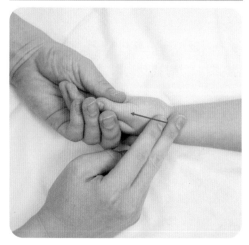

操作方法：用左手握住孩子的手掌，使其大拇指侧向上，用右手食指、中指指面从孩子的腕横纹推向拇指根。

操作频率：240 ～ 300 次 / 分钟。

操作时长：2 分钟。

穴位定位：手掌桡侧赤白肉际处，从腕横纹到拇指根，呈一条直线。

清大肠 ♥

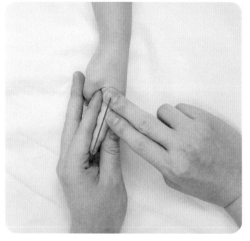

操作方法：用左手固定住孩子手掌，使其大拇指侧向上，食指侧面充分暴露，用右手食指、中指指面从孩子的食指指根推向指尖。

操作频率：240 ～ 300 次 / 分钟。

操作时长：3 分钟。

穴位定位：食指桡侧，从指尖到指根，呈一条直线。

注：腹泻 2 日后，或者腹泻明显减轻后，将清大肠改为清补大肠。

逆运内八卦

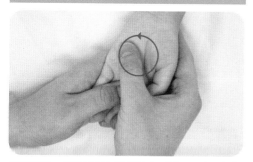

操作方法： 用左手扶托孩子的左手掌，用右手拇指指腹从大鱼际向小鱼际的方向做逆时针环形摩运。

操作频率： 100 ~ 150 次 / 分钟。

操作时长： 2 分钟。

穴位定位： 以手掌心为圆心，从掌心到中指根横纹距离的 2/3 为半径做圆，内八卦就在这个圆上。

揉板门

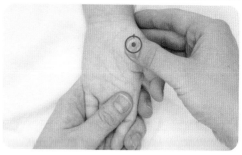

操作方法： 用左手扶托孩子的左手掌，使其掌面向上，用右手拇指逆时针揉。

操作频率： 200 ~ 220 次 / 分钟。

操作时长： 2 分钟。

穴位定位： 手掌大鱼际平面中点。

清补脾

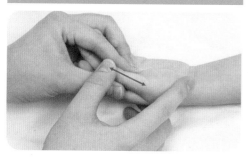

操作方法： 用左手固定住孩子的拇指，用右手拇指指腹沿孩子拇指桡侧从指尖到指根来回推。

操作频率： 200 ~ 240 次 / 分钟。

操作时长： 2 分钟。

穴位定位： 拇指桡侧，从指尖到指根，呈一条直线。

顺时针摩腹

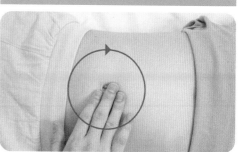

操作方法： 让孩子仰卧，或者仰靠在家长的身上，用手掌或四指指腹围绕肚脐做顺时针环摩，如果手凉，可以隔着一层薄衣服操作。

操作频率： 70 ~ 100 次 / 分钟。

操作时长： 5 分钟。

穴位定位： 整个腹部。

注： 腹泻 2 日后，或者腹泻明显减轻后，将顺时针摩腹改为平衡摩腹。

揉天枢

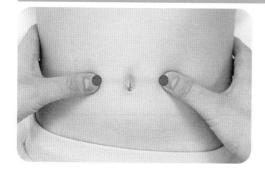

操作方法： 让孩子仰卧，用双手拇指指腹分别在两侧穴位从上向下揉动。

操作频率： 50 ~ 70 次 / 分钟。

操作时长： 1 分钟。

穴位定位： 肚脐左右各旁开 2 寸处。

注： 腹泻 2 日后，或者腹泻明显减轻后，揉天枢的方向改为从下向上揉动。

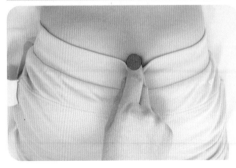

操作方法：让孩子俯卧，用拇指或中指指腹在龟尾处揉。

操作频率：200 ~ 220 次 / 分钟。

操作时长：1 分钟。

穴位定位：尾椎骨末端凹陷处。

以上操作中，清胃经、清大肠、逆运内八卦能使气下行，促进胃肠道中食物的排出。揉板门、清补脾能调和脾胃，帮助恢复脾胃的升降功能。顺时针摩腹和揉天枢是近端取穴，能够通过机械压力促进肠道蠕动，帮助排出积滞。揉龟尾具有双向调节作用，能够改善腹泻症状。

需要注意的是，在发生伤食腹泻的初期，要清空肠道积滞，但在发生腹泻2日后，或者症状明显减轻后，就不能再用过多通便的手法，而要开始止泻了。因此，在伤食腹泻的初期，使用清大肠、顺时针摩腹和向下揉天枢，而之后逐渐将这几个手法改为清补大肠、平衡摩腹和向上揉天枢，以帮助止泻。

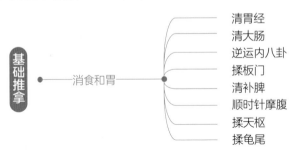

基础推拿 —— 消食和胃
- 清胃经
- 清大肠
- 逆运内八卦
- 揉板门
- 清补脾
- 顺时针摩腹
- 揉天枢
- 揉龟尾

孩子伤食腹泻可能伴有的症状及相应推拿方法。

症状	推拿方法	作用与说明
腹痛	揉板门、拿肚角	缓急止痛
腹胀	清四横纹、分推腹阴阳	消除腹胀
恶心呕吐	横纹推向板门、下推膻中	降逆止呕
烦躁不安	揉小天心、清天河水	清心安神

◎风寒腹泻：让腹部暖和起来

孩子腹部吹风受寒，或者吃了太多寒凉的食物时，寒邪侵袭腹部，就会引发风寒腹泻。

腹部受寒会导致胃肠的气机运行异常，肠蠕动加快。这时肠道中的食物还未完成整个消化吸收过程，没有完全从食物转化为大便，大量水分未被大肠吸收，所以会出现大便清稀且带有泡沫、臭味不重、肠鸣腹痛的症状。

当孩子在腹部受寒后出现腹泻，且有以上症状时，基本可以判断是风寒腹泻，此外，身体受寒后为了对抗寒邪，可能出现发热、怕冷的症状。这时的舌象通常是舌体淡红，舌苔色白。

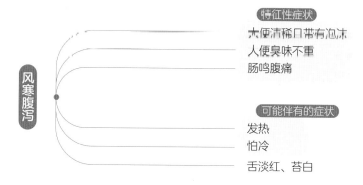

风寒腹泻

特征性症状
大便清稀且带有泡沫
大便臭味不重
肠鸣腹痛

可能伴有的症状
发热
怕冷
舌淡红、苔白

在确定了孩子是因为腹部受寒而导致的腹泻之后，我们要做的就是让孩子的腹部暖和起来，驱散寒邪，让身体气机恢复正常，腹泻自然也就止住了。即温中止泻。

家长可以用这一组推拿方法。

扫码看视频

揉一窝风 ♥

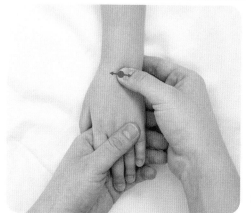

操作方法：用左手扶托孩子的手掌，用右手拇指左右揉。

操作频率：200 ~ 220 次 / 分钟。

操作时长：2 分钟。

穴位定位：手背腕横纹中央凹陷处。

揉外劳宫 ♥

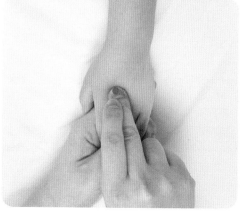

操作方法：用左手扶托孩子手掌，使其掌背向上，用右手中指揉。

操作频率：200 ~ 220 次 / 分钟。

操作时长：3 分钟。

穴位定位：手背第二、第三掌骨间，掌指关节后凹陷处，与内劳宫相对。

清补大肠

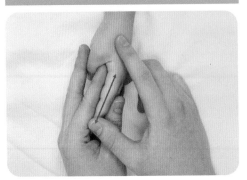

操作方法： 用左手固定住孩子手掌，使其大拇指侧向上，食指侧面充分暴露，用右手拇指指面从孩子的食指指尖到指根来回推。

操作频率： 240 ~ 300 次 / 分钟。

操作时长： 2 分钟。

穴位定位： 食指桡侧，从指尖到指根，呈一条直线。

揉板门

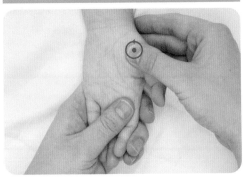

操作方法： 用左手扶托孩子的左手掌，使其掌面向上，用右手拇指逆时针揉。

操作频率： 200 ~ 220 次 / 分钟。

操作时长： 2 分钟。

穴位定位： 手掌大鱼际平面中点。

上三关

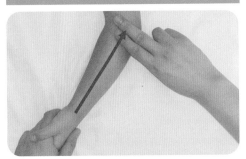

操作方法： 用左手握住孩子左手掌，使其大拇指一侧向上，右手食指、中指并拢，从孩子腕横纹推向肘横纹。

操作频率： 150 ~ 180 次 / 分钟。

操作时长： 2 分钟。

穴位定位： 小臂大拇指侧，从腕横纹到肘横纹，呈一条直线。

平衡摩腹

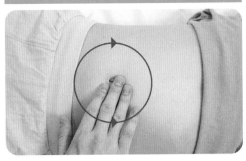

操作方法： 让孩子仰卧，或者仰靠在家长身上，用手掌或四指指腹围绕肚脐先做顺时针环摩，再做逆时针环摩，如果手凉，可以隔着一层薄衣服操作。也可以把热水袋放在肚子和手之间，进行晃动。

操作频率： 70 ~ 100 次 / 分钟。

操作时长： 6 分钟。

穴位定位： 整个腹部。

揉天枢

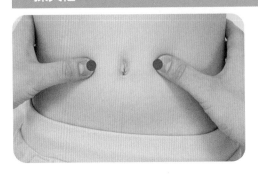

操作方法： 让孩子仰卧，用双手拇指指腹分别在两侧穴位从下向上揉动。

操作频率： 50 ~ 70 次 / 分钟。

操作时长： 1 分钟。

穴位定位： 肚脐左右各旁开 2 寸处。

揉龟尾 ♥	捏脊 ♥

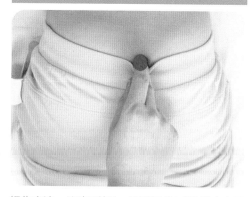 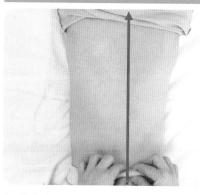

操作方法：让孩子俯卧，用拇指或中指指腹在龟尾处揉。

操作频率：200 ~ 220 次 / 分钟。

操作时长：1 分钟。

穴位定位：尾椎骨末端凹陷处。

操作方法：拇指在后，食指、中指在前，左右手依次捏起、放下，向前捻动，沿着脊柱从下向上操作。

操作频率：5 ~ 10 秒 / 次。

操作次数：9 次。

穴位定位：背后正中，从尾骨下端到大椎的整个脊柱区域。

以上操作中，揉一窝风、揉外劳宫、上三关、捏脊均能温阳散寒，揉一窝风偏于散体表之寒，揉外劳宫擅长散腹部之寒，上三关、捏脊能够温补阳气，散全身之寒。清补大肠、揉板门能调和脾胃与肠道气机，缓解腹泻。平衡摩腹、揉天枢为近端取穴，能调理肠道气机，缓解腹泻。揉龟尾具有双向调节作用，能改善腹泻症状。

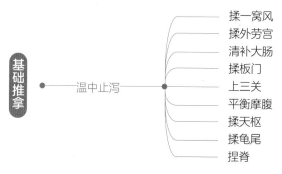

基础推拿 —— 温中止泻 —— 揉一窝风 / 揉外劳宫 / 清补大肠 / 揉板门 / 上三关 / 平衡摩腹 / 揉天枢 / 揉龟尾 / 捏脊

孩子风寒腹泻可能伴有的症状及相应推拿方法。

症状	推拿方法	作用与说明
腹痛	揉外劳宫、拿肚角	温中止痛
发热	清天河水、搓大椎	清热退热

◎ 湿热腹泻：清除大肠的湿热

在夏、秋之交的时候，湿热之气较盛，这时如果孩子的正气不足，或者自身体内也有湿热，就容易受外界的湿热之气侵袭，发生湿热腹泻。

湿热腹泻的排便量通常比较大，排便特点是泻下急迫，量多次频，像水或蛋花汤一样。湿热会加剧胃肠道中食物的腐烂变质，所以大便会非常臭秽。而湿又具有黏腻的特点，所以总会有排不干净的感觉。

当孩子腹泻并出现以上症状的时候，基本可以判断是湿热腹泻。此外，湿热腹泻还可能伴有腹痛、食欲不振、恶心呕吐、发热、烦躁不安、口渴、小便短黄等症状。舌象通常是舌色较红，舌苔黄腻。

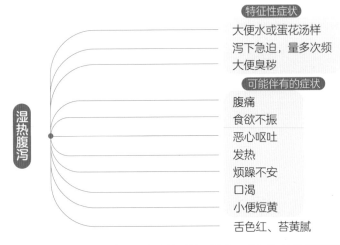

湿热腹泻

特征性症状
大便水或蛋花汤样
泻下急迫，量多次频
大便臭秽

可能伴有的症状
腹痛
食欲不振
恶心呕吐
发热
烦躁不安
口渴
小便短黄
舌色红、苔黄腻

对于这类腹泻，由于是湿热邪气所致，因此家长要帮助孩子将体内的湿热邪气清除掉，即清热化湿。

家长可以用这一组推拿方法。

扫码看视频

清大肠 ♥	清小肠 ♥

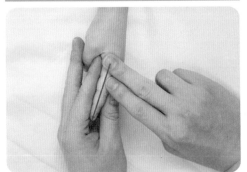

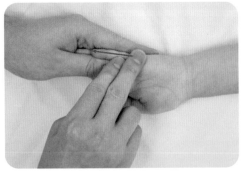

操作方法： 用左手固定住孩子手掌，使其大拇指侧向上，食指侧面充分暴露，用右手食指、中指指面从孩子的食指指根推向指尖。

操作频率： 240 ~ 300 次 / 分钟。

操作时长： 3 分钟。

穴位定位： 食指桡侧，从指尖到指根，呈一条直线。

注： 腹泻 2 日后，或者腹泻明显减轻后，将清大肠改为清补大肠。

操作方法： 用左手固定住孩子手掌，使穴位朝斜上方充分暴露，用右手食指、中指指面从孩子的小拇指指根推向指尖。

操作频率： 240 ~ 300 次 / 分钟。

操作时长： 3 分钟。

穴位定位： 小拇指尺侧，从指尖到指根，呈一条直线。

揉板门 ♥

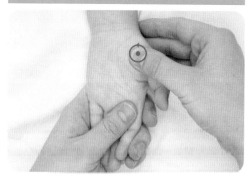

操作方法：用左手扶托孩子的左手掌，使其掌面向上，用右手拇指逆时针揉。

操作频率：200 ~ 220 次 / 分钟。

操作时长：2 分钟。

穴位定位：手掌大鱼际平面中点。

清补脾 ♥

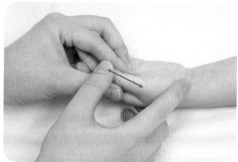

操作方法：用左手固定住孩子的拇指，用右手拇指指腹沿孩子拇指桡侧从指尖到指根来回推。

操作频率：200 ~ 240 次 / 分钟。

操作时长：2 分钟。

穴位定位：拇指桡侧，从指尖到指根，呈一条直线。

清天河水 ♥

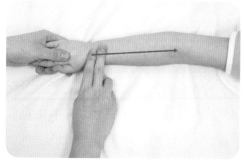

操作方法：用左手扶托孩子左手掌，使其掌面向上，右手食指、中指并拢，从孩子腕横纹推向肘横纹。

操作频率：180 ~ 200 次 / 分钟。

操作时长：2 分钟。

穴位定位：小臂手掌侧正中，从腕横纹到肘横纹，呈一条直线。

顺时针摩腹 ♥

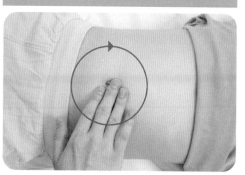

操作方法：让孩子仰卧，或者仰靠在家长的身上，用手掌或四指指腹围绕肚脐做顺时针环摩，如果手凉，可以隔着一层薄衣服操作。

操作频率：70 ~ 100 次 / 分钟。

操作时长：5 分钟。

穴位定位：整个腹部。

注：腹泻 2 日后，或者腹泻明显减轻后，将顺时针摩腹改为平衡摩腹。

揉天枢 ♥

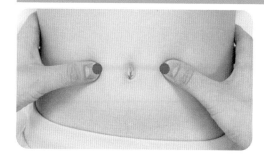

操作方法：让孩子仰卧，用双手拇指指腹分别在两侧穴位从上向下揉动。

操作频率：50 ~ 70 次 / 分钟。

操作时长：1 分钟。

穴位定位：肚脐左右各旁开 2 寸处。

注：腹泻 2 日后，或者腹泻明显减轻后，揉天枢的方向改为从下向上揉动。

揉龟尾 ♥	倒捏脊 ♥
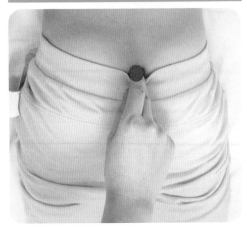	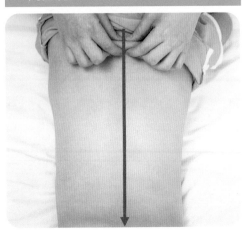

操作方法： 让孩子俯卧，用拇指或中指指腹在龟尾处揉。

操作频率： 200 ～ 220 次／分钟。

操作时长： 1 分钟。

穴位定位： 尾椎骨末端凹陷处。

操作方法： 拇指在后，食指、中指在前，左右手依次捏起、放下，向前捻动，沿着脊柱从上向下操作。

操作频率： 5 ～ 10 秒／次。

操作次数： 9 次。

穴位定位： 背后正中，从尾骨下端到大椎的整个脊柱区域。

　　以上操作中，清大肠、清小肠可以同时操作，即用拇指、食指指腹同时对两个穴位从指根推向指尖，称清双肠，能够清利湿热。揉板门、清补脾能调和脾胃，帮助恢复脾胃的升降功能。清天河水、倒捏脊能够清热。顺时针摩腹和揉天枢是近端取穴，能够通过机械刺激促进肠道蠕动，帮助排出肠道中的湿热。揉龟尾具有双向调节作用，能够改善腹泻症状。

　　需要注意的是，与伤食腹泻一样，清大肠、顺时针摩腹和揉天枢要根据腹泻的时间和症状来进行调整，说明详见本书第 116 页。

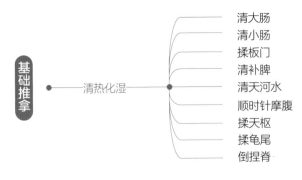

基础推拿 —— 清热化湿 —— 清大肠／清小肠／揉板门／清补脾／清天河水／顺时针摩腹／揉天枢／揉龟尾／倒捏脊

孩子湿热腹泻可能伴有的症状及相应推拿方法。

症状	推拿方法	作用与说明
腹痛	揉板门、拿肚角	缓急止痛
恶心呕吐	下推膻中、下推天柱骨	清热降逆、止呕止吐
发热	退六腑、搓大椎	清热退热
烦躁不安	揉小天心、清天河水	清心安神

◎脾虚腹泻：增强脾胃的功能

有的孩子虽然腹泻不严重，但长期腹泻、大便溏稀，色淡不臭，尤其是吃完饭半小时内特别想去排便，这种通常是由于脾虚而造成的腹泻。

脾具有升清的功能，它能够将食物中的营养物质向上运输给肺，再通过肺的肃降功能将营养物质供应给全身。当脾的升清功能较弱时，食物中的营养物质就会向下，随着大便排出，就会发生脾虚腹泻。尤其在饭后，会更加容易出现便意。

由于脾虚是体质的原因，病程通常比较长，腹泻也会随着孩子的身体状态时重时轻。如果脾虚，则不能将营养物质正常向上运输，身体得不到足够的营养滋润，就会出现容易疲劳、面色发黄的现象。

当孩子长期大便偏溏稀时，首先要考虑脾虚腹泻。同时，脾虚还可能会导致腹胀、食欲不振、形体消瘦，以及舌色淡、苔白的舌象，这些都可以用于辅助判断是否为脾虚腹泻。

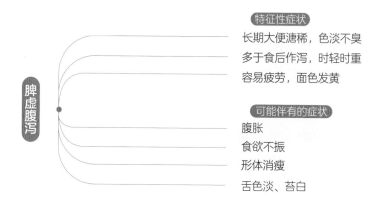

脾虚腹泻

特征性症状
长期大便溏稀，色淡不臭
多于食后作泻，时轻时重
容易疲劳，面色发黄

可能伴有的症状
腹胀
食欲不振
形体消瘦
舌色淡、苔白

在确定了孩子是脾虚腹泻后，一方面，家长要帮助孩子涩肠止泻，让营养物质不要再随着大便排出；另一方面，家长要帮助孩子健脾益气，让脾的升清功能恢复正常，才能从根本上解决问题。

家长可以用这一组推拿方法。

扫码看视频

123

补脾经

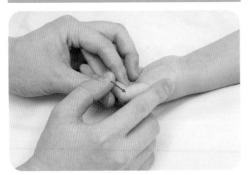

操作方法: 让孩子的拇指弯曲,用左手固定住,用右手拇指指腹沿孩子拇指桡侧从指尖推到指间关节处。

操作频率: 160 ~ 200 次 / 分钟。

操作时长: 3 分钟。

穴位定位: 拇指桡侧,从指尖到指根,呈一条直线。

补大肠

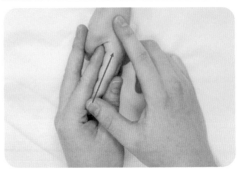

操作方法: 用左手固定住孩子手掌,使其大拇指侧向上,食指侧面充分暴露,用右手拇指指面从孩子的食指指尖推向指根。

操作频率: 240 ~ 300 次 / 分钟。

操作时长: 2 分钟。

穴位定位: 食指桡侧,从指尖到指根,呈一条直线。

揉外劳宫

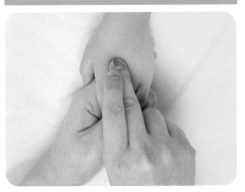

操作方法: 用左手扶托孩子手掌,使其掌背向上,用右手中指揉。

操作频率: 200 ~ 220 次 / 分钟。

操作时长: 2 分钟。

穴位定位: 手背第二、第三掌骨间,掌指关节后凹陷处,与内劳宫相对。

平衡摩腹

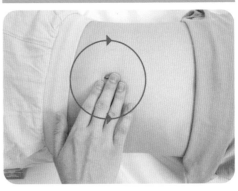

操作方法: 让孩子仰卧,或者仰靠在家长的身上,用手掌或四指指腹围绕肚脐先做顺时针环摩,再做逆时针环摩,如果手凉,可以隔着一层薄衣服操作。

操作频率: 70 ~ 100 次 / 分钟。

操作时长: 6 分钟。

穴位定位: 整个腹部。

揉天枢

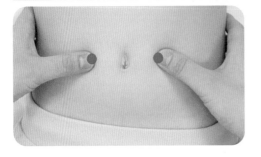

操作方法: 让孩子仰卧,用双手拇指指腹分别在两侧穴位从下向上揉动。

操作频率: 50 ~ 70 次 / 分钟。

操作时长: 1 分钟。

穴位定位: 肚脐左右各旁开 2 寸处。

揉足三里 ♥

揉足三里 ♥

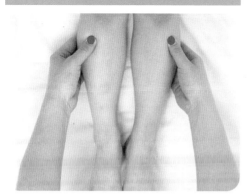

操作方法：用双手拇指同时揉两侧足三里。

操作频率：200 ~ 220 次 / 分钟。

操作时长：2 分钟。

穴位定位：小腿外侧，外膝眼下 3 寸，胫骨旁开 1 寸处。

上推七节骨 ♥

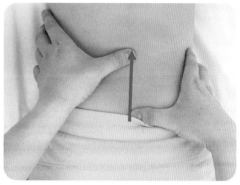

操作方法：用双手拇指指腹交替从下向上推。

操作频率：220 ~ 260 次 / 分钟。

操作时长：1 分钟。

穴位定位：背部正中，尾椎骨端至第四腰椎（尾椎骨端往上约一巴掌宽度距离）的一条直线。

揉龟尾 ♥

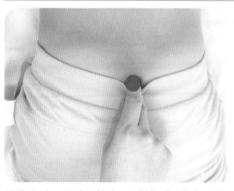

操作方法：让孩子俯卧，用拇指或中指指腹在龟尾处揉。

操作频率：200 ~ 220 次 / 分钟。

操作时长：1 分钟。

穴位定位：尾椎骨末端凹陷处。

捏脊 ♥

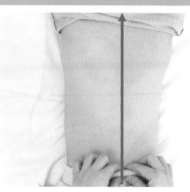

操作方法：拇指在后，食指、中指在前，左右手依次捏起、放下，向前捻动，沿着脊柱从下向上操作。

操作频率：5 ~ 10 秒 / 次。

操作次数：9 次。

穴位定位：背后正中，从尾骨下端到大椎的整个脊柱区域。

　　以上操作中，健脾益气的有补脾经、揉外劳宫、平衡摩腹、揉足三里和捏脊。补脾经和揉外劳宫同用，能起到更好的温补脾胃的作用。平衡摩腹为近端取穴，能够直接刺激腹部，调和脾胃。揉足三里和捏脊是保健常用手法，能够改善脾胃功能，增强体质。

　　涩肠止泻的有补大肠、揉天枢、上推七节骨和揉龟尾。其中，补大肠、揉天枢和上推七节骨都能使气上行，涩肠止泻。揉龟尾具有双向调节作用，能够调节肛门括约肌，改善排便情况。

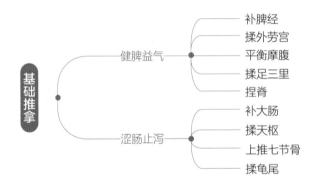

孩子脾虚腹泻可能伴有的症状及相应推拿方法。

症状	推拿方法	作用与说明
腹胀	清四横纹、分推腹阴阳	消除腹胀
食欲不振	补脾经、揉中脘	健脾开胃，增进食欲

腹泻的家庭护理

◎ 预防腹泻，做好这 5 点很重要

俗话说"病从口入"，腹泻就是最容易"从口入"的一个病。所以要预防腹泻，在饮食方面就要特别注意。此外，孩子的体质与精神等因素也可能会导致腹泻。具体来说，要预防腹泻，有以下 5 点需要注意。

（1）养成良好的饮食习惯。不挑食不偏食，不暴饮暴食，少吃寒凉的食物。如果饮食过量，或者吃了太多肉类、甜食、冷饮、寒凉性质的瓜果等，容易发生腹泻。

（2）养成良好的卫生习惯。一方面要勤洗手，不将不洁净的手放入口中；另一方面要养成良好的饮食卫生习惯，不吃过期、腐烂、不洁净的食物。

（3）不吃会使孩子过敏的食物。如果孩子容易过敏，就避免食用导致过敏的食物。3 个月到 1 年之后再逐渐尝试是否仍然过敏。

（4）加强户外运动。适当运动，能够增强孩子的体质，对预防腹泻等疾病都有积极作用。

（5）保持轻松的心态。长时间的压力过大、精神紧张可能会破坏孩子身体的内环境，造成腹泻。

◎ 孩子腹泻时，注意这 4 点护理事项

（1）适当的饮食，并注意补水，详见本书第 112 页。

（2）注意保暖。尤其是腹部要注意保暖，如果受寒，就会加重腹泻。

（3）做好记录。记录好孩子的大小便次数、量和性质，以便了解孩子的状态。在就医时提供给医生，有助于判断病情。

（4）不擅自用药。止泻药、抗生素等药物，需就医后在医生指导下使用，家长不可擅自使用，否则药不对症，可能加重病情。

◎ 腹泻这样吃，平衡胃肠道紊乱

焦米粥

适用情况：伤食腹泻

食材：粳米 20 克。

做法：将粳米淘洗干净，用热水浸泡半小时后，将水沥干备用。将炒锅中火加热（不加油），把粳米倒入炒至米微黄，再转小火继续翻炒至焦黄。将炒好的焦米铺平晾凉后装瓶备用。每天用焦米20 克，同大米或小米共同煮粥服用。

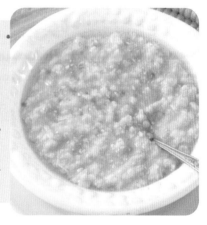

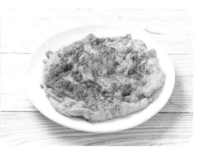

生姜糯米粥

适用情况：风寒腹泻

食材：生姜 9 克，糯米 30 克，红糖适量。

做法：将生姜切丁，与糯米共同煮粥，出锅前放入红糖适量，搅匀即可。饭前服用。

豆花煎鸡蛋

适用情况：湿热腹泻

食材：扁豆花 30 克，鸡蛋 1 个，食盐少许。

做法：将鸡蛋打入碗中与洗净的扁豆花拌匀，加少许食盐，用油煎成饼即可。随餐食用。

扁豆薏米山药粥

适用情况：脾虚腹泻

食材：扁豆 50 克，山药 60 克，薏米 30 克，粳米 50 克，食盐少许。

做法：将扁豆炒熟，与薏米、山药、粳米、少许食盐同煮成粥，饭后服用。

第八章

呕吐：单行道，请勿逆行

正常情况下，我们从嘴里吃进去的食物经过食管到了胃部，经过胃的消化后就会进入肠道，形成大便而排出体外。胃在这个过程中处于中间的位置，可以看作一个中枢，引导食物沿着这条单行道一路向下。因此中医说"胃主通降""胃以降为和"。

但是，当胃的功能失常时，不但不向下降，反而向上升，就是胃气上逆。这时胃里的食物会沿食管反道而行，发生呕吐。

食管这条单行道出现了逆行，违反了人体的"交通规则"，这种违规行为必须及时得到纠正。

 ## 孩子呕吐常见的 3 个问题

◎ 孩子一吃就吐，到底还该不该吃？

呕吐虽然难受，但它其实像发热、咳嗽一样，也是人体的一种自我保护机制。例如，食物中毒时，身体会通过呕吐来减少有毒物质对身体的进一步损害；积食时，身体也会通过呕吐来抗议，提醒我们不要再给脾胃增加负担了。

所以，呕吐其实是在告诉我们身体出现了问题。我们应积极寻找问题所在，并加以解决。在问题得到解决之前，孩子很有可能再次呕吐，甚至一吃就吐。这时，我们应减少喂食甚至短暂停食。

但是，呕吐容易造成身体缺水、电解质紊乱，一定要注意补水补液。如果孩子呕吐较重，一吃就吐，饮食应遵循以下原则。

（1）暂停进食。若孩子呕吐严重，一吃就吐，最好在呕吐后的 2 小时内不吃东西，也不喝水，避免饮食对胃肠道产生刺激，导致呕吐加重。若孩子口渴或有轻度缺水的表现，可以让孩子喝少量温水或淡盐水，并缓慢下咽。

（2）尝试进食。在孩子最后一次呕吐发生 2 小时后，或者呕吐已明显缓解时，可以少量进食，但食物一定要清淡好消化，以米粥、面片、汤等流质或半流质的食物为宜。如果没有再次呕吐，可逐渐进食少量固体食物，如面包、饼干等。

（3）控制饮食。若孩子进食固体食物后也没有再次呕吐，并不代表病已经好了，这时仍需继续控制饮食。至少在 2 天内不要吃味道过重、辛辣刺激、黏腻难消化的食物，给脾胃恢复的时间。

◎ 孩子呕吐需要吃止吐药、抗生素或益生菌吗?

止吐药虽然可以缓解孩子的呕吐症状,但并不是所有情况的呕吐都可以使用。若不分青红皂白地使用止吐药,反而可能导致有害物质留在体内无法排出,造成更大的伤害。

关于止吐药的使用,有以下 5 点注意事项。

(1)在用药之前,要先明确导致呕吐的原因。

(2)当呕吐程度较轻,或是由肠梗阻导致的呕吐,或是无法判断呕吐原因时,不宜使用止吐药。

(3)当孩子有过敏史时,要慎用止吐药。

(4)要在医生的指导下用药,不要擅自使用。

(5)止吐药只能缓解恶心呕吐的症状,同时要重视导致呕吐的原因,并进行相应治疗。

孩子呕吐时,若经检查发现存在细菌感染,可以考虑使用抗生素。关于抗生素的使用注意事项,详见本书第 039 页。

呕吐还容易导致孩子胃肠道菌群紊乱,可以在呕吐有所缓解之后适当补充益生菌。关于益生菌的使用注意事项,详见本书第 100 页。

◎ 孩子发生呕吐,何时需要就医?

呕吐是比较常见的问题,通常情况下不会引起太大的问题。但是,在某些较为严重的情况下,需要及时就医。以下是一些需要立即就医的情况。

(1)持续呕吐。如果孩子持续呕吐,并且无法进食或喝水,那么可能会出现脱水、电解质紊乱等情况,需要及时就医。

(2)呕吐物中有血液。如果呕吐物中包含鲜红色或咖啡色的血液,那么可能是消化道溃疡或其他疾病引起的,需要尽快就医。

(3)呕吐呈喷射状,并伴有剧烈腹痛或发热。如果孩子出现喷射状呕吐,并伴有剧烈的腹痛或发热,那么可能是颅内感染、消化道感染或其他疾病的表现。

(4)突然昏厥或意识丧失。如果孩子在呕吐过程中突然昏厥或意识丧失,那么可能是低血糖、中毒、神经系统疾病等严重问题的表现。

在孩子发生呕吐时,家长要密切观察其症状。如果孩子出现上述情况,就要及时就医,以便尽早诊断和治疗。

若无以上表现,大可不必担心,在家通过合理的饮食和作息调养,配合推拿,可以帮孩子尽快康复。

4 种常见呕吐，推拿帮助止吐

　　孩子呕吐可能有多种原因，如果程度不是非常严重，就先居家观察，做好护理。同时，家长可根据孩子的症状，分析导致孩子呕吐的原因。

　　孩子常见的呕吐有 4 种，即积食呕吐、虚寒呕吐、受惊呕吐和肝郁呕吐。

　　各种呕吐的特征性症状和判断方法见下图。

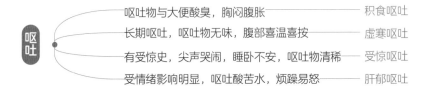

呕吐	呕吐物与大便酸臭，胸闷腹胀 —— 积食呕吐
	长期呕吐，呕吐物无味，腹部喜温喜按 —— 虚寒呕吐
	有受惊史，尖声哭闹，睡卧不安，呕吐物清稀 —— 受惊呕吐
	受情绪影响明显，呕吐酸苦水，烦躁易怒 —— 肝郁呕吐

◎ 积食呕吐：降逆止呕助消化

　　当孩子吃得太多，或者食物太难消化时，超出了脾胃的运化能力，那么这些食物对于脾胃来说就是有害的，是需要排出去的，这时便可能发生呕吐。

　　孩子积食时，很多无法充分消化的食物在体内滞留、腐烂，于是呕吐物和大便就会带有酸臭味。这些食物在体内变质产气，就会造成胸闷腹胀的感觉。

　　此外，食欲不振、发热、便秘、腹泻、烦躁不安等症状，以及舌色红、苔厚腻的舌象，都可以作为辅助判断的依据。

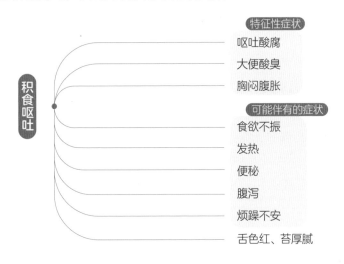

积食呕吐

特征性症状
呕吐酸腐
大便酸臭
胸闷腹胀

可能伴有的症状
食欲不振
发热
便秘
腹泻
烦躁不安

舌色红、苔厚腻

　　由于积食而导致呕吐时，我们一方面需要帮助孩子将体内的积滞消化，让胃更加舒服，也就是消食和中；另一方面，要将逆而上行的胃气降下来，缓解呕吐，也就是降逆止呕。

　　家长可以用这一组推拿方法。

扫码看视频

清胃经

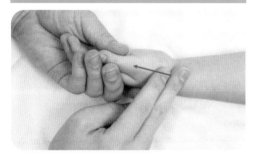

操作方法：用左手握住孩子的手掌，使其大拇指侧向上，用右手食指、中指指面从孩子的腕横纹推向拇指根。

操作频率：240 ~ 300 次 / 分钟。

操作时长：3 分钟。

穴位定位：手掌桡侧赤白肉际处，从腕横纹到拇指根，呈一条直线。

清大肠

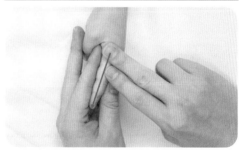

操作方法：用左手固定住孩子手掌，使其大拇指侧向上，食指侧面充分暴露，用右手食指、中指指面从孩子的食指指根推向指尖。

操作频率：240 ~ 300 次 / 分钟。

操作时长：3 分钟。

穴位定位：食指桡侧，从指尖到指根，呈一条直线。

掐四缝

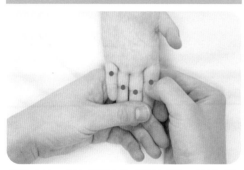

操作方法：用左手固定住孩子的手指，使其手指面充分暴露，用右手拇指指甲先掐后揉，从孩子食指开始，依次到小拇指。

操作频率：25 ~ 30 次 / 分钟。

操作次数：每穴掐 8 次。

穴位定位：食指、中指、无名指、小拇指掌面靠近手掌的指间关节横纹的中央，一只手有 4 个穴位。

清补脾

操作方法：用左手固定住孩子的拇指，用右手拇指指腹沿孩子拇指桡侧从指尖到指根来回推。

操作频率：200 ~ 240 次 / 分钟。

操作时长：2 分钟。

穴位定位：拇指桡侧，从指尖到指根，呈一条直线。

横纹推向板门

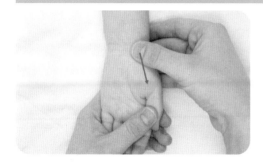

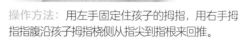

操作方法：用左手扶托孩子左手掌，使其掌面向上，用右手拇指指腹从孩子腕横纹推向板门。

操作频率：200 ~ 220 次 / 分钟。

操作时长：3 分钟。

穴位定位：手掌大鱼际平面中点。

逆运内八卦

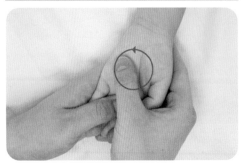

操作方法：用左手扶托孩子的左手掌，用右手拇指指腹从大鱼际向小鱼际的方向做环形摩运。

操作频率：100 ~ 150 次 / 分钟。

操作时长：2 分钟。

穴位定位：以手掌心为圆心，从掌心到中指根横纹距离的 2/3 为半径做圆，内八卦就在这个圆上。

下推膻中

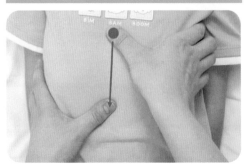

操作方法：用双手拇指指腹交替从膻中向下推至中脘。

操作频率：240 ~ 260 次 / 分钟。

操作时长：2 分钟。

穴位定位：前正中线上，两乳头连线中点处。

顺时针摩腹

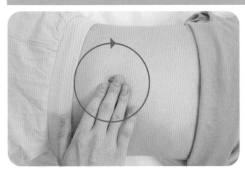

操作方法：让孩子仰卧，或者仰靠在家长的身上，用手掌或四指指腹围绕肚脐做顺时针环摩，如果手凉，可以隔着一层薄衣服操作。

操作频率：70 ~ 100 次 / 分钟。

操作时长：5 分钟。

穴位定位：整个腹部。

以上操作中起消食和中作用的主要是清胃经、清大肠、掐四缝、清补脾和顺时针摩腹。其中，清胃经、清大肠能清除胃肠道积滞，并能使气下行；四缝为治疗积食的要穴，消食力强；清补脾有助于脾的运化功能恢复正常；顺时针摩腹能直接刺激胃肠道的消化和蠕动，促进排便。

起降逆止呕作用的主要是横纹推向板门、逆运内八卦和下推膻中。三者均能使气下行，缓解和改善呕吐的症状。

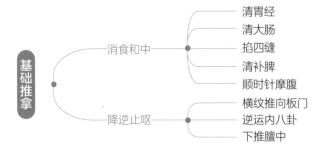

基础推拿

消食和中 —— 清胃经
清大肠
掐四缝
清补脾
顺时针摩腹

降逆止呕 —— 横纹推向板门
逆运内八卦
下推膻中

孩子积食呕吐可能伴有的症状及相应推拿方法。

症状	推拿方法	作用与说明
腹胀	清四横纹、分推腹阴阳	促进行气，消除腹胀
发热	退六腑、下推天柱骨	清热退热，使气下行
便秘	揉天枢、下推七节骨	促进肠道蠕动，帮助排便
腹泻	将清大肠改为清补大肠、揉天枢	调理肠道，改善便质
烦躁不安	揉小天心、清天河水	宁心安神，缓解烦躁

虚寒呕吐：让脾胃温暖起来

当孩子的脾胃阳气不足时，脾升胃降的气机运转出现异常，就可能出现长期的呕吐，且呕吐物基本没有气味。阳气不足则阴气相对较盛，就会出现腹部发冷、喜欢温暖和按揉的表现。

此外，食欲不振、四肢发凉、大便溏稀、腹胀、怕冷、易感冒的症状，以及舌色淡、苔薄白的舌象，也都是脾胃阳气不足的虚寒表现，可以用作虚寒呕吐的辅助判断。

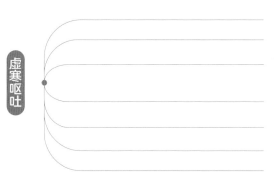

特征性症状
长期呕吐，症状较轻
呕吐物无味
腹部发冷，喜欢温暖和按揉

可能伴有的症状
食欲不振，四肢发凉
大便溏稀，腹胀
怕冷，易感冒
舌色淡、苔薄白

虚寒呕吐时，大家要将孩子脾胃的阳气温补上来，脾胃温暖起来后，气机运转正常，胃就会舒服，呕吐就会停止。

大家可以用这一组推拿方法。

扫码看视频

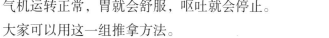
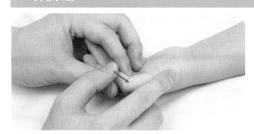

操作方法：让孩子的拇指弯曲，用左手固定住，用右手拇指指腹沿孩子拇指桡侧从指尖推到指间关节处。

操作频率：160 ~ 200 次 / 分钟。
操作时长：3 分钟。
穴位定位：拇指桡侧，从指尖到指根，呈一条直线。

揉板门

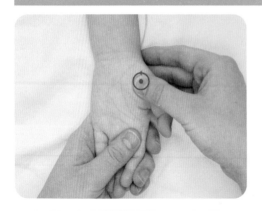

操作方法：用左手扶托孩子的左手掌，使其掌面向上，用右手拇指逆时针揉。

操作频率：200 ~ 220 次 / 分钟。

操作时长：2 分钟。

穴位定位：手掌大鱼际平面中点。

揉外劳宫

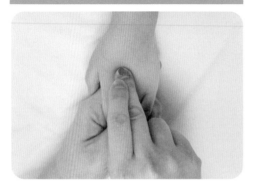

操作方法：用左手扶托孩子手掌，使其掌背向上，用右手中指揉。

操作频率：200 ~ 220 次 / 分钟。

操作时长：2 分钟。

穴位定位：手背第二、第三掌骨间，掌指关节后凹陷处，与内劳宫相对。

上三关

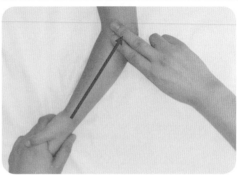

操作方法：用左手握住孩子左手掌，使其大拇指一侧向上，右手食指、中指并拢，从孩子腕横纹推向肘横纹。

操作频率：150 ~ 180 次 / 分钟。

操作时长：3 分钟。

穴位定位：小臂大拇指侧，从腕横纹到肘横纹，呈一条直线。

平衡摩腹

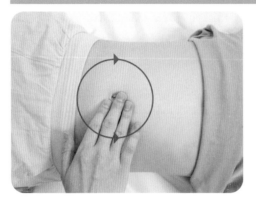

操作方法：让孩子仰卧，或者仰靠在家长的身上，用手掌或四指指腹围绕肚脐先做顺时针环摩，再做逆时针环摩，如果手凉，可以隔着一层薄衣服操作。

操作频率：70 ~ 100 次 / 分钟。

操作时长：6 分钟。

穴位定位：整个腹部。

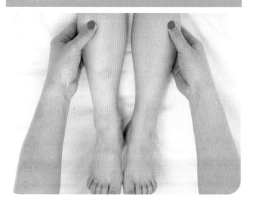

操作方法：用双手拇指同时揉两侧足三里。

操作频率：200 ～ 220 次／分钟。

操作时长：2 分钟。

穴位定位：小腿外侧，外膝眼下 3 寸，胫骨旁开 1 寸处。

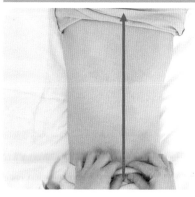

操作方法：拇指在后，食指、中指在前，左右手依次捏起、放下，向前捻动，沿着脊柱从下向上操作。

操作频率：5 ～ 10 秒／次。

操作次数：9 次。

穴位定位：背后正中，从尾骨下端到大椎的整个脊柱区域。

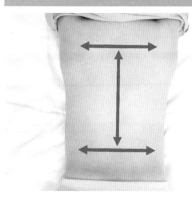

操作方法：让孩子俯卧，先用手掌沿脊柱上下来回搓，再在上背部肺俞的位置左右来回搓，最后在腰部肾俞的位置左右来回搓，以每个部位搓热、皮肤发红为度。

操作频率：220 ～ 260 次／分钟。

操作时长：1 分钟。

穴位定位：上背部、腰部与脊柱。

　　以上操作能温中和胃。其中，补脾经与揉板门同用，能够健脾和胃，更好地促进脾胃运化。补脾经与揉外劳宫、上三关同用，能起到温补脾胃的作用。平衡摩腹通过对近端穴位的直接刺激，能够调理和温补脾胃。揉足三里、捏脊和工字搓背为保健常用手法，能够提升阳气，增强体质，温补脾胃。

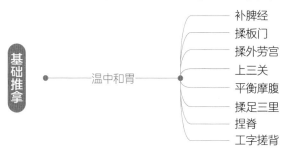

孩子虚寒呕吐可能伴有的症状及相应推拿方法。

症状	推拿方法	作用与说明
大便溏稀	补大肠、上推七节骨	调理肠道气机，改善便质
腹胀	清四横纹、分推腹阴阳	促进行气，消除腹胀

◎ 受惊呕吐：镇惊安神止呕吐

如果孩子突然受到惊吓，体内气机运行紊乱，那么可能引动胃气上逆而发生呕吐。这时孩子除了呕吐，还会伴有精神紧张、尖叫哭闹、睡卧不安等心神不宁的表现。这时的呕吐物通常较清稀。

同时，孩子受惊还可能会导致面色及山根发青、腹泻、发热、遗尿等气机紊乱的症状，舌象一般是舌色淡红或青紫、苔薄白。

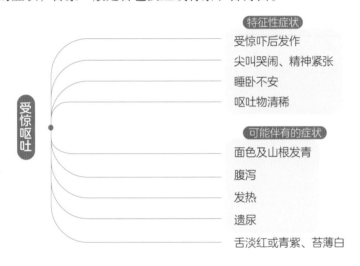

受惊呕吐

特征性症状
受惊吓后发作
尖叫哭闹、精神紧张
睡卧不安
呕吐物清稀

可能伴有的症状
面色及山根发青
腹泻
发热
遗尿
舌淡红或青紫、苔薄白

对于受惊呕吐的孩子，最重要的是帮孩子安神镇惊、理顺紊乱的气机，气机恢复正常，呕吐就会缓解。同时，也可以通过和胃止呕的手法，帮助孩子尽快改善症状。

家长可以用这一组推拿方法。

扫码看视频

揉小天心

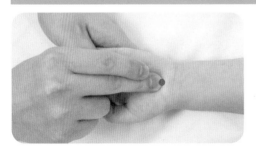

操作方法：用左手扶托孩子的手背，用右手中指指腹揉。

操作频率：200 ~ 220 次 / 分钟。

操作时长：5 分钟。

穴位定位：掌根大小鱼际交接之间凹陷中。

补肾经

操作方法： 用左手固定孩子的小拇指，使其掌面侧向上，用右手大拇指从孩子小指指尖推向指根。

操作频率： 150 ~ 180 次 / 分钟。

操作时长： 3 分钟。

穴位定位： 小拇指掌面，从指尖到指根，呈一条直线。

清胃经

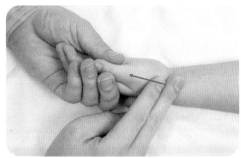

操作方法： 用左手握住孩子的手掌，使其大拇指侧向上，用右手食指、中指指面从孩子的腕横纹推向拇指根。

操作频率： 240 ~ 300 次 / 分钟。

操作时长： 3 分钟。

穴位定位： 手掌桡侧赤白肉际处，从腕横纹到拇指根，呈一条直线。

逆运内八卦

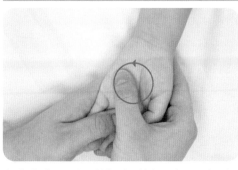

操作方法： 用左手扶托孩子的左手掌，用右手拇指指腹从大鱼际向小鱼际的方向做环形摩运。

操作频率： 100 ~ 150 次 / 分钟。

操作时长： 2 分钟。

穴位定位： 以手掌心为圆心，从掌心到中指根横纹距离的 2/3 为半径做圆，内八卦就在这个圆上。

揉板门

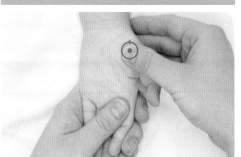

操作方法： 用左手扶托孩子的左手掌，使其掌面向上，用右手拇指逆时针揉。

操作频率： 200 ~ 220 次 / 分钟。

操作时长： 2 分钟。

穴位定位： 手掌大鱼际平面中点。

清天河水

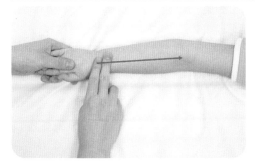

操作方法： 用左手扶托孩子左手掌，使其掌面向上，右手食指、中指并拢，从孩子腕横纹推向肘横纹。

操作频率： 180 ~ 200 次 / 分钟。

操作时长： 2 分钟。

穴位定位： 小臂手掌侧正中，从腕横纹到肘横纹，呈一条直线。

摩百会 ♥	下推膻中 ♥

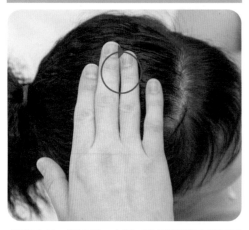

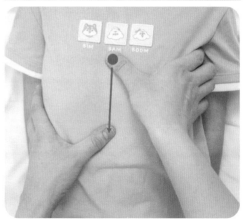

操作方法：用食指、中指、无名指指腹在孩子百会处轻轻做顺时针环摩。

操作频率：120 ～ 150 次 / 分钟。

操作时长：2 分钟。

穴位定位：头顶正中线与两耳尖连线交点处。

操作方法：用双手拇指指腹交替从膻中向下推至中脘。

操作频率：240 ～ 260 次 / 分钟。

操作时长：2 分钟。

穴位定位：前正中线上，两乳头连线中点处。

　　以上操作中，主要起安神镇惊作用的是揉小天心、补肾经、清天河水和摩百会。其中，补肾经能够通过补益先天之本，增强孩子对惊吓的耐受度。

　　和胃止呕的操作有清胃经、逆运内八卦、揉板门和下推膻中。揉板门能和胃气，改善恶心反胃的不适感。清胃经、逆运内八卦和下推膻中能使气下行，缓解呕吐。

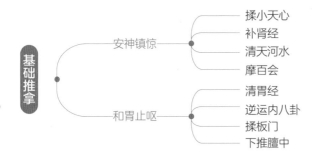

基础推拿

安神镇惊
- 揉小天心
- 补肾经
- 清天河水
- 摩百会

和胃止呕
- 清胃经
- 逆运内八卦
- 揉板门
- 下推膻中

　　孩子受惊呕吐可能伴有的症状及相应推拿方法。

症状	推拿方法	作用与说明
腹泻	补大肠、上推七节骨	提升下陷的气机，起到涩肠止泻的作用
发热	清天河水、揉耳后高骨	清热退热、镇惊安神
遗尿	摩丹田、揉三阴交	强肾固本，增强对尿液的约束力

◎ 肝郁呕吐：疏肝理气和胃气

肝与胃在身体里基本处于同一个水平高度，而肝气有升发、向上的趋势，胃气有向下的趋势。若孩子因为情志抑郁而引起肝气不舒，就会横向影响到胃，过盛的肝气带动胃气向上走，从而导致呕吐。这叫作肝气"横逆犯胃"。

肝郁呕吐的孩子，平常会容易唉声叹气或烦躁易怒，呕吐往往在孩子情绪低沉或波动时出现。肝分泌胆汁，肝郁呕吐时胆汁往往会随之吐出，进而出现呕吐酸苦水的症状。这时本该下降的胃气无法下降，就可能出现食欲不振、胸腹胀满的症状。舌象上看，代表肝胆的舌边通常发红，舌苔较为厚腻。

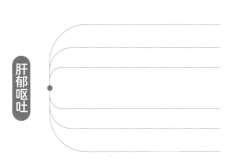

肝郁呕吐

特征性症状
呕吐受情绪影响明显
呕吐酸苦水
容易唉声叹气，烦躁易怒
可能伴有的症状
食欲不振
胸腹胀满
舌边红、苔厚腻

对于肝郁呕吐的孩子，我们尤其要注意孩子情绪的调节。推拿上既要疏肝理气，又要和胃止呕。

家长可以用这一组推拿方法。

扫码看视频

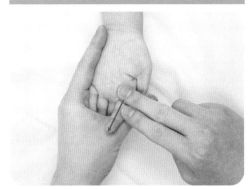

清肝经 ♥

操作方法：用左手握住孩子的中指、无名指、小拇指，使其食指充分暴露，用右手食指、中指指面从孩子的食指指根推向指尖。
操作频率：240 ~ 300 次／分钟。
操作时长：3 分钟。
穴位定位：食指掌面，从指尖到指根，呈一条直线。

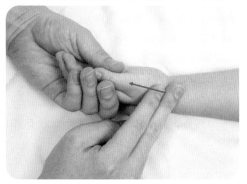

清胃经 ♥

操作方法：用左手握住孩子的手掌，使其大拇指侧向上，用右手食指、中指指面从孩子的腕横纹推向拇指根。
操作频率：240 ~ 300 次／分钟。
操作时长：2 分钟。
穴位定位：手掌桡侧赤白肉际处，从腕横纹到拇指根，呈一条直线。

逆运内八卦

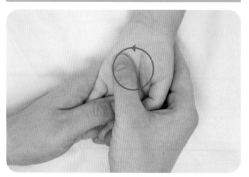

操作方法：用左手扶托孩子的左手掌，用右手拇指指腹从大鱼际向小鱼际的方向做环形摩运。

操作频率：100 ~ 150 次 / 分钟。

操作时长：2 分钟。

穴位定位：以手掌心为圆心，从掌心到中指根横纹距离的 2/3 为半径做圆，内八卦就在这个圆上。

揉板门

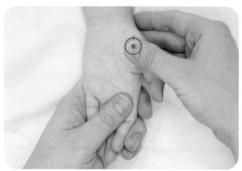

操作方法：用左手扶托孩子的左手掌，使其掌面向上，用右手拇指逆时针揉。

操作频率：200 ~ 220 次 / 分钟。

操作时长：2 分钟。

穴位定位：手掌大鱼际平面中点。

清天河水

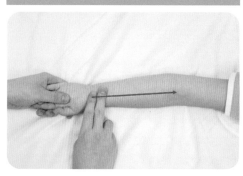

操作方法：用左手扶托孩子左手掌，使其掌面向上，右手食指、中指并拢，从孩子腕横纹推向肘横纹。

操作频率：180 ~ 200 次 / 分钟。

操作时长：2 分钟。

穴位定位：小臂手掌侧正中，从腕横纹到肘横纹，呈一条直线。

下推膻中

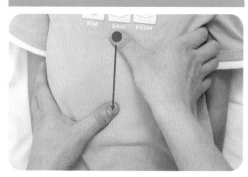

操作方法：用双手拇指指腹交替从膻中向下推至中脘。

操作频率：240 ~ 260 次 / 分钟。

操作时长：2 分钟。

穴位定位：前正中线上，两乳头连线中点处。

分推腹阴阳

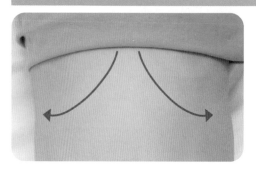

操作方法：用两手拇指指腹自胸骨剑突沿游离肋向斜下方向分推至腹两侧。

操作频率：110 ~ 130 次 / 分钟。

操作时长：2 分钟。

穴位定位：腹部，肚脐之上。

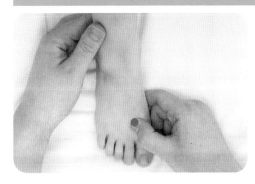

操作方法：用拇指指腹揉。
操作频率：200 ~ 220 次 / 分钟。
操作时长：2 分钟。
穴位定位：足背，沿第一、第二脚趾缝向足背上推，感到有一凹陷处。

以上操作中，起疏肝理气作用的主要是清肝经、清天河水、分推腹阴阳和揉太冲。清肝经、揉太冲能清肝泻火。清天河水能辅助清肝热。分推腹阴阳为近端取穴，能理气、降气。

起和胃止呕作用的主要是清胃经、逆运内八卦、揉板门和下推膻中。揉板门能和胃气，改善恶心反胃的不适感。清胃经、逆运内八卦和下推膻中能使气下行，缓解呕吐。

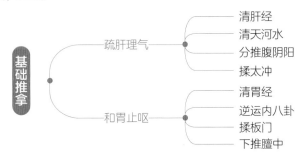

基础推拿
- 疏肝理气
  - 清肝经
  - 清天河水
  - 分推腹阴阳
  - 揉太冲
- 和胃止呕
  - 清胃经
  - 逆运内八卦
  - 揉板门
  - 下推膻中

孩子肝郁呕吐可能伴有的症状及相应推拿方法。

症状	推拿方法	作用与说明
食欲不振	补脾经、顺时针摩腹	增强运化功能，增进食欲
胸腹胀满	清四横纹、分推腹阴阳	促进行气，消除腹胀

呕吐的家庭护理

◎ 预防呕吐，要做好这5点

孩子呕吐的发生，与饮食关系最大，但又不止这一个因素。预防孩子呕吐，需要多方面加以注意。主要有以下5点。

（1）饮食卫生。避免食用腐败变质或不洁的食物，尽量避免生食鱼、肉、海鲜等食物。

（2）饮食有节。饮食要有节制，避免饥一顿饱一顿，更要避免暴饮暴食。

（3）作息合理。要劳逸结合，充分休息，注意避免着凉受寒或长时间处于阴寒之地。

（4）关注情绪。要及时疏导孩子可能出现的负面情绪，如惊恐、焦虑、抑郁等。

（5）孩子吃奶后拍嗝。对于6个月以下的孩子，由于其胃肠道和膈肌发育不完善，吃奶后要排出胃中的气体，以免溢奶、吐奶。

◎ 孩子呕吐时，注意这4点护理事项

（1）适当禁食。当呕吐严重时，需要适当禁食，饮食原则详见本书第128页。

（2）谨防脱水。呕吐容易造成脱水或电解质紊乱，要注意观察孩子状态，及时补水。

（3）及时清理呕吐物。呕吐物中可能含有一些有害物质，还容易滋生细菌，要及时将地上、床褥上、衣服上的呕吐物清理干净。

（4）勤观察记录。注意对孩子呕吐的次数、呕吐物的颜色和量、是否伴有其他症状等观察和记录，若需要就医时提供给医生，以便判断病情。

◎ 用好食疗方，应对各种呕吐

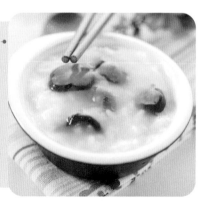

陈皮山楂粥

适用情况：积食呕吐

食材：陈皮6克，生山楂片6克，粳米50克，红糖适量。

做法：将陈皮、生山楂片与淘洗好的粳米一同熬粥，煮至软烂，拌入适量红糖搅匀即可。饭后食用。

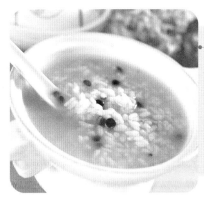

酸枣仁粥

适用情况：受惊呕吐

食材：酸枣仁9克，粳米50克。

做法：将酸枣仁洗净，加入清水中浸泡10分钟后煎煮20分钟，加入淘洗好的粳米，一起煮熟成粥即可。饭后服用。

合欢花粥

适用情况：肝郁呕吐

食材：干合欢花10克（鲜品加倍），粳米50克，红糖适量。

做法：将干合欢花与淘洗干净的粳米一同熬粥，煮至软烂，拌入适量红糖搅匀即可。饭后食用。

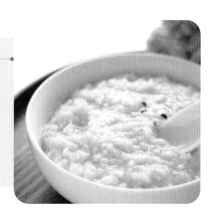

干姜粥

适用情况：虚寒呕吐

食材：干姜1克，粳米50克。

做法：将干姜研末，拌入淘洗干净的粳米中熬粥。每日早上空腹食用。

第九章

厌食：吃饭不积极，肯定有问题

饮食是营养物质的主要来源。孩子正处于生长发育的黄金时期，如果食欲下降、食量减少，身体就很难获得足够的营养物质，生长发育和健康水平必然会受到影响。

厌食并非突然形成的，这个过程通常会持续一段时间。但是在前期，由于症状不明显，危害也不大，很容易被家长忽视。一旦真正成为厌食，未能予以足够的重视，又没有加以调理和治疗，就会对孩子的身心发育造成极大的负面影响。如生长发育缓慢、免疫力低下等生理问题，以及焦虑、自卑、抑郁等心理问题。

因此，家长应经常关注孩子的饮食情况，当孩子出现食欲下降或长期食欲不振时，一定要及时调养。

孩子厌食常见的 3 个问题

◎ 我家孩子最近几天突然不想吃饭，是厌食了吗？

"冰冻三尺，非一日之寒"，孩子厌食也是如此，必然在较长时期的积累之后才会真正出现厌食。若孩子平常食欲很好，突然出现了食欲下降的表现，通常是一些其他疾病或问题导致的，如感冒、发热、积食、过度疲劳、情绪刺激等。

孩子短期内的食欲下降并非厌食。但若不加以重视，时间久了是可能发展成厌食的。一般来说，厌食的诊断标准有以下 4 点。

（1）食欲不振或厌恶进食，持续时间超过 2 个月。

（2）食量不足同龄孩子平均食量的一半。

（3）身高、体重明显低于同龄孩子。

（4）没有发现其他疾病。

当孩子同时符合以上 4 条标准时，说明孩子确实是厌食了，必须进行及时的调养和治疗，以免对孩子的生长发育造成不可逆的负面影响。

◎ 平常已经非常注意孩子的饮食了，为什么还会厌食？

有的家长对孩子的饮食情况非常在意，于是千方百计地想让孩子多吃些，最终却事与愿违，孩子的食量不增反减，出现了厌食的表现。那么，厌食的发生，到底与哪些原因有关呢？

（1）遗传因素。若父母的脾胃较弱、身材瘦小、食量较小，孩子有更大的概率会厌食。

（2）喂养不当。孩子1岁之前，脾胃功能很弱，这时若饮食过量，或者添加辅食时没能遵循循序渐进的原则，很容易导致孩子脾胃受损，影响未来的饮食情况。

（3）饮食习惯。如果孩子没有从小养成专心吃饭的习惯，而是边吃边玩，也会影响脾胃功能，增加出现厌食的概率。

（4）喂养过度。有的家长希望孩子多吃，强行给孩子喂食，孩子的脾胃长期处于超负荷的状态，时间久了食欲反而会越来越差。

（5）饮食口味。有的家长在日常饮食中对饮食的色、香、味不太重视，或者自身厨艺有限，导致孩子无法充分感受食物的美好，甚至使进食成为痛苦的事，而对进食失去兴趣。

（6）心理因素。有的家长对孩子的饮食过于关注，给孩子在吃饭这件事上的压力和心理负担过大，会导致孩子对吃饭这件事产生抵触心理。

（7）环境影响。若家长或孩子周围的人经常谈论节食减肥，孩子受到这种观念的影响，也可能会刻意控制食量，时间久了就会厌食。

所以说，可能导致孩子厌食的因素非常多，家长既要从多方面关注和寻找原因，也要把握好关注的程度，以免给孩子造成心理负担而事与愿违。

◎ 孩子不好好吃饭，到底是厌食、挑食还是偏食？

我们常说的"孩子不好好吃饭"，多数是厌食、挑食和偏食这3种情况。从可能对身体健康造成的危害程度来看，由轻到重依次是挑食、偏食、厌食。

挑食指孩子吃饭时比较挑剔，只挑自己喜欢的食物吃；偏食指孩子基本不吃某类食物，如只爱吃肉、不吃蔬菜水果，或者只爱吃主食、不吃肉食和蔬菜等；厌食指较长时期食欲不振、食量很小，可能同时伴有挑食或偏食。

如果孩子有轻微的挑食症状，其实是正常现象，不会对身体造成什么伤害，毕竟谁都有自己不爱吃的东西。这时家长应鼓励孩子多尝试，多去品尝不同食物的味道。同时，家长也可以通过提高厨艺，或者制作多变、好看的摆盘，来增强孩子对各种食物的欲望。但是，如果孩子挑食严重，只吃为数不多的几种固定食物，通常伴有偏食，家长就要重视并加以干涉，以免营养不良而影响身体健康。

当孩子偏食时，往往会对某类营养成分的摄入不足。例如，孩子爱吃肉，但不吃蔬菜、水果，通常会使脂肪和蛋白质摄入超标，而维生素的摄入严重不足，容易出现便秘、口腔溃疡等疾病；如果孩子只爱吃主食，不爱吃肉和蔬菜，通常会使碳水化合物摄入过量，而其他营养成分摄入不足，这时孩子即便不瘦，那也是"虚胖"，身体的免疫力较弱。

当孩子厌食时，往往对各类营养成分的摄入都不足，这时家长必须重视，否则时间越久，对身体造成的伤害越大。

 # 3 种常见厌食，推拿增进食欲

孩子厌食直接的原因是脾胃功能失常，使摄入的食物不能正常运化。通常可以分为脾失健运、脾胃气虚和脾胃阴虚 3 种类型。

脾失健运是厌食的初起阶段，这时脾胃功能并没有受损，只是因为某种原因被抑制而无法正常工作，若未及时调理，脾胃会逐渐受损，进而转化为脾胃气虚或脾胃阴虚。

关于 3 种厌食的特征性症状和判断方法见下图。

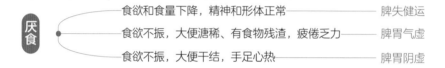

厌食
- 食欲和食量下降，精神和形体正常———————脾失健运
- 食欲不振，大便溏稀、有食物残渣，疲倦乏力———脾胃气虚
- 食欲不振，大便干结，手足心热———————脾胃阴虚

◎脾失健运：让脾胃功能复常

胃像一个仓库，负责承纳食物，即胃主受纳；脾像辛勤的工人一般将这些食物进行分类、搬运，把营养物质输送到全身，把糟粕部分传导到肠道而排出，即脾主运化。当脾的运化功能正常时，胃中的食物可以保质保量地被吸收或排出，就会有新的空间来容纳新的食物。而当脾的运化功能受到某种因素影响而无法正常发挥作用时，胃这个仓库中的存货堆积，没有足够的空间来承纳新的食物，孩子的食欲就会下降。

影响脾的运化功能的因素通常有饮食过量、腹部受寒、情志刺激，或者受到一些其他疾病的影响。无论是什么原因，由于这时脾的运化功能仅仅是受到抑制，食欲和食量下降不久，所以并不会出现明显的营养缺乏症状，形体和精神基本正常。

运化功能较弱时，脾这个"工人"无法很好地将营养物质运输到全身，堆积在胸腹部就会出现胸闷腹胀；同时也无法更好地对糟粕进行筛选，就可能会大便不调，时干时稀。如果是因为积食引起的脾失健运，通常会伴有口中酸臭；如果是腹部受寒引起的脾失健运，可能会伴有腹部冷痛；如果是肝气不舒等情志因素引起的脾失健运，则可能会出现恶心呕吐的症状。这时候的舌象，通常是正常的淡红舌、薄白苔，或者舌苔稍微有些黏腻。

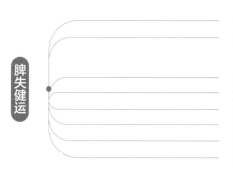

特征性症状
食欲和食量下降
精神和形体正常

可能伴有的症状
胸闷腹胀
大便不调、时干时稀
口中酸臭
腹部冷痛
恶心呕吐
舌淡红、苔薄白或白腻

脾失健运

脾失健运时，家长通过健脾开胃的推拿方法，帮助孩子的脾恢复正常的运化功能即可。运化正常，胃口就会打开，食欲就会恢复正常。

家长可以用这一组推拿方法。

扫码看视频

清胃经 ♥

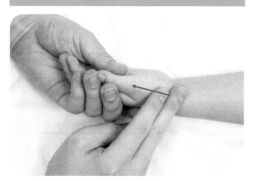

操作方法：用左手握住孩子的手掌，使其大拇指侧向上，用右手食指、中指指面从孩子的腕横纹推向拇指根。

操作频率：240 ~ 300 次 / 分钟。

操作时长：2 分钟。

穴位定位：手掌桡侧赤白肉际处，从腕横纹到拇指根，呈一条直线。

清大肠 ♥

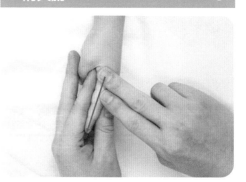

操作方法：用左手固定住孩子的手掌，使其大拇指侧向上，食指侧面充分暴露，用右手食指、中指指面从孩子的食指指根推向指尖。

操作频率：240 ~ 300 次 / 分钟。

操作时长：2 分钟。

穴位定位：食指桡侧，从指尖到指根，呈一条直线。

揉板门 ♥

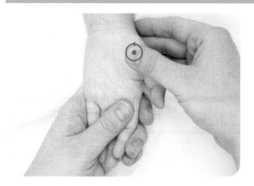

操作方法：用左手扶托孩子的左手掌，使其掌面向上，用右手拇指逆时针揉。

操作频率：200 ~ 220 次 / 分钟。

操作时长：2 分钟。

穴位定位：手掌大鱼际平面中点。

补脾经

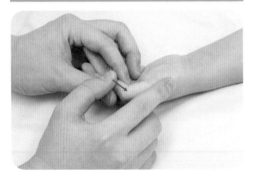

操作方法：让孩子的拇指弯曲，用左手固定住，用右手拇指指腹沿孩子拇指桡侧从指尖推到指间关节处。

操作频率：160 ~ 200 次 / 分钟。

操作时长：3 分钟。

穴位定位：拇指桡侧，从指尖到指根，呈一条直线。

顺时针摩腹

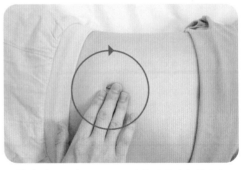

操作方法：让孩子仰卧，或者仰靠在家长的身上，用手掌或四指指腹围绕肚脐做顺时针环摩，如果手凉，可以隔着一层薄衣服操作。

操作频率：70 ~ 100 次 / 分钟。

操作时长：5 分钟。

穴位定位：整个腹部。

揉足三里

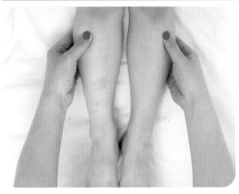

操作方法：用双手拇指同时揉两侧足三里。

操作频率：200 ~ 220 次 / 分钟。

操作时长：2 分钟。

穴位定位：小腿外侧，外膝眼下 3 寸，胫骨旁开1 寸处。

捏脊

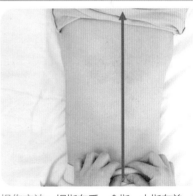

操作方法：拇指在后，食指、中指在前，左右手依次捏起、放下，向前捻动，沿着脊柱从下向上操作。

操作频率：5 ~ 10 秒 / 次。

操作次数：9 次。

穴位定位：背后正中，从尾骨下端到大椎的整个脊柱区域。

　　以上 7 个穴位为调理厌食的基础穴位，通过手法的调整，可以适用于厌食的各种类型。

　　其中，清胃经、清大肠、揉板门、补脾经称为"运脾四法"，清胃经、清大肠偏于清，将胃肠道中的积滞排出，而揉板门、补脾经偏于补，能增强脾运功能，4 个穴位共同起到调节升降、使脾的运化恢复正常的作用；顺时针摩腹能帮助消化，增进食欲；揉足三里和捏脊为保健常用手法，能增强孩子的脾胃功能，增进食欲，提升正气，改善体质。

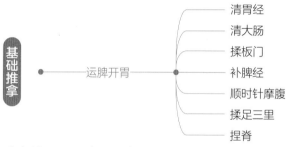

脾失健运型厌食可能伴有的症状及相应推拿方法。

症状	推拿方法	作用与说明
胸闷腹胀	清四横纹、分推腹阴阳	促进行气，改善症状
大便干结	揉天枢、下推七节骨	促进肠道蠕动，帮助排便
大便溏稀	清补大肠、上推七节骨	调节肠道，改善便质
口中酸臭	掐四缝、点中脘	促进消化，消除积食
腹部冷痛	揉外劳宫、上三关	温补脾胃，缓解腹痛
恶心呕吐	横纹推向板门、下推膻中	使气下行，降逆止呕

◎脾胃气虚：健脾益气助消化

若孩子在脾失健运阶段没有得到及时调理治疗，进一步发展就很可能成为脾胃气虚，也就是出现了功能性虚损。

这时，由于孩子的脾胃功能较弱，食物不能被很好地消化吸收，就会出现大便溏稀、有食物残渣的情况。同时，脾胃气虚时无法将充足的气血、营养输送到全身，就会出现疲倦乏力的症状。

此外，面色发白、自汗、怕冷、易感冒等症状，以及舌色较淡、舌苔薄白的舌象，同样是气虚的表现，可以用来辅助判断是否为脾胃气虚。

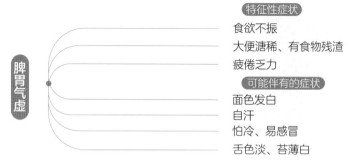

对于脾胃气虚的孩子，家长要对脾胃虚损的正气进行补益，增强其功能，才能让脾胃发挥正常的运化作用。

家长可以用这一组推拿方法。

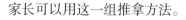

扫码看视频

清胃经

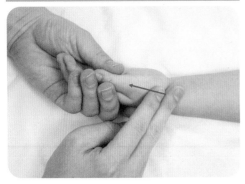

操作方法：用左手握住孩子的手掌，使其大拇指侧向上，用右手食指、中指指面从孩子的腕横纹推向拇指根。

操作频率：240 ~ 300 次 / 分钟。

操作时长：2 分钟。

穴位定位：手掌桡侧赤白肉际处，从腕横纹到拇指根，呈一条直线。

清补大肠

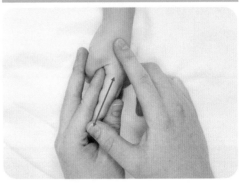

操作方法：用左手固定住孩子的手掌，使其大拇指侧向上，食指侧面充分暴露，用右手拇指指面从孩子的食指指尖到指根来回推。

操作频率：240 ~ 300 次 / 分钟。

操作时长：2 分钟。

穴位定位：食指桡侧，从指尖到指根，呈一条直线。

揉板门

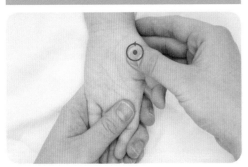

操作方法：用左手扶托孩子的左手掌，使其掌面向上，用右手拇指逆时针揉。

操作频率：200 ~ 220 次 / 分钟。

操作时长：2 分钟。

穴位定位：手掌大鱼际平面中点。

补脾经

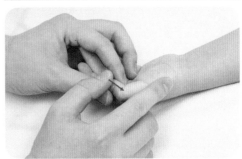

操作方法：让孩子的拇指弯曲，用左手固定住，用右手拇指指腹沿孩子拇指桡侧从指尖推到指间关节处。

操作频率：160 ~ 200 次 / 分钟。

操作时长：3 分钟。

穴位定位：拇指桡侧，从指尖到指根，呈一条直线。

顺运内八卦

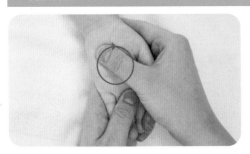

操作方法：用左手扶托孩子的左手掌，用右手拇指指腹从小鱼际向大鱼际的方向做环形摩运。

操作频率：100 ~ 150 次 / 分钟。

操作时长：2 分钟。

穴位定位：以手掌心为圆心，从掌心到中指根横纹距离的 2/3 为半径做圆，内八卦就在这个圆上。

上三关

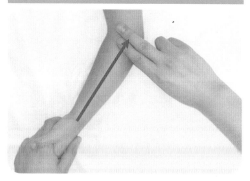

操作方法： 用左手握住孩子左手掌，使其大拇指一侧向上，右手食指、中指并拢，从孩子腕横纹推向肘横纹。

操作频率： 150 ~ 180 次 / 分钟。

操作时长： 2 分钟。

穴位定位： 小臂大拇指侧，从腕横纹到肘横纹，呈一条直线。

平衡摩腹

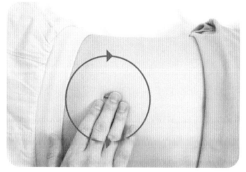

操作方法： 让孩子仰卧，或者仰靠在家长的身上，用手掌或四指指腹围绕肚脐先做顺时针环摩，再做逆时针环摩，如果手凉，可以隔着一层薄衣服操作。

操作频率： 70 ~ 100 次 / 分钟。

操作时长： 6 分钟。

穴位定位： 整个腹部。

揉足三里

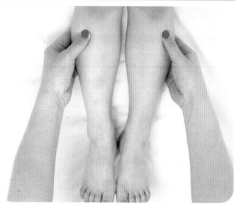

操作方法： 用双手拇指同时揉两侧足三里。

操作频率： 200 ~ 220 次 / 分钟。

操作时长： 2 分钟。

穴位定位： 小腿外侧，外膝眼下 3 寸，胫骨旁开 1 寸处。

捏脊

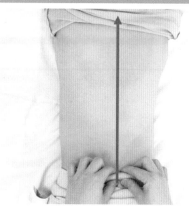

操作方法： 拇指在后，食指、中指在前，左右手依次捏起、放下，向前捻动，沿着脊柱从下向上操作。

操作频率： 5 ~ 10 秒 / 次。

操作次数： 9 次。

穴位定位： 背后正中，从尾骨下端到大椎的整个脊柱区域。

　　脾胃气虚的推拿方法和脾失健运相比，将清大肠改为清补大肠，顺时针摩腹改为平衡摩腹，是因为脾胃气虚的孩子往往大便溏稀，这样可以调节气机升降，避免泻下过度进一步损伤正气。同时，增加了顺运内八卦和上三关，与补脾经同用，能起到更好的温补作用，且顺运内八卦能使气提升，改善便溏的症状。

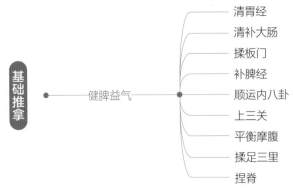

脾胃气虚型厌食可能伴有的症状及相应推拿方法。

症状	推拿方法	作用与说明
自汗	补肾经、揉肾顶	敛汗止汗,改善症状
易感冒	捏脊、工字搓背	增强体质,预防感冒

◎脾胃阴虚:滋阴益胃增食欲

脾失健运而厌食的孩子,如果喝水较少、饮食过于辛辣干燥、自身内热较重或生活环境较为燥热,时间久了,就可能发展为脾胃阴虚型厌食。

这时,孩子脾胃中的阴液受到了损伤,就会出现大便干结、手足心热等干和热的表现。同时,小便短黄、心烦易怒、潮热盗汗等阴虚表现,以及舌色红、苔少或花剥的舌象,可能伴随着这种类型的厌食而出现。

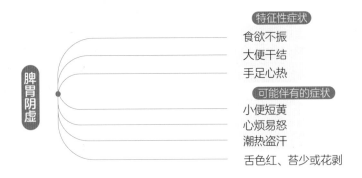

对于脾胃阴虚的孩子,家长需要滋补脾胃之中亏损的阴液,才能让脾胃的运化功能恢复正常,食欲恢复正常。

家长可以用这一组推拿方法。

扫码看视频

清胃经

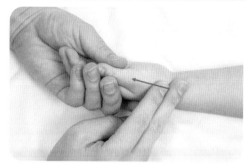

操作方法：用左手握住孩子的手掌，使其人拇指侧向上，用右手食指、中指指面从孩子的腕横纹推向拇指根。

操作频率：240 ~ 300 次 / 分钟。

操作时长：2 分钟。

穴位定位：手掌桡侧赤白肉际处，从腕横纹到拇指根，呈一条直线。

清大肠

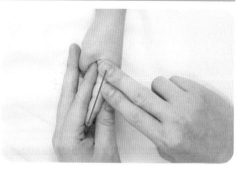

操作方法：用左手固定住孩子手掌，使其大拇指侧向上，食指侧面充分暴露，用右手食指、中指指面从孩子的食指指根推向指尖。

操作频率：240 ~ 300 次 / 分钟。

操作时长：3 分钟。

穴位定位：食指桡侧，从指尖到指根，呈一条直线。

揉板门

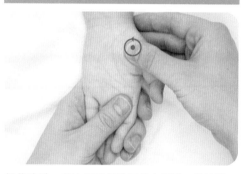

操作方法：用左手扶托孩子的左手掌，使其掌面向上，用右手拇指逆时针揉。

操作频率：200 ~ 220 次 / 分钟。

操作时长：2 分钟。

穴位定位：手掌大鱼际平面中点。

补脾经

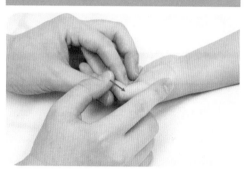

操作方法：让孩子的拇指弯曲，用左手固定住，用右手拇指指腹沿孩子拇指桡侧从指尖推到指间关节处。

操作频率：160 ~ 200 次 / 分钟。

操作时长：3 分钟。

穴位定位：拇指桡侧，从指尖到指根，呈一条直线。

补肾经

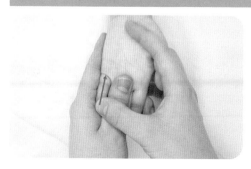

操作方法：用左手固定住孩子的小拇指，使其掌面侧向上，用右手大拇指从孩子小指指尖推向指根。

操作频率：150 ~ 180 次 / 分钟。

操作时长：3 分钟。

穴位定位：小拇指掌面，从指尖到指根，呈一条直线。

揉二马

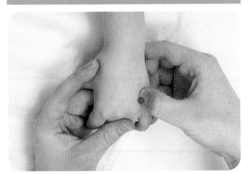

操作方法：用左手扶托孩子左手掌，使其掌心向下，将中指指尖垫入孩子掌面与二马相对应的位置，向手背方向微用力顶出，用右手拇指指面揉。

操作频率：200 ~ 220 次 / 分钟。

操作时长：3 分钟。

穴位定位：手掌背面，第四、第五掌骨小头后凹陷中。

取天河水

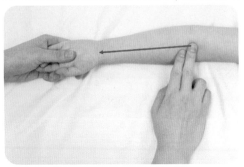

操作方法：用左手扶托孩子左手掌，使其掌面向上，右手食指、中指并拢，从孩子肘横纹推向腕横纹。

操作频率：180 ~ 200 次 / 分钟。

操作时长：2 分钟。

穴位定位：小臂手掌侧正中，从腕横纹到肘横纹，呈一条直线。

顺时针摩腹

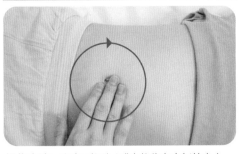

操作方法：让孩子仰卧，或者仰靠在家长的身上，用手掌或四指指腹围绕肚脐做顺时针环摩，如果手凉，可以隔着一层薄衣服操作。

操作频率：70 ~ 100 次 / 分钟。

操作时长：5 分钟。

穴位定位：整个腹部。

揉足三里

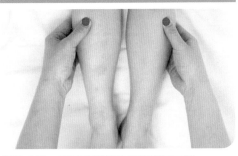

操作方法：用双手拇指同时揉两侧足三里。

操作频率：200 ~ 220 次 / 分钟。

操作时长：2 分钟。

穴位定位：小腿外侧，外膝眼下 3 寸，胫骨旁开 1 寸处。

捏脊

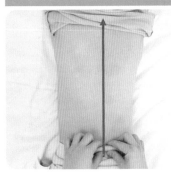

操作方法：拇指在后，食指、中指在前，左右手依次捏起、放下，向前捻动，沿着脊柱从下向上操作。

操作频率：5 ~ 10 秒 / 次。

操作次数：9 次。

穴位定位：背后正中，从尾骨下端到大椎的整个脊柱区域。

对于脾胃阴虚的推拿，在基础手法上，增加了补肾经、揉二马和取天河水。补肾经和揉二马同用，能增强滋阴作用，在补脾经的引导下，起到"以先天补后天"的作用。取天河水能够滋阴清热，既能滋补阴液，又能改善心烦、手足心热、潮热等阴虚燥热的症状。

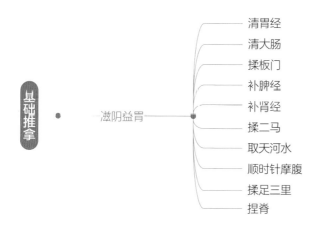

脾胃阴虚型厌食可能伴有的症状及相应推拿方法。

症状	推拿方法	作用与说明
大便干结	揉天枢、下推七节骨	刺激肠道蠕动，促进排便
心烦易怒	揉小天心、取天河水	清心安神，让情绪安定下来
潮热盗汗	补肾经、揉肾顶	敛汗止汗，改善症状

 厌食的家庭护理

◎ 预防厌食，是一项涉及多方面的长期工作

要想让孩子好好吃饭，预防厌食的发生，并不是做好某一件事就行，而是从孩子出生开始，就要多方面加以注意。因为孩子的脾胃较为娇嫩，所以容易受到很多因素的影响。在某一阶段，若有某一种因素对脾胃造成了损害，孩子就可能会出现厌食。可以从以下 6 点进行预防。

（1）孩子 6 月龄以内，尽量母乳喂养，产妇注意不要吃寒凉的食物，以免通过母乳影响孩子的脾胃功能。此外，一旦孩子出现黏液便、大便中带血丝等过敏反应时，就要积极观察或检查过敏原，尽量避免接触，以免对孩子的胃肠道造成损伤。

（2）孩子 4~6 月龄到 1 岁添加辅食的阶段，是非常重要的一个时期。辅食

添加得好，能给孩子的健康打下一个很好的根基；如果这时辅食添加失当，很可能会伤到孩子娇嫩的脾胃。总的来说，辅食添加要遵循"由少到多、由一种到多种、由细到粗、由软到硬、口味清淡"的原则。

（3）孩子正常饮食后，要尽量保证饮食多样化。保证食物种类、烹饪方法、外观造型等方面的多样化，以便更好地刺激孩子的食欲。

（4）保持适量的运动，可以增加能量消耗，有利于对食物的消化吸收，增进孩子的食欲。

（5）关注孩子的心理，不要给孩子过大的压力，尤其在吃饭这件事上要多鼓励，少批评，也不要以责备的语气和他人谈论孩子吃饭的事情，以免孩子产生抵触心理。同时要注意预防孩子焦虑、抑郁等心理问题的产生。

（6）要避免在孩子面前谈论节食减肥或相关的事情，以免孩子模仿，刻意控制食量。

◎ 孩子厌食时，注意这5点护理事项

孩子出现了厌食，家长在家如何处理孩子的吃饭问题是非常重要的一件事。处理方法得当，能让孩子更快恢复食欲。平常要注意以下5个方面。

（1）培养良好的饮食习惯。不可让孩子吃太多甜食、油腻难消化的食物，以及寒凉的食物，按时、按顿进食，在正餐之前不要吃零食。

（2）合理控制食量。当孩子的食欲突然好转时，不可让孩子吃得过多，只要比平常稍多一点即可，以防消化不了造成积食，再次对脾胃造成伤害。

（3）丰富食物种类。为孩子提供种类丰富、做法丰富、造型丰富的食物，重视食物的色、香、味，从多方面刺激孩子的食欲。

（4）保持适量运动。每天让孩子多做户外运动，能够增进孩子的食欲。

（5）关注孩子的情绪。不要在孩子面前过多谈论"不好好吃饭"这件事，以免给孩子造成心理压力，从而更加抵触吃饭。要从正面引导，当孩子某次吃饭表现好时，及时夸奖和鼓励。

山楂麦芽粥

适用情况：脾失健运

食材：生山楂片10克，炒麦芽10克，粳米50克，白糖适量。

做法：将山楂片、炒麦芽、粳米一起入锅熬粥，煮至软烂，加入白糖搅拌均匀即可。随餐食用。

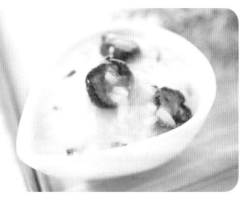

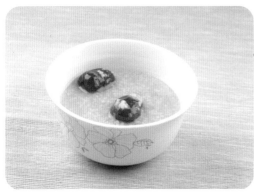

茯苓大枣小米粥

适用情况：脾胃气虚

食材：茯苓10克，大枣2枚，小米50克。

做法：大枣洗净，将各种食材一起入锅熬粥，煮至软烂即可。随餐食用。

芦根南瓜黑米粥

适用情况：脾胃阴虚

食材：鲜芦根30克，南瓜50克，黑米50克。

做法：先将鲜芦根煮30分钟，再加入南瓜和黑米，一起熬粥，煮至软烂即可。随餐食用。

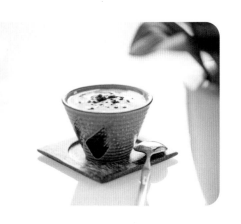

第十章

腹痛：一个可大可小的问题

在小儿外科急诊中，超过 50% 的患者是因为腹痛而来就诊的。腹痛是非常常见的儿科疾病，但因为腹腔内的器官、组织实在太多，所以腹痛的病因也是比较难判断的。

孩子腹痛，这件事可大可小。一般多数是较轻的腹痛，过几分钟就会自行缓解。如果短时间内未缓解，情况严重时，要及时就医。

孩子腹痛常见的 4 个问题

◎ 孩子腹痛，什么情况下需要去医院？

腹痛可以分为功能性腹痛和器质性腹痛 2 种。

功能性腹痛也叫内科性腹痛，一般没有具体器官发生病变，而是胃肠道受到某种刺激而出现的功能紊乱、痉挛、异常蠕动等。这种情况下，一般通过适当的调理，使胃肠道功能恢复正常，腹痛即可消除。

器质性腹痛也叫外科性腹痛，指某一个器官出现了器质性病变，如阑尾炎、肠套叠等，也叫作急腹症。这种情况下，一般要通过外科手术进行干预和治疗，必须尽早就医。

如何判断是哪种腹痛呢？当腹痛的同时出现了以下情况中的一种或几种时，就要尽早就医了。

（1）孩子右下腹疼痛，按下去时会更疼，突然松开手时疼痛加剧，很可能是阑尾炎。

（2）腹痛同时伴有呕吐，且呕吐呈喷射状，或者呕吐物中带血或黄绿色胆汁。

（3）腹痛的同时大便有血，或者大便呈暗红色、黑色，或者大便像果冻一样时。

（4）在摔伤、撞伤后出现腹痛，可能是内脏出血，即使疼痛不明显，也要尽早就医。

（5）持续的剧烈腹痛，超过 1 小时仍未缓解。

（6）腹痛几小时后开始发热，且精神不佳。

（7）出现其他家长判断不准的情况，或者家长心情非常焦虑时。

◎ 家长如何做能帮孩子减轻腹痛？

当孩子腹痛时，家长首先要判断孩子腹痛的严重程度，如果出现了上述情况中的任意一条，应及时就医。若孩子腹痛情况不重，可以先居家观察，并加强护理。

居家观察和护理时，禁止擅自使用止痛药。止痛药不能治病，只能暂时缓解疼痛，反而可能因为掩盖了症状而导致无法准确判断病情，引发其他问题。对于止痛药，一定要由医生检查诊断后再确认是否需要使用。

很多情况下，揉肚子或用温水袋热敷腹部也能缓解腹痛，但只有在孩子腹部喜欢按揉、喜欢热敷时再进行，如果孩子觉得这样不舒服就不能按揉或热敷了。

家长可以通过孩子的具体症状判断腹痛类型，并选用相应的推拿方法，对于缓解和消除腹痛有很好的效果。

◎ 孩子肚子时痛时止是怎么回事？

有的孩子会突然说肚子疼，甚至疼得满地打滚，过了一会儿又突然就好了，吃喝玩乐都不耽误，好像腹痛从来没发生过一样，让家长怀疑孩子到底是不是在假装腹痛。其实，孩子的腹痛很可能是由一种很常见的疾病引起的，即肠系膜淋巴结炎。

肠系膜淋巴结炎多见于 7 岁以下的孩子，常继发于感冒之后，疼痛的位置一般在肚脐周围或者右下腹，并且有固定的疼痛点。但它没有阑尾炎的反跳痛和腹肌紧张的特点。肠系膜淋巴结炎属于一种自限性疾病，会自己逐渐好转，并没有什么特效药。

在中医看来，肠系膜淋巴结炎大多与脾胃虚寒、饮食积滞或湿热有关，饮食要注意清淡、好消化，少吃寒凉及烧烤、煎炸或高热量、难消化的食物。同时根据孩子的具体症状，采用对应的推拿方法，可以缓解腹痛，缩短病程。

还有一种腹痛，经常发生于紧张时，这属于肠易激综合征，与精神压力有关。这时，家长需要从精神、心理上对孩子进行疏导，帮助孩子预防和缓解这类腹痛。

◎ 孩子肠绞痛怎么办？

出生 2 周到 4 个月的孩子，有时会出现无原因的持续性哭闹，同时经常伴有腹部胀气、双手紧握、难以安抚等表现。这种情况通常是由肠绞痛引起的。

肠绞痛与孩子进食或哭闹时吞入大量空气、喂养过度、过敏等原因有关，一般在 4 个月之后就会逐渐缓解。

要预防和缓解肠绞痛，有以下5点注意事项。

（1）喂奶之后，或者发生肠绞痛时，将孩子竖抱，将孩子的头伏于家长肩头，用空掌轻拍其背部，排出胃内过多的空气。

（2）用飞机抱的姿势，可以挤压孩子的腹部，对肠绞痛有预防和缓解作用。

（3）把温水袋放在孩子肚子上温敷，能够缓解疼痛。

（4）尽量母乳喂养，妈妈注意不要吃寒凉、辛辣刺激食物。

（5）若疼痛时间长、症状重，或者出现了其他异常表现时，需寻求医生的帮助。

 # 3种常见腹痛，推拿帮助止痛

孩子常见腹痛有积食腹痛、实寒腹痛和虚寒腹痛3种。

积食腹痛、实寒腹痛为急性腹痛，常为突然发作，但恢复较快。虚寒腹痛为慢性腹痛，常反复发作，持续时间较长。

若孩子腹痛长时间反复发作，要首先考虑虚寒腹痛。若腹痛突然发作，则要考虑孩子在腹痛前是否有饮食不节或腹部受寒的情况，并结合其他症状来判断孩子的腹痛类型。

孩子腹痛的特征性症状和判断方法见下图。

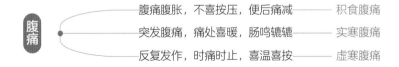

腹痛
- 腹痛腹胀，不喜按压，便后痛减——积食腹痛
- 突发腹痛，痛处喜暖，肠鸣辘辘——实寒腹痛
- 反复发作，时痛时止，喜温喜按——虚寒腹痛

◎ 积食腹痛：清空胃肠道垃圾

如果孩子暴饮暴食，或者难消化的食物吃多了，饮食堆积在胃肠道中无法排出，腐烂产气，就可能出现腹痛、腹胀。家长将手放在孩子肚子上时，腹部压力较大，会更加难受，所以腹痛拒按。孩子一旦排便，将胃肠道中的积滞物排了出去，这些症状就会减轻。所以，当孩子在吃多了之后，出现腹痛腹胀、不喜按压、便后痛减的症状时，就基本可以判断为积食腹痛了。

此外，可以结合大便臭秽、口中酸臭、恶心呕吐、食欲不振、烦躁不安等积食的症状，以及舌色红、苔黄腻的舌象来辅助判断是否为积食腹痛。

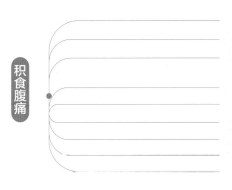

腹痛腹胀，不喜按压

便后痛减

发生于暴饮暴食，或者难消化的食物吃多了后

可能伴有的症状

大便臭秽

口中酸臭

恶心呕吐

食欲不振

烦躁不安

舌色红，苔厚腻

积食腹痛

对于积食腹痛的孩子，要消积止痛。即帮助孩子消除积食、排出大便，腹痛就能很快减轻。

家长可以用这一组推拿方法。

扫码看视频

清胃经

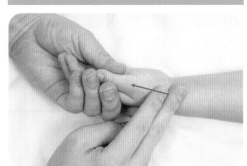

操作方法：用左手握住孩子的手掌，使其大拇指侧向上，用右手食指、中指指面从孩子的腕横纹推向拇指根。

操作频率：240 ~ 300 次 / 分钟。

操作时长：3 分钟。

穴位定位：手掌桡侧赤白肉际处，从腕横纹到拇指根，呈一条直线。

清大肠

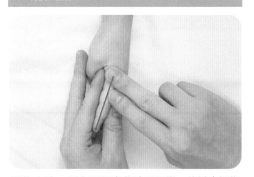

操作方法：用左手固定住孩子手掌，使其大拇指侧向上，食指侧面充分暴露，用右手食指、中指指面从孩子的食指指根推向指尖。

操作频率：240 ~ 300 次 / 分钟。

操作时长：3 分钟。

穴位定位：食指桡侧，从指尖到指根，呈一条直线。

逆运内八卦

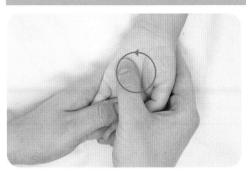

操作方法：用左手扶托孩子的左手掌，用右手拇指指腹从大鱼际向小鱼际的方向做环形摩运。

操作频率：100 ~ 150 次 / 分钟。

操作时长：2 分钟。

穴位定位：以手掌心为圆心，从掌心到中指根横纹距离的 2/3 为半径做圆，内八卦就在这个圆上。

掐四缝

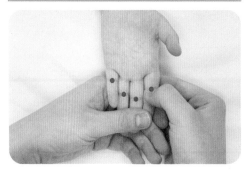

操作方法：用左手固定住孩子的手指，使其手指面充分暴露，用右手拇指指甲先掐后揉，从孩子食指开始，依次到小拇指。

操作频率：25 ~ 30 次 / 分钟。

操作次数：每穴掐 8 次。

穴位定位：食指、中指、无名指、小拇指掌面靠近手掌的指间关节横纹的中央，一只手有 4 个穴位。

揉板门

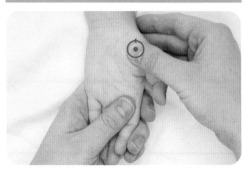

操作方法：用左手扶托孩子的左手掌，使其掌面向上，用右手拇指逆时针揉。

操作频率：200 ~ 220 次 / 分钟。

操作时长：2 分钟。

穴位定位：手掌大鱼际平面中点。

顺时针摩腹

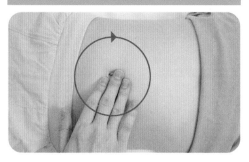

操作方法：让孩子仰卧，或者仰靠在家长的身上，用手掌或四指指腹围绕肚脐做顺时针环摩，如果手凉，可以隔着一层薄衣服操作。

操作频率：70 ~ 100 次 / 分钟。

操作时长：5 分钟。

穴位定位：整个腹部。

揉中脘

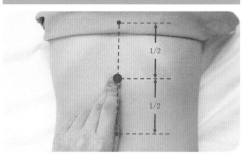

操作方法：让孩子仰卧，用掌根或中指指端揉。

操作频率：260 ~ 320 次 / 分钟。

操作时长：1 分钟。

穴位定位：脐上 4 寸，在胸骨剑突到肚脐连线的中点处。

拿肚角

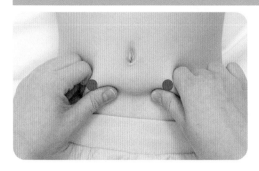

操作方法：用双手拇指和食指、中指向穴位深处对捏拿起，一紧一松。

操作频率：1 ~ 2 秒 / 次。

操作次数：8 次。

穴位定位：脐下 2 寸旁开 2 寸左右大筋处。

以上操作中，清胃经、清大肠、逆运内八卦能使气下行，促进排便。掐四缝为治积食的要穴，消食作用强，还能止腹痛。揉板门能化积滞、调和脾胃，也有止腹痛的作用。顺时针摩腹为近端取穴，直接调理腹部气机，起到帮助消化、缓解腹痛的作用。拿肚角为止腹痛常用手法，能够理气止痛。

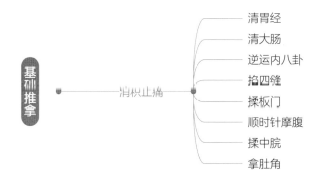

基础推拿 —— 消积止痛
- 清胃经
- 清大肠
- 逆运内八卦
- 掐四缝
- 揉板门
- 顺时针摩腹
- 揉中脘
- 拿肚角

积食腹痛可能伴有的症状及相应推拿方法。

症状	推拿方法	作用与说明
腹胀	清四横纹、分推腹阴阳	消除腹胀
恶心呕吐	横纹推向板门、下推膻中	降逆止呕
烦躁不安	揉小天心、清天河水	清心安神

◎实寒腹痛：驱走腹部的寒邪

当孩子吃了寒凉的食物或腹部吹了凉风，都有可能因为受寒而引起腹痛。这种腹痛发病比较快，腹部受寒后肠蠕动异常、增快，所以肚子里通常会发出咕噜噜的声音。由于是寒邪导致气机凝结不通而引发的腹痛，因此这时把热水袋等温暖的东西放在肚子上，就会感觉舒服很多。

所以，当孩子腹部受寒之后，出现肠鸣辘辘、腹痛喜暖的症状时，基本可以判断为实寒腹痛。同时，还可以根据面色苍白、唇色暗紫、四肢发凉、呕吐、腹泻等受寒的症状，以及淡红舌、白滑苔的舌象来辅助判断是否为实寒腹痛。

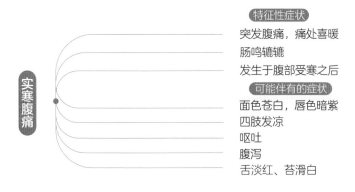

实寒腹痛

【特征性症状】
- 突发腹痛，痛处喜暖
- 肠鸣辘辘
- 发生于腹部受寒之后

【可能伴有的症状】
- 面色苍白，唇色暗紫
- 四肢发凉
- 呕吐
- 腹泻
- 舌淡红、苔滑白

这时家长要散寒止痛，让孩子的腹部暖和起来，散去寒邪，使胃肠道恢复正常，腹痛就会得到缓解。

家长可以用这一组推拿方法。

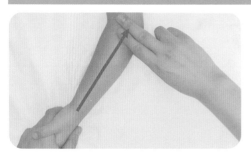

揉一窝风 ♥

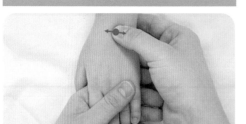

操作方法：用左手扶托孩子的手掌，用右手拇指左右揉。

操作频率：200 ～ 220 次 / 分钟。

操作时长：2 分钟。

穴位定位：手背腕横纹中央凹陷处。

揉外劳宫 ♥

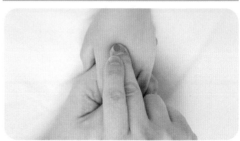

操作方法：用左手扶托孩子手掌，使其掌背向上，用右手中指揉。

操作频率：200 ～ 220 次 / 分钟。

操作时长：3 分钟。

穴位定位：手背第二、第三掌骨间，掌指关节后凹陷处，与内劳宫相对。

揉板门 ♥

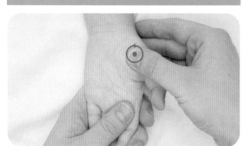

操作方法：用左手扶托孩子的左手掌，使其掌面向上，用右手拇指逆时针揉。

操作频率：200 ～ 220 次 / 分钟。

操作时长：2 分钟。

穴位定位：手掌大鱼际平面中点。

补脾经 ♥

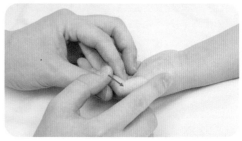

操作方法：让孩子的拇指弯曲，用左手固定住，用右手拇指指腹沿孩子拇指桡侧从指尖推到指间关节处。

操作频率：160 ～ 200 次 / 分钟。

操作时长：2 分钟。

穴位定位：拇指桡侧，从指尖到指根，呈一条直线。

上三关

操作方法：用左手握住孩子左手掌，使其大拇指一侧向上，右手食指、中指并拢，从孩子腕横纹推向肘横纹。

操作频率：150 ～ 180 次 / 分钟。

操作时长：2 分钟。

穴位定位：小臂大拇指侧，从腕横纹到肘横纹，呈一条直线。

平衡摩腹

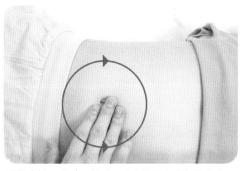

操作方法：让孩子仰卧，或者仰靠在家长的身上，用手掌或四指指腹围绕肚脐先做顺时针环摩，再做逆时针环摩，如果手凉，可以隔着一层薄衣服操作。

操作频率：70～100次/分钟。

操作时长：6分钟。

穴位定位：整个腹部。

拿肚角

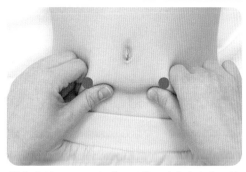

操作方法：用双手拇指和食指、中指向穴位深处对捏拿起，一紧一松。

操作频率：1～2秒/次。

操作次数：8次。

穴位定位：脐下2寸旁开2寸左右大筋处。

捏脊

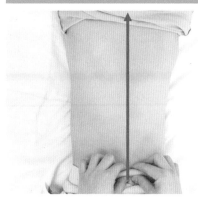

操作方法：拇指在后，食指、中指在前，左右手依次捏起、放下，向前捻动，沿着脊柱从下向上操作。

操作频率：5～10秒/次。

操作次数：9次。

穴位定位：背后正中，从尾骨下端到大椎的整个脊柱区域。

以上操作中，揉一窝风、揉外劳宫、上三关、捏脊均能温阳散寒，揉一窝风偏于散体表之寒，揉外劳宫擅长驱腹部之寒，上三关、捏脊能够温补阳气，散全身之寒。揉板门、补脾经、平衡摩腹能够调和脾胃，让凝结的气机恢复正常运转，从而起到止腹痛的作用。拿肚角为止腹痛常用手法，能够理气止痛。

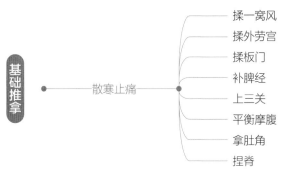

基础推拿 —— 散寒止痛 ——
- 揉一窝风
- 揉外劳宫
- 揉板门
- 补脾经
- 上三关
- 平衡摩腹
- 拿肚角
- 捏脊

实寒腹痛可能伴有的症状及相应推拿方法。

症状	推拿方法	作用与说明
呕吐	横纹推向板门、下推膻中	降逆止呕
腹泻	清补大肠、揉龟尾	涩肠止泻

◎虚寒腹痛：温暖孩子的脾胃

孩子若长时间生活在阴冷的地方，或者寒凉食物吃得较多，或者生病后用了很多寒凉的药物，时间久了，就会损伤自身的阳气，形成虚寒体质。阳气不足则气机运转不通，不通则痛，就容易出现虚寒腹痛。

虚寒腹痛是由于孩子自身阳气不足，会出现痛处喜温喜按、面色发白无光泽等表现。只要孩子体质没有得到改善，就会经常反复发作，时痛时止。同时，还经常会出现四肢发凉、食欲不振、腹胀、大便溏稀等脾胃阳虚的表现。舌象通常是舌色偏淡，舌苔色白。

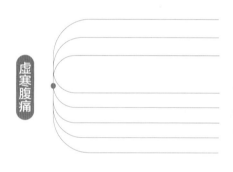

虚寒腹痛

特征性症状
- 反复发作，时痛时止
- 痛处喜温喜按
- 面色发白无光泽

可能伴有的症状
- 四肢发凉
- 食欲不振
- 腹胀
- 大便溏稀
- 舌色淡、苔白

对于虚寒腹痛的孩子，要温中止痛，让孩子的阳气充足，气机运转正常，腹痛的情况就会得到改善。

家长可以用这一组推拿方法。

扫码看视频

补脾经 ♥

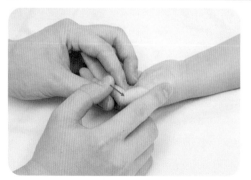

操作方法：让孩子的拇指弯曲，用左手固定住，用右手拇指指腹沿孩子拇指桡侧从指尖推到指间关节处。

操作频率：160～200次／分钟。

操作时长：3分钟。

穴位定位：拇指桡侧，从指尖到指根，呈一条直线。

顺运内八卦

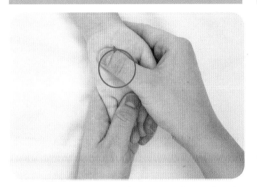

操作方法：用左手扶托孩子的左手掌，用右手拇指指腹从小鱼际向大鱼际的方向做环形摩运。

操作频率：100 ~ 150 次 / 分钟。

操作时长：2 分钟。

穴位定位：以手掌心为圆心，从掌心到中指根横纹距离的 2/3 为半径做圆，内八卦就在这个圆上。

揉外劳宫

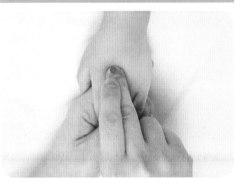

操作方法：用左手扶托孩子手掌，使其掌背向上，用右手中指揉。

操作频率：200 ~ 220 次 / 分钟。

操作时长：3 分钟。

穴位定位：手背第二、第三掌骨间，掌指关节后凹陷处，与内劳宫相对。

上三关

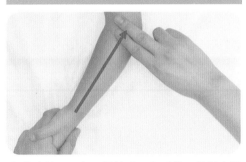

操作方法：用左手握住孩子左手掌，使其大拇指一侧向上，右手食指、中指并拢，从孩子腕横纹推向肘横纹。

操作频率：150 ~ 180 次 / 分钟。

操作时长：2 分钟。

穴位定位：小臂大拇指侧，从腕横纹到肘横纹，呈一条直线。

平衡摩腹

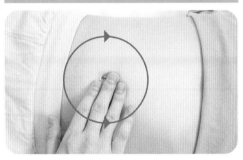

操作方法：让孩子仰卧，或者仰靠在家长的身上，用手掌或四指指腹围绕肚脐先做顺时针环摩，再做逆时针环摩，如果手凉，可以隔着一层薄衣服操作。

操作频率：70 ~ 100 次 / 分钟。

操作时长：6 分钟。

穴位定位：整个腹部。

拿肚角

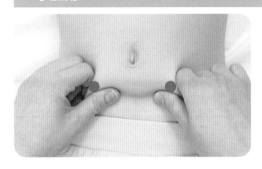

操作方法：用双手拇指和食指、中指向穴位深处对捏拿起，一紧一松。

操作频率：1 ~ 2 秒 / 次。

操作次数：4 次。

穴位定位：脐下 2 寸旁开 2 寸左右大筋处。

揉足三里 ♥	捏脊 ♥

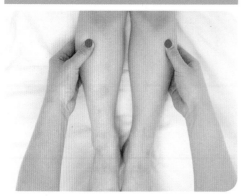

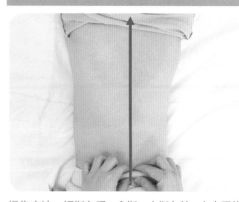

操作方法：用双手拇指同时揉两侧足三里。

操作频率：200～220次／分钟。

操作时长：2分钟。

穴位定位：小腿外侧，外膝眼下3寸，胫骨旁开1寸处。

操作方法：拇指在后，食指、中指在前，左右手依次捏起、放下，向前捻动，沿着脊柱从下向上操作。

操作频率：5～10秒／次。

操作次数：9次。

穴位定位：背后正中，从尾骨下端到大椎的整个脊柱区域。

　　以上操作中，补脾经、揉外劳宫、上三关同用，能够起到更好的温补阳气的作用。顺运内八卦能使气上升，帮助阳气更好地升发。平衡摩腹、拿肚角为近端取穴，能调理腹部气机而起到止痛作用。揉足三里和捏脊为保健常用手法，能够健脾和胃、增强体质。

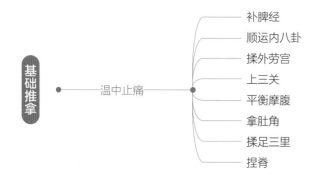

基础推拿 —— 温中止痛

- 补脾经
- 顺运内八卦
- 揉外劳宫
- 上三关
- 平衡摩腹
- 拿肚角
- 揉足三里
- 捏脊

　　虚寒腹痛可能伴有的症状及相应推拿方法。

症状	推拿方法	作用与说明
腹胀	清四横纹、分推腹阴阳	消除腹胀
食欲不振	补脾经、揉中脘	健脾开胃
大便溏稀	补大肠、上推七节骨	涩肠止泻

腹痛的家庭护理

◎ **预防腹痛，要做好这 5 点**

孩子腹痛，最常见的原因是胃肠道不适。所以，预防孩子腹痛的关键在于合理的喂养，保护好孩子的脾胃。要注意做好以下 5 点。

（1）养成良好的饮食习惯。不暴饮暴食，尽量少吃难消化、高热量、刺激性强的食物。

（2）避免腹部受寒。注意腹部保暖，并且尽量少吃寒凉的食物，如雪糕、冰激凌、寒凉的瓜果等。

（3）养成良好的卫生习惯。不吃手，不吃不洁净的食物。

（4）养成良好的排便习惯。最好每天一次，养成固定时间排便的习惯。当出现便秘时及时进行调理。

（5）对于月龄较小的孩子，在喂奶后要拍嗝，预防肠绞痛。

◎ **孩子腹痛时，注意这 3 点护理事项**

孩子发生腹痛时，首先要先观察孩子的症状表现，如果情况严重，需要及时就诊，具体判断方法详见本书第 158 页。

大多数情况下，孩子腹痛并不是非常严重的问题，可以在家进行调养。这时，有以下 3 点注意事项。

（1）注意腹部保暖。腹部受寒会刺激肠蠕动，加重腹痛。

（2）饮食清淡好消化。应以清淡好消化的食物为主，不宜食用高热量、难消化、刺激性强、寒凉的食物，避免影响消化，对胃肠道造成刺激。若孩子食欲不振，可以少食多餐。

（3）帮孩子热敷和按揉肚子。若孩子不抗拒，热敷和按揉肚子可以帮助孩子缓解腹痛。

◎ **这样吃，帮孩子缓解腹痛**

山楂萝卜汤

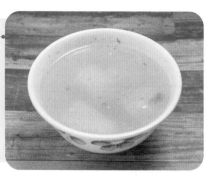

适用情况：积食腹痛

食材：山楂 5 个，白萝卜半个。

做法：将白萝卜洗净切片，山楂洗净；将山楂加水入锅，煮沸后去渣取汁，加入白萝卜片，大火烧开后转中小火继续煮20分钟即可。饭后服用。

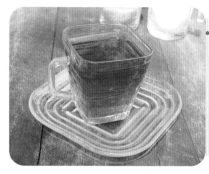

生姜苏叶饮

适用情况：实寒腹痛

食材：生姜末 10 克，干紫苏叶 6 克，红糖适量。

做法：先将干紫苏叶入锅，大火煮开后转中小火继续煮 15 分钟，再放入生姜末、红糖，煮 2 分钟即可。饭后服用。

花椒炒鸡蛋

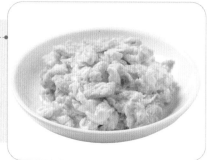

适用情况：虚寒腹痛

食材：花椒 10 克，鸡蛋 1 个。

做法：将花椒研细末，入油锅略炒，打入鸡蛋炒熟即可。随餐食用。

第十一章

鼻炎：爱刷存在感的"烦人鬼"

顾名思义，鼻炎就是鼻腔内发生了炎症反应，有鼻塞、鼻痒、流鼻涕、打喷嚏等症状。

鼻炎发作的时候不但非常难受，还会影响个人形象，非常烦人。而鼻炎又特别爱刷存在感：当感冒后流鼻涕、打喷嚏时，是急性鼻炎在刷存在；有时生病后流鼻涕、鼻塞很久不好，慢性鼻炎就开始刷存在感；有的人一到鲜花盛开、杨柳飘絮的季节，或者接触了某些过敏原，就会出现过敏性鼻炎。鼻炎，真是一个爱刷存在感，让人防不胜防的"烦人鬼"。

 孩子鼻炎常见的 3 个问题

◎ 鼻炎只是小病，治不治无所谓？

鼻炎的症状虽然只是围绕着鼻子，但是它对身体的影响绝不仅限于鼻子。

当鼻炎症状较轻时，偶尔流鼻涕、鼻塞，似乎对生活影响不大，但是它反映出身体内部出现了问题，或者是有细菌、病毒等外邪的侵入，或者是自身免疫力、正气不足。若掉以轻心，病情可能进一步发展，症状加重并引发其他问题。

如果鼻炎症状较重，就会对生活和健康产生影响，主要体现在以下 3 方面。

（1）鼻子位于面部正中，与眼睛、耳朵、口腔及呼吸道都是相通的，向眼睛蔓延可能会引发结膜炎、泪囊炎，向耳朵蔓延可能会引发中耳炎，向咽喉、口腔蔓延可能会引发咽炎、喉炎，向下呼吸道蔓延可能引发支气管炎、肺炎。

（2）鼻塞往往会造成供氧不足。虽然短期内轻微的供氧不足不会有什么影响，但若长此以往，大脑发育、身体发育均会受到影响，影响孩子的智力发育和身体健康。

（3）经常鼻塞、流鼻涕，生活中会出现诸多不便。孩子总得随身带着纸巾，若经常擦鼻子，可能对口鼻周围的皮肤造成损伤。总是挂着鼻涕还会给人"小脏孩"的印象，严重影响个人形象。

因此，虽然鼻炎看似是个小事，但千万不可忽视。

◎ 鼻炎可以根治吗？

对于急性鼻炎来说，通常是由感冒引起的，感冒治好了，鼻炎就消失了，是最容易治疗的。但下次感冒时可能又会出现，所以重在预防。

对于慢性鼻炎、过敏性鼻炎来说，通常是体质较差所致。虽然很多药物可以快速缓解鼻炎症状，但只是暂时压制了症状。只有体质得到改善，才能从根本上解决问题。人的体质是会发生变化的，孩子的体质变化较成年人来说更快，所以，如果家长将孩子的体质变化向好的方向引导，就可能从根本上解决鼻炎问题。

但需要注意的是，体质改善通常需要较长的时间，并且和生活环境、作息习惯、饮食习惯等多方面因素相关。因此，若想从根本上解决鼻炎问题，无法通过某一种方法快速见效，需要长期坚持，多管齐下，注意各个可能对孩子造成影响的因素。

◎ 鼻炎可以用盐水洗鼻吗？

用盐水洗鼻，可以通过盐水的冲刷带走鼻腔内的细菌、病毒及鼻腔分泌物，改善鼻腔环境，从而缓解鼻塞、流鼻涕的症状。对于症状轻微的鼻炎孩子，盐水洗鼻可以很好地控制症状；但对于症状较重的孩子，就需要配合其他方式共同使用，效果才会比较好。

盐水洗鼻有两种方法，一种是用手将盐水掬起，用鼻子将盐水吸入鼻腔，再擤出来。但这种方式对于孩子来说很难操作，用力过度会呛到气管而导致危险。所以对于孩子来说，最好是使用洗鼻器来清洗鼻腔。

使用洗鼻器时，让孩子身体前倾30°～45°，将喷头对准一侧鼻孔，平稳地按压球囊，让盐水轻轻地匀速进入鼻腔，从另一侧鼻孔流出，再换对侧冲洗。需注意，按压时不能用力过大，以免对鼻腔甚至中耳腔造成伤害。

此外，用盐水洗鼻时，还要注意以下6点。

（1）注意盐水浓度。清洗鼻腔要用浓度为0.9%的生理盐水，浓度过低影响效果，浓度过高会对鼻腔造成伤害。

（2）注意盐水温度。洗鼻时的盐水温度最好保持在35~37℃，水温过低或过高都会对鼻腔造成刺激和伤害。

（3）频率不能过高。频繁洗鼻会对鼻黏膜造成损伤，每天1~2次即可。

（4）不要长期使用。长期使用盐水洗鼻，会增加鼻黏膜损伤的可能。所以只在鼻炎发作期洗鼻即可，症状缓解后停止，不要长期使用。

（5）尽量不要自己配制盐水。自己配制盐水，一方面浓度不容易把控，另一方面家里的盐通常含碘，可能造成碘吸收过量，对身体造成危害。

（6）注意卫生。洗鼻器使用前后要用干净的水进行冲洗，并晾干后保持干燥，以免细菌等微生物滋生，下次使用时进入鼻腔。

3 种常见鼻炎，推拿帮助缓解

根据发病周期和频率，孩子鼻炎可以分为 3 种，即急性鼻炎、慢性鼻炎和过敏性鼻炎。

起病急，出现鼻塞、流鼻涕、打喷嚏，并伴有感冒的其他症状时，为急性鼻炎，通常是外感邪气引起的。

患病时间长，两三个月甚至更久仍然经常鼻塞、流浊鼻涕，为慢性鼻炎，通常是由内热炽盛引起的。

每次在接触了特定的过敏原后就会出现鼻塞、流鼻涕、打喷嚏等症状，为过敏性鼻炎，通常是正气不足引起的。

当发生急性鼻炎时，若没有及时治疗调理，或者没有进行合理的养护，时间久了就可能转为慢性鼻炎。而慢性鼻炎时间久了可能会损伤孩子的正气，从而发生过敏性鼻炎。孩子正气不足，容易感冒，患急性鼻炎的可能性就会增加。

所以，当孩子出现鼻炎症状时，一定要予以重视，并进行相应的治疗和调理，3 种鼻炎的特征性症状和判断方法见下图。

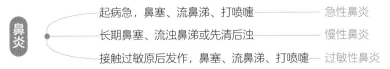

◎ **急性鼻炎：缓解感冒的症状**

急性鼻炎通常为感冒引起的鼻部炎症。如果孩子感冒了，出现鼻塞、流鼻涕、打喷嚏等和鼻子相关的症状，这就是急性鼻炎。

同时，孩子出现急性鼻炎时，还可能会伴有发热、咳嗽等症状，舌象则是会根据外邪的不同而有所不同，舌质颜色可能淡红可能偏红，舌苔颜色可能是白色也可能发黄。

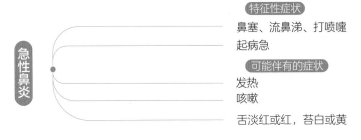

当孩子感冒，发生急性鼻炎时，首先要根据导致感冒的原因来对证处理。而感冒可能由风寒、风热、暑湿、气虚、时疫等多种原因引起，针对不同的感冒，

采取不同的处理方法，缓解了感冒症状，急性鼻炎也就随之改善。

对于不同感冒的推拿方法详见本书第四章。

此外，对鼻周进行按摩推拿，可以宣通鼻窍，改善局部血液循环，促进邪气排出，缓解局部症状。

扫码看视频

家长可以用这一组推拿方法。

开天门 ♥

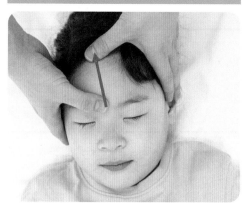

操作方法：让孩子仰卧，用双手拇指指腹交替从孩子两眉正中推向前发际线。

操作频率：280 ~ 320 次 / 分钟。

操作时长：2 分钟。

穴位定位：从两眉正中到前发际线，呈一条直线。

推坎宫 ♥

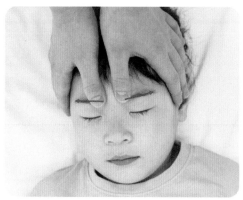

操作方法：让孩子仰卧，用双手拇指指腹自孩子眉头向两侧眉梢分推。

操作频率：70 ~ 100 次 / 分钟。

操作时长：1 分钟。

穴位定位：从眉头至眉梢，呈一横线。

揉太阳 ♥

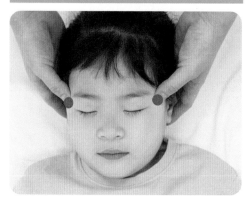

操作方法：让孩子仰卧，用双手拇指或中指指腹向孩子耳方向揉，即右侧逆时针揉，左侧顺时针揉。

操作频率：120 ~ 160 次 / 分钟。

操作时长：1 分钟。

穴位定位：外眼角和眉梢连线中点后方的凹陷处。

揉耳后高骨 ♥

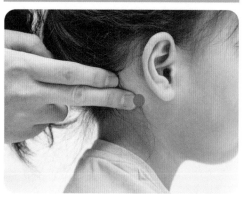

操作方法：用手固定住孩子头部，用中指指端揉。

操作频率：120 ~ 160 次 / 分钟。

操作时长：1 分钟。

穴位定位：耳朵后方突起的下方凹陷处。

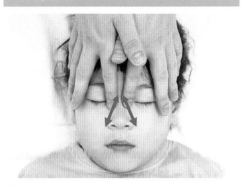

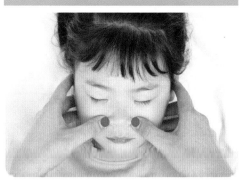

操作方法：用双手食指或中指沿鼻翼上下来回搓。
操作频率：180 ~ 220 次 / 分钟。
操作时长：2 分钟。
穴位定位：鼻翼两侧。

操作方法：用双手拇指或中指指腹揉。
操作频率：140 ~ 180 次 / 分钟。
操作时长：2 分钟。
穴位定位：鼻翼外缘中点旁，鼻唇沟中。

宣通鼻窍的操作手法有开天门、推坎宫、揉太阳、揉耳后高骨、揉迎香和搓鼻翼。其中，开天门、推坎宫、揉太阳和揉耳后高骨合称为"头面四大手法"，是治疗感冒的常用手法。头面四大法有很好的解表作用，能帮助孩子把毛孔打开，给体内的邪气一个向外排出去的出路，同时，还有镇惊安神、止头痛的作用。揉迎香、搓鼻翼能够促进鼻部周围的血液循环，让新鲜血液带来更多的营养和免疫细胞，帮助战胜外邪，同时带走代谢产物，减少在鼻腔部的堆积，从而起到通鼻窍、止鼻涕的作用。

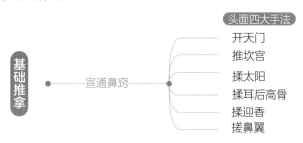

头面四大手法

基础推拿 —— 宣通鼻窍 —— 开天门
推坎宫
揉太阳
揉耳后高骨
揉迎香
搓鼻翼

◎ 慢性鼻炎：调和脏腑的平衡

如果孩子的鼻塞、流鼻涕症状持续了两三个月甚至更久，仍然经常发作，且鼻涕以浊涕为主，那就是慢性鼻炎了。

慢性鼻炎来自体内热邪的熏蒸。这个热邪通常有两个来源：一是外感邪气，也就是感冒之后外邪一开始在体表，后来进入体内，未能及时散出去，受到孩子旺盛阳气的影响而转为热邪；二是孩子本身体质偏热，或者饮食中热量过多，或者饮食未能充分消化，积而生热，导致体内热邪炽盛。

如果是第一个来源，那么通常是先流清鼻涕，后入而化热，转为流浊鼻涕；如果是第二个来源，那么就一直流浊鼻涕，而受到热邪熏蒸，就会出现鼻腔红肿、鼻塞等现象。因此，如果孩子长期鼻塞、流浊鼻涕，那么就是慢性鼻炎了。

此外，患有慢性鼻炎的孩子往往会有咽喉红肿、干痒，大便干结，烦躁易怒等内热重的表现，舌象通常是舌色偏红，舌苔色白或发黄。

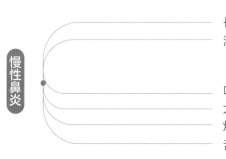

慢性鼻炎

特征性症状
长期鼻塞
流鼻涕，浊鼻涕或先清后浊

可能伴有的症状
咽喉红肿、干痒
大便干结
烦躁易怒
舌色偏红、苔白或黄

热邪有上升的趋势，内热向上熏蒸鼻窍而导致的慢性鼻炎，只要内热不清，就会持续不断。即使暂时用药压制了症状，也无法治愈。

因此，对于患有慢性鼻炎的孩子，我们要清掉其体内各脏腑中的热邪，让脏腑恢复不热不寒、阴阳平衡的状态，才能从根本上解决慢性鼻炎的问题。

家长可以用这一组推拿方法。

扫码看视频

开天门 ♥	揉迎香 ♥

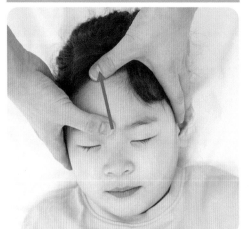

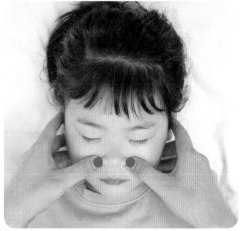

操作方法：让孩子仰卧，用双手拇指指腹交替从孩子两眉正中推向前发际线。
操作频率：280 ~ 320 次 / 分钟。
操作时长：2 分钟。
穴位定位：从两眉正中到前发际线，呈一条直线。

操作方法：用双手拇指或中指指腹揉。
操作频率：140 ~ 180 次 / 分钟。
操作时长：2 分钟。
穴位定位：鼻翼外缘中点旁，鼻唇沟中。

搓鼻翼

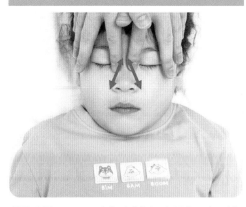

操作方法：用双手食指或中指沿鼻翼上下来回搓。
操作频率：180 ~ 220 次 / 分钟。
操作时长：2 分钟。
穴位定位：鼻翼两侧。

清肺经

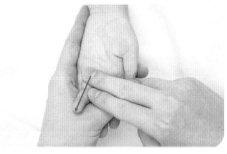

操作方法：用左手握仕孩子的食指、中指、小拇指，使其无名指充分暴露，用右手食指、中指指面从孩子的无名指指根推向指尖。
操作频率：240 ~ 300 次 / 分钟。
操作时长：3 分钟。
穴位定位：无名指掌面，从指尖到指根，呈一条直线。

清胃经

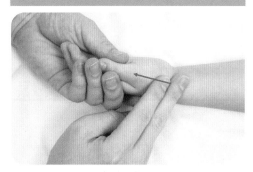

操作方法：用左手握住孩子的手掌，使其大拇指侧向上，用右手食指、中指指面从孩子的腕横纹推向拇指根。
操作频率：240 ~ 300 次 / 分钟。
操作时长：3 分钟。
穴位定位：手掌桡侧赤白肉际处，从腕横纹到拇指根，呈一条直线。

逆运内八卦

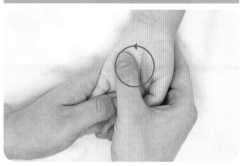

操作方法：用左手扶托孩子的左手掌，用右手拇指指腹从大鱼际向小鱼际的方向做环形摩运。
操作频率：100 ~ 150 次 / 分钟。
操作时长：2 分钟。
穴位定位：以手掌心为圆心，从掌心到中指根横纹距离的 2/3 为半径做圆，内八卦就在这个圆上。

清天河水

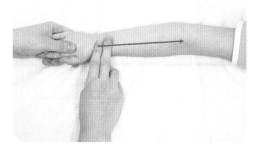

操作方法：用左手扶托孩子左手掌，使其掌面向上，右手食指、中指并拢，从孩子腕横纹推向肘横纹。
操作频率：180 ~ 200 次 / 分钟。
操作时长：2 分钟。
穴位定位：小臂手掌侧正中，从腕横纹到肘横纹，呈一条直线。

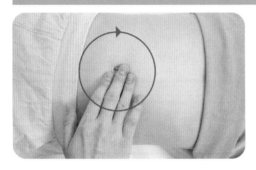

操作方法：让孩子仰卧，或者仰靠在家长身上，用手掌或四指指腹围绕肚脐做顺时针环摩，如果手凉，可以隔着一层薄衣服操作。
操作频率：70 ~ 100 次 / 分钟。
操作时长：5 分钟。
穴位定位：整个腹部。

以上操作中，开天门、揉迎香、搓鼻翼为近端取穴，可促进鼻周血液循环，缓解鼻塞、流鼻涕症状。清肺经、清胃经、逆运内八卦、清天河水均能清热；清肺经偏于清泻肺脏、气管、咽喉、鼻腔及皮肤的热邪；清胃经偏于清泻胃肠中的热邪；逆运内八卦能使气下行，进而减少鼻腔受到的热邪熏蒸；清天河水偏于清泻心火。顺时针摩腹能够调和脾胃，帮助恢复阴阳平衡，并能促进排便，进而清除腹部积热。

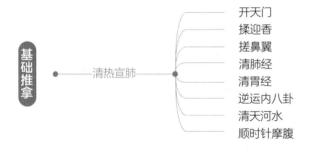

基础推拿 —— 清热宣肺 —— 开天门 / 揉迎香 / 搓鼻翼 / 清肺经 / 清胃经 / 逆运内八卦 / 清天河水 / 顺时针摩腹

慢性鼻炎可能伴有的症状及相应推拿方法。

症状	推拿方法	作用与说明
咽喉红肿、干痒	掐揉少商、揉天突	缓解咽喉症状
大便干结	清大肠、下推七节骨	通便泻热

◎过敏性鼻炎：改善孩子的体质

过敏性鼻炎是由免疫异常，接触了一些对人体无害的刺激时出现了过度的免疫反应而导致的。这通常是正气不足的体现。

对于不同孩子，过敏原也可能不同。常见的有花粉、杨柳絮、尘螨、真菌、动物皮毛、烟雾、海鲜、菠萝、花生、某些药物、化妆品及冷热温度变化等。如果孩子每次在接触到某种物质之后就出现鼻塞、流鼻涕、打喷嚏或其他过敏反应，这种鼻炎就是过敏性鼻炎。

由于孩子正气不足，还可能伴有咳嗽痰稀、怕风怕冷、自汗、大便溏稀等症状，舌象通常是舌色较淡，苔色发白。

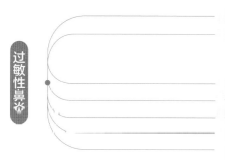

特征性症状
鼻塞、流鼻涕、打喷嚏
接触过敏原后发作

可能伴有的症状
咳嗽痰稀
怕风怕冷
自汗
大便溏稀
舌色淡、苔白

过敏性鼻炎

对于过敏性鼻炎的孩子，主要是要改善体质，温阳益气，减少过敏的发生。

家长可以用这一组推拿方法。

扫码看视频

补脾经

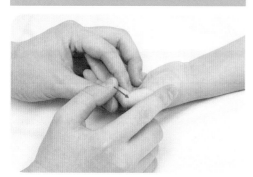

操作方法： 让孩子的拇指弯曲，用左手固定住，用右手拇指指腹沿孩子拇指桡侧从指尖推到指间关节处。

操作频率： 160 ~ 200 次 / 分钟。

操作时长： 3 分钟。

穴位定位： 拇指桡侧，从指尖到指根，呈一条直线。

补肾经

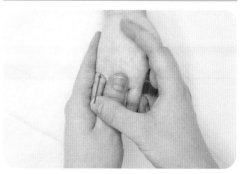

操作方法： 用左手固定住孩子的小拇指，使其掌面侧向上，用右手大拇指从孩子小指指尖推向指根。

操作频率： 150 ~ 180 次 / 分钟。

操作时长： 3 分钟。

穴位定位： 小拇指掌面，从指尖到指根，呈一条直线。

揉二马

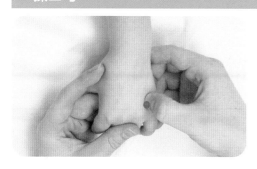

操作方法： 用左手扶托孩子左手掌，使其掌心向下，将中指指尖垫入孩子掌面与二马相对应的位置，向手背方向微用力顶出，用右手拇指面揉。

操作频率： 200 ~ 220 次 / 分钟。

操作时长： 3 分钟。

穴位定位： 手掌背面，第四、第五掌骨小头后凹陷中。

揉外劳宫

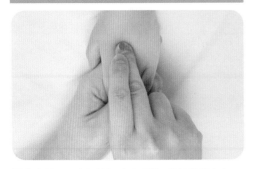

操作方法：用左手扶托孩子手掌，使其掌背向上，用右手中指揉。

操作频率：200 ～ 220 次 / 分钟。

操作时长：3 分钟。

穴位定位：手背第二、第三掌骨间，掌指关节后凹陷处，与内劳宫相对。

上三关

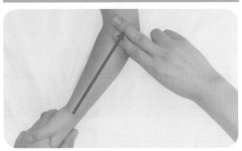

操作方法：用左手握住孩子左手掌，使其大拇指一侧向上，右手食指、中指并拢，从孩子腕横纹推向肘横纹。

操作频率：150 ～ 180 次 / 分钟。

操作时长：2 分钟。

穴位定位：小臂大拇指侧，从腕横纹到肘横纹，呈一条直线。

平衡摩腹

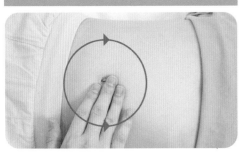

操作方法：让孩子仰卧，或者仰靠在家长的身上，用手掌或四指指腹围绕肚脐先做顺时针环摩，再做逆时针环摩，如果手凉，可以隔着一层薄衣服操作。

操作频率：70 ～ 100 次 / 分钟。

操作时长：6 分钟。

穴位定位：整个腹部。

揉足三里

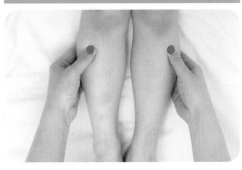

操作方法：用双手拇指同时揉两侧足三里。

操作频率：200 ～ 220 次 / 分钟。

操作时长：2 分钟。

穴位定位：小腿外侧，外膝眼下 3 寸，胫骨旁开 1 寸处。

捏脊

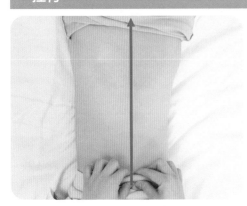

操作方法：拇指在后，食指、中指在前，左右手依次捏起、放下，向前捻动，沿着脊柱从下向上操作。

操作频率：5 ～ 10 秒 / 次。

操作次数：9 次。

穴位定位：背后正中，从尾骨下端到大椎的整个脊柱区域。

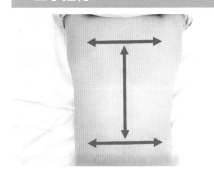

操作方法：让孩子俯卧，先用手掌沿脊柱上下来回搓，再在上背部肺俞的位置左右来回搓，最后在腰部肾俞的位置左右来回搓，以每个部位搓热、皮肤发红为度。

操作频率：220 ~ 260 次 / 分钟。

操作时长：1 分钟。

穴位定位：上背部、腰部与脊柱。

以上操作中，补脾经补益后天之本，补肾经补益先天之本，揉二马偏于滋阴，上三关偏于温补阳气，这 4 个手法共同操作，能够起到大补元气的作用，帮助孩子提升正气。揉外劳宫和补脾经同用，能增强温补作用。平衡摩腹能够调和脾胃，促进正气的生成。揉足三里、捏脊为日常保健常用手法，能够健脾和胃、升发阳气、改善体质。工字搓背通过刺激孩子的督脉和足太阳膀胱经，能够补益正气、增强体质、提高抗病能力。

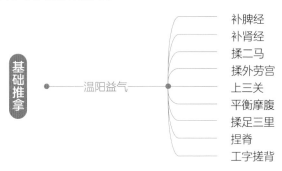

基础推拿 —— 温阳益气
- 补脾经
- 补肾经
- 揉二马
- 揉外劳宫
- 上三关
- 平衡摩腹
- 揉足三里
- 捏脊
- 工字搓背

过敏性鼻炎可能伴有的症状及相应推拿方法。

症状	推拿方法	作用与说明
咳嗽痰稀	揉掌小横纹、揉肺俞	益气止咳
自汗	补肾经、揉肾顶	敛汗止汗
大便溏稀	补大肠、上推七节骨	涩肠止泻

 鼻炎的家庭护理

◎ 预防鼻炎，要注意这 4 点

预防鼻炎，一是要注意避邪；二是扶正，"正气存内，邪不可干"。具体来说，要注意以下 4 点。

（1）营造良好的居住环境。室内勤通风换气，保持空气的清新与流通，并注意保持室内空气湿润。如果环境污染严重，可以使用空气净化器。

（2）养成良好的卫生习惯。做到勤洗手、不抠鼻子。定期清洁房间和换洗衣服、被褥，清理其中的灰尘和尘螨等过敏原，可以减少鼻腔受到的刺激。

（3）保持良好的身体状态。均衡饮食、充足睡眠、适当运动，避免过度劳累，保证免疫力的正常工作。

（4）避免接触过敏原。如果有过敏性鼻炎，可以通过戴口罩、减少出门、清洗被褥等方式，尽量避免与过敏原接触。

◎ 孩子有鼻炎时，注意这4点护理事项

当孩子感冒出现急性鼻炎，按照感冒的护理事项护理即可，详见本书第087页。

若孩子有慢性鼻炎、过敏性鼻炎，要注意以下4点护理事项。

（1）保持鼻腔湿润。可以通过空气加湿器、盐水洗鼻等方式，保持鼻腔湿润。

（2）避免过度洗鼻。虽然盐水洗鼻可以缓解鼻炎症状，但不能过度使用，每天1~2次即可。

（3）清洁居住环境。室内要勤开窗通风，保持空气清新与流通；多扫地、拖地，保证卫生的环境；勤晒被褥，减少尘螨、霉菌等微生物滋生。

（4）饮食注意忌口。尽量减少食用辛辣刺激、烧烤煎炸类食物，若对某些食物过敏，要避免食用。

◎ 鼻炎这样吃，缓解改善症状

银耳鸡蛋羹

适用情况：慢性鼻炎

食材：干银耳10克，鸡蛋1个，冰糖适量。

做法：将干银耳泡发、撕成小块，入锅。大火煮开后转中小火，熬至银耳软烂。碗中打入鸡蛋搅拌后，倒入锅中搅匀，煮熟，加入适量冰糖，溶化搅匀即可。随餐服用。

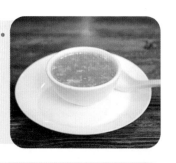

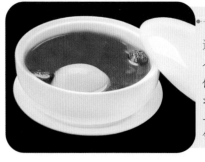

辛夷花煮鸡蛋

适用情况：过敏性鼻炎，以及风寒感冒引起的急性鼻炎

食材：辛夷花10朵，鸡蛋1个，大枣4枚。

做法：先将大枣、鸡蛋一起入锅煮熟，捞出鸡蛋，剥掉鸡蛋壳，在鸡蛋上扎几个小洞后放回锅中。再将辛夷花用纱布包好，放入锅中同煮10~15分钟，将辛夷花捞出即可。随餐吃蛋喝汤。

第十二章

腺样体肥大：孩子越长越丑？
可能是腺样体肥大惹的祸

腺样体肥大，很多家长对它并不陌生，有家长会问为什么现在越来越多的孩子出现了腺样体肥大？

其实，并不一定是腺样体肥大的孩子越来越多了，而是家长对这个病越来越重视了。因为腺样体肥大对孩子的身体健康和生长发育有影响，其中让很多家长担忧的一点是会出现"腺样体面容"，让孩子变丑。所以，腺样体肥大受到家长们的高度重视，也就不足为奇了。

孩子腺样体肥大常见的 4 个问题

◎ 孩子最近经常张嘴呼吸，睡觉也打鼾，是腺样体肥大吗？

张嘴呼吸和睡觉打鼾，往往是由于鼻腔到咽喉部这一段的呼吸道狭窄。而腺样体位于鼻咽部顶部与咽后壁处，当它发生肿大时，就会堵塞呼吸道，导致张嘴呼吸和睡觉打鼾。

但是，导致张嘴呼吸和睡觉打鼾的，并不止腺样体肥大这一个原因。感冒、鼻炎、鼻窦炎、鼻中隔偏曲等，都有可能导致张嘴呼吸和睡觉打鼾。所以，不能仅以这两个表现就判断孩子患有腺样体肥大。首先要排除感冒、鼻炎等急性炎症的影响。

事实上，腺样体的位置我们无法直接用肉眼看到，要想确认孩子是否患有腺样体肥大，需要拍 CT 或鼻内镜检查才能确诊。

那么，何时需要带孩子去医院检查是否患有腺样体肥大呢？我们先看看腺样体肥大的几个典型症状。

（1）经常鼻塞，张嘴呼吸。

（2）睡觉时经常打鼾。

（3）时不时流鼻涕，说话有鼻音。

（4）经常出现中耳炎，甚至有耳痛、听力下降等症状。

（5）经常咽部不适，咳嗽、有痰。

（6）出现颌骨变长、腭骨高拱、嘴唇变厚、牙列不齐、目光呆滞的腺样体面容。

（7）头痛、嗜睡、注意力不集中、反应迟钝等。

孩子出现了这些症状中的 4 个或以上时，就有较大概率患有腺样体肥大，需要及时带孩子去耳鼻喉科进行检查。

◎ 腺样体肥大是因为反复感冒造成的吗？

腺样体是人体在幼儿时期很重要的一个免疫器官，每当有细菌、病毒通过口鼻侵袭身体，出现感冒或其他疾病时，腺样体就会产生大量免疫细胞，帮助身体抵抗这些"侵略者"。这时候，腺样体就会肿大。当身体战胜了细菌、病毒之后，腺样体就会逐渐减少免疫细胞的产生，慢慢恢复原样。

但是，如果孩子反复感冒，腺样体还没有从上一次的肿大中恢复过来，就又被强迫变大。在这种长期的反复刺激下，腺样体很难恢复原本的正常大小。于是，就出现了腺样体肥大。

而孩子腺样体肥大之后，会出现鼻塞，造成供氧不足，影响身体的免疫力。经常张嘴呼吸，吸入体内的空气失去了鼻腔的过滤，更容易被细菌、病毒感染。于是进入了恶性循环。

所以说，反复感冒是造成腺样体肥大的一个直接原因，而腺样体肥大也会导致孩子容易反复感冒。

但是，反复感冒并不是导致腺样体肥大的根本原因，根本原因在于孩子的免疫力水平低下。

当孩子免疫力正常时，是不容易反复感冒的。即使偶尔感冒也会很快康复，肥大的腺样体很快就会消肿。只要每次给它充足的休息时间，就不会出现病理性腺样体肥大。

◎ 随着孩子长大，腺样体会自然萎缩，所以腺样体肥大没关系？

腺样体又叫咽扁桃体，它和扁桃体都是免疫器官，共同保护着孩子的身体健康。

孩子在刚出生时，腺样体和扁桃体都很小，无法自己产生抗体，主要靠来自妈妈的抗体来保护自己的身体。随着孩子逐渐长大，这些抗体的"库存"逐渐消耗，扁桃体和腺样体作为"免疫工厂"，就要开始生产免疫细胞和抗体，保护身体不受细菌、病毒的侵袭。

腺样体在孩子 2~4 岁时会逐渐长大，开始发挥免疫作用。在孩子 6~7 岁时会达到高峰，这时候往往是腺样体肥大最严重的阶段。在孩子 10~13 岁之后，身体的免疫系统逐渐成熟，其功能可以被其他免疫组织替代时，腺样体就会逐渐萎缩，这时，腺样体肥大就会得到缓解和改善。

有的家长会认为，既然腺样体迟早都要萎缩，那腺样体肥大是不是不治疗，等待它自然萎缩就行了呢?

其实，如果只是生理性的或是轻微的腺样体肥大，这种想法是没问题的。但是，如果腺样体肥大出现了较重的症状，甚至影响了生活，就必须尽早治疗了。

严重的腺样体肥大会给孩子带来很多危害。

（1）影响孩子免疫力，导致反复生病，进而加重腺样体肥大，形成恶性循环。

（2）容易反复发生鼻炎、鼻窦炎、中耳炎，甚至会影响听力。

（3）鼻塞导致张嘴呼吸，吃饭时呼吸不畅，进而影响食欲。

（4）长期张嘴呼吸，会出现腺样体面容，孩子越长越丑，且这种变化不可逆。

（5）引起孩子睡眠憋气、呼吸暂停。身体长期处于缺氧状态，会影响大脑发育，导致头痛、精神萎靡、反应迟钝、注意力不集中、记忆力下降，还会影响智力发育。

在这些危害中，很多会对孩子造成不可逆的损伤，影响孩子的一生。所以，当孩子腺样体肥大时，一定要积极治疗，不能只是等待腺样体的自然萎缩。

◎ 腺样体肥大，手术切除就好了吗?

当腺样体肥大到一定程度时，医生会建议进行手术切除。但是，这并不能作为任由腺样体肥大发展而放任不管的理由。毕竟，手术切除是下下策，是保守治疗无效时的无奈之举。

虽然说腺样体切除的手术已经比较成熟，但只要是手术就必然会有风险，何况是在面部危险三角区做手术。我们抛开风险这一块不谈，手术成功后，虽然切除了部分腺样体，不再堵塞呼吸道，可以顺畅呼吸了，但这只是暂时的。造成腺样体肥大的根本原因没有解决，时间久了，腺样体肥大还有可能复发。

所以，对于腺样体肥大的孩子，应早发现早治疗，先通过饮食调理、作息调理及推拿这些无伤害的方式来进行干预，通常可以起到很好的控制和缓解效果。若无效，再考虑药物治疗。在十分严重时，再权衡利弊，考虑是否手术切除。

4 种腺样体肥大，推拿帮助消肿

孩子的腺样体肥大时，通常会伴有鼻塞、流鼻涕、张嘴呼吸、打呼噜等症状。通过检查确诊后，我们还要判断是什么原因导致的。常见原因有痰湿内阻、痰热互结、气血瘀阻和脾肺两虚4种。

从鼻塞和张口呼吸、打呼噜的严重程度来看，一般痰热互结的最重，其次是痰湿内阻，再次是气血瘀阻，脾肺两虚最轻。

从鼻涕上来看，痰湿内阻、脾肺两虚通常是清鼻涕，湿热互结是脓鼻涕，气血瘀阻鼻涕较少。

此外，这4种类型还有各自的特点。痰湿内阻有清痰，湿热互结是黏痰，气血瘀阻有刺痛感，脾肺两虚常自汗。

4种腺样体肥大的特征性症状和判断方法见下图。

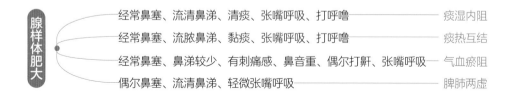

◎ 痰湿内阻：化解体内的痰湿

腺样体由于其特殊的位置，是孩子体内一个正邪相争的重要"战场"。若痰湿内阻导致这里的气机运行不畅，"战场"中的垃圾就无法及时清理掉，细菌、病毒及各种病理产物会在这里堆积，造成腺样体肥大，所以孩子经常出现鼻塞、张嘴呼吸、打呼噜等症状。垃圾堆积得多了，到了鼻腔就会导致鼻塞、流清鼻涕，到了咽喉就会出现清痰、爱清嗓。

痰湿导致体内的气机无法正常运行，孩子还会出现腹胀、食欲不振、乏力、大便黏腻、身体虚胖等症状，时间长了出现腺样体面容，再加上舌淡红、苔白厚腻的舌象，这些都可以用来辅助判断孩子是否为痰湿内阻型腺样体肥大。

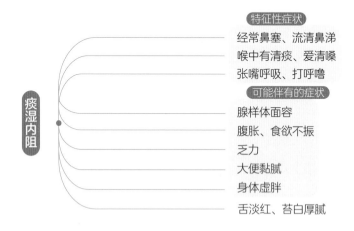

对于痰湿内阻导致的腺样体肥大，不仅要散结通窍，促进腺样体局部的气血疏通，还要燥湿化痰，将体内的痰湿化解掉，从根本上解决问题。

家长可以用这一组推拿方法。

头面四大手法，即开天门、推坎宫、揉太阳、揉耳后高骨 ♥

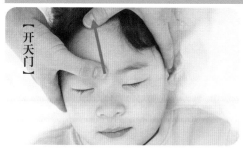

【开天门】

操作方法：让孩子仰卧，用双手拇指指腹交替从孩子两眉正中推向前发际线。
操作频率：280 ~ 320 次 / 分钟。
操作时长：1 分钟。
穴位定位：从两眉正中到前发际线，呈一条直线。

【推坎宫】

操作方法：让孩子仰卧，用双手拇指指腹自孩子眉头向两侧眉梢分推。
操作频率：70 ~ 100 次 / 分钟。
操作时长：1 分钟。
穴位定位：从眉头至眉梢，呈一横线。

【揉太阳】

操作方法：让孩子仰卧，用双手拇指或中指腹向孩子耳方向揉，即右侧逆时针揉，左侧顺时针揉。
操作频率：120 ~ 160 次 / 分钟。
操作时长：1 分钟。
穴位定位：外眼角和眉梢连线中点后方的凹陷处。

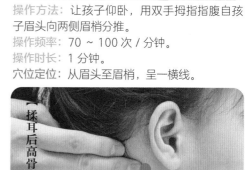

【揉耳后高骨】

操作方法：用手固定住孩子头部，用中指指端揉。
操作频率：120 ~ 160 次 / 分钟。
操作时长：1 分钟。
穴位定位：耳朵后方突起的下方凹陷处。

揉迎香 ♥

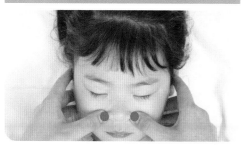

操作方法：用双手拇指或中指指腹揉。
操作频率：140 ~ 180 次 / 分钟。
操作时长：2 分钟。
穴位定位：鼻翼外缘中点旁，鼻唇沟中。

搓鼻翼 ♥

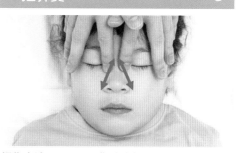

操作方法：用双手食指或中指沿鼻翼上下来回搓。
操作频率：180 ~ 220 次 / 分钟。
操作时长：2 分钟。
穴位定位：鼻翼两侧。

推桥弓

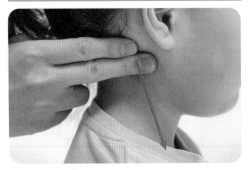

操作方法：用双手拇指或食指、中指指腹沿着孩子桥弓从上向下推。

操作频率：100 ~ 140 次 / 分钟。

操作时长：1 分钟。

穴位定位：脖子两侧，从耳垂后方沿胸锁乳突肌到锁骨上方的凹陷处。

清补脾

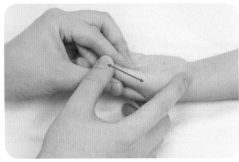

操作方法：用左手固定住孩子的拇指，用右手拇指指腹沿孩子拇指桡侧从指尖到指根来回推。

操作频率：200 ~ 240 次 / 分钟。

操作时长：3 分钟。

穴位定位：拇指桡侧，从指尖到指根，呈一条直线。

揉板门

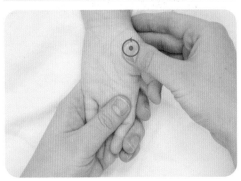

操作方法：用左手扶托孩子的左手掌，使其掌面向上，用右手拇指逆时针揉。

操作频率：200 ~ 220 次 / 分钟。

操作时长：2 分钟。

穴位定位：手掌大鱼际平面中点。

清四横纹

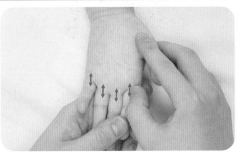

操作方法：用左手固定住孩子的手指，使其掌面充分暴露，用右手拇指侧面在四横纹处上下来回推，从食指开始，依次到小拇指，每个横纹做 50 次。

操作频率：190 ~ 210 次 / 分钟。

操作时长：1 分钟。

穴位定位：掌面食指、中指、无名指、小拇指指根部横纹处，即手指和手掌交界处的横纹，一只手有4 条横纹。

清天河水

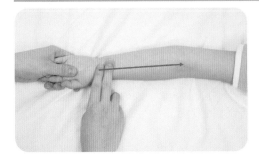

操作方法：用左手扶托孩子左手掌，使其掌面向上，右手食指、中指并拢，从孩子腕横纹推向肘横纹。

操作频率：180 ~ 200 次 / 分钟。

操作时长：2 分钟。

穴位定位：小臂手掌侧正中，从腕横纹到肘横纹，呈一条直线。

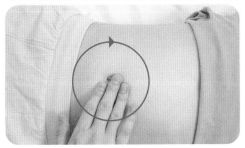

操作方法：让孩子仰卧，或者仰靠在家长身上，用于掌或四指指腹围绕肚脐做顺时针环摩，如果于凉，可以隔着一层薄衣服操作。
操作频率：70 ~ 100 次 / 分钟。
操作时长：5 分钟。
穴位定位：整个腹部。

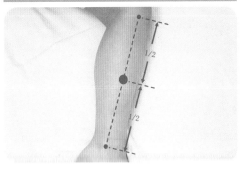

操作方法：用拇指指腹揉。
操作频率：200 ~ 220 次 / 分钟。
操作时长：2 分钟。
穴位定位：小腿前外侧，外膝眼和外踝尖，二者连线中点处。

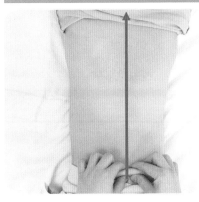

操作方法：拇指在后，食指、中指在前，左右手依次捏起、放下，向前捻动，沿着脊柱从下向上操作。
操作频率：5 ~ 10 秒 / 次。
操作次数：9 次。
穴位定位：背后正中，从尾骨下端到大椎的整个脊柱区域。

以上操作中，通窍散结的有头面四大手法、揉迎香、搓鼻翼、推桥弓。

头面四大手法包括开天门、推坎宫、揉太阳和揉耳后高骨，这几种手法共同使用，有很好的解表作用，能帮助孩子把身体的毛孔打开，促进体内瘀阻的气机向外发散出去。

揉迎香、搓鼻翼能够促进鼻部周围的血液循环，让新鲜血液带来更多的营养物质和免疫细胞，同时带走代谢产物，从而起到消肿胀、通鼻窍、止鼻涕的作用。

推桥弓能舒筋活血，促进脖子两侧大量淋巴组织中的淋巴液回流，从而起到消肿散瘀的作用。

燥湿化痰的操作有清补脾、揉板门、清四横纹、清天河水、顺时针摩腹、揉丰隆和捏脊。清补脾、揉板门、顺时针摩腹、揉丰隆有利湿化痰的作用，清四横纹能促进体内气机运行，清天河水能预防气机运行不畅而生热，捏脊能提升阳气，从而增强脾胃运化痰湿的能力。

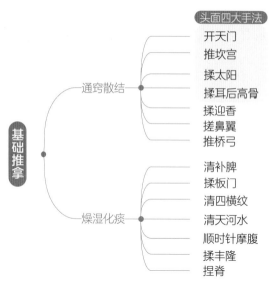

痰湿内阻型腺样体肥大可能伴有的症状及相应推拿方法。

症状	推拿方法	作用与说明
腹胀	清四横纹、分推腹阴阳	消除腹胀
食欲不振	清胃经、揉中脘	促进消化，改善食欲
气短乏力	揉足三里、工字搓背	提升正气，改善体质
大便黏腻	清补大肠、揉天枢	调节肠道，改善便质

◎ 痰热互结：化痰同时要清热

当孩子体内既有痰湿又有热邪的时候，痰湿在热邪的熏蒸之下变得更加黏稠，就会出现湿热互结的情况。这时孩子的鼻涕和痰都会变黏稠，鼻塞、张嘴呼吸、打呼噜的症状也会更加严重。

这类孩子的体质，往往和摄入了过多肉食有关，肉食在体内堆积难以消化，就会生热，影响了脾胃功能就会生湿生痰。所以，孩子爱吃肉，以及口臭、好动、易怒、大便干燥或黏腻、睡觉不安稳等体内湿热等症状，以及舌色红、苔黄厚腻的舌象都可以作为这一类型腺样体肥大的判断依据。

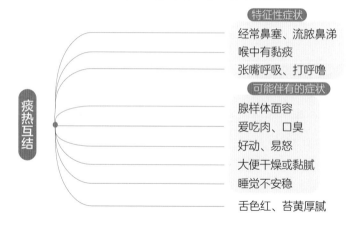

在确定了孩子是痰热互结型腺样体肥大后，局部的散结通窍是不可少的，而对于痰热这个根本原因，就既要清热又要化痰了。

家长可以用这一组推拿方法。

扫码看视频

头面四大手法，即开天门、推坎宫、揉太阳、揉耳后高骨 ♥

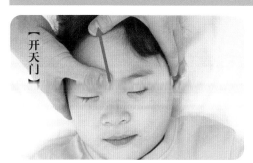

【开天门】

操作方法：让孩子仰卧，用双手拇指指腹交替从孩子两眉正中推向前发际线。

操作频率：280～320次/分钟。

操作时长：1分钟。

穴位定位：从两眉正中到前发际线，呈一条直线。

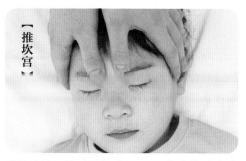

【推坎宫】

操作方法：让孩子仰卧，用双手拇指指腹自孩子眉头向两侧眉梢分推。

操作频率：70～100次/分钟。

操作时长：1分钟。

穴位定位：从眉头至眉梢，呈一横线。

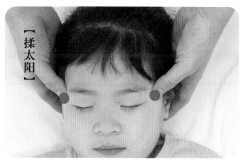

【揉太阳】

操作方法：让孩子仰卧，用双手拇指或中指指腹向孩子耳方向揉，即右侧逆时针揉，左侧顺时针揉。

操作频率：120～160次/分钟。

操作时长：1分钟。

穴位定位：外眼角和眉梢连线中点后方的凹陷处。

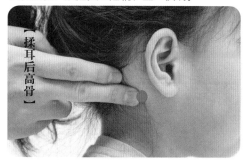

【揉耳后高骨】

操作方法：用手固定住孩子头部，用中指指端揉。

操作频率：120～160次/分钟。

操作时长：1分钟。

穴位定位：耳朵后方突起的下方凹陷处。

揉迎香 ♥

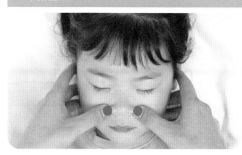

操作方法：用双手拇指或中指指腹揉。

操作频率：140～180次/分钟。

操作时长：2分钟。

穴位定位：鼻翼外缘中点旁，鼻唇沟中。

搓鼻翼

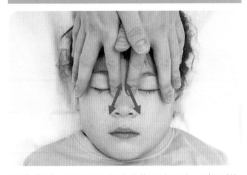

操作方法：用双手食指或中指沿鼻翼上下来回搓。
操作频率：180 ~ 220 次 / 分钟。
操作时长：2 分钟。
穴位定位：鼻翼两侧。

推桥弓

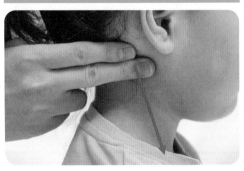

操作方法：用双手拇指或食指、中指指腹沿着孩子桥弓从上向下推。
操作频率：100 ~ 140 次 / 分钟。
操作时长：1 分钟。
穴位定位：脖子两侧，从耳垂后方沿胸锁乳突肌到锁骨上方的凹陷处。

揉小天心

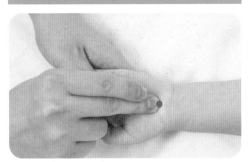

操作方法：用左手扶托孩子的手背，用右手中指指腹揉。
操作频率：200 ~ 220 次 / 分钟。
操作时长：2 分钟。
穴位定位：掌根大小鱼际交接之间凹陷中。

清补脾

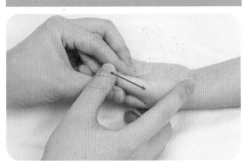

操作方法：用左手固定住孩子的拇指，用右手拇指指腹沿孩子拇指桡侧从指尖到指根来回推。
操作频率：200 ~ 240 次 / 分钟。
操作时长：3 分钟。
穴位定位：拇指桡侧，从指尖到指根，呈一条直线。

清肺经

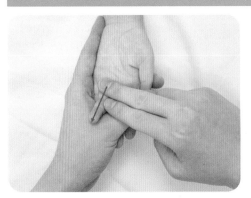

操作方法：用左手握住孩子的食指、中指、小拇指，使其无名指充分暴露，用右手食指、中指指面从孩子的无名指指根推向指尖。
操作频率：240 ~ 300 次 / 分钟。
操作时长：3 分钟。
穴位定位：无名指掌面，从指尖到指根，呈一条直线。

清四横纹 ♥

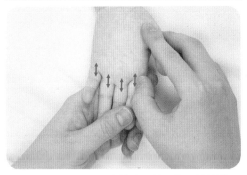

操作方法：用左手固定住孩子的手指，使其掌面充分暴露，用右手拇指侧面在四横纹处上下来回推，从食指开始，依次到小拇指，每个横纹做50次。

操作频率：190~210/分钟。

操作时长：1分钟。

穴位定位：掌面食指、中指、无名指、小拇指指根部横纹处，即手指和手掌交界处的横纹，一只手有4条横纹。

退六腑 ♥

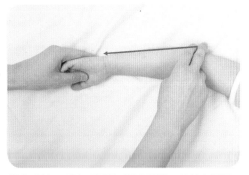

操作方法：用左手握住孩子左手掌，使其小拇指一侧的小臂充分暴露，右手食指、中指并拢，从孩子肘横纹推向腕横纹。

操作频率：180~200次/分钟。

操作时长：2分钟。

穴位定位：小臂小拇指侧，从肘横纹到腕横纹，呈一条直线。

顺时针摩腹 ♥

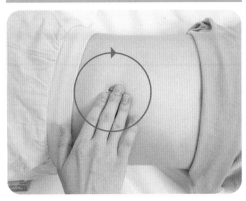

操作方法：让孩子仰卧，或者仰靠在家长身上，用手掌或四指指腹围绕肚脐做顺时针环摩，如果手凉，可以隔着一层薄衣服操作。

操作频率：70~100次/分钟。

操作时长：5分钟。

穴位定位：整个腹部。

揉丰隆 ♥

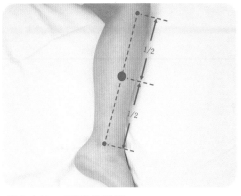

操作方法：用拇指指腹揉。

操作频率：200~220次/分钟。

操作时长：2分钟。

穴位定位：小腿前外侧，外膝眼和外踝尖，二者连线中点处。

　　以上操作中，散结通窍的有头面四大手法、揉迎香、搓鼻翼、推桥弓，说明详见本书第189页。

　　清热化痰的操作有揉小天心、清补脾、清肺经、清四横纹、退六腑、顺时针摩腹和揉丰隆。揉小天心、清肺经、退六腑能够清除体内热邪，清补脾、顺时针摩腹、揉丰隆能够利湿化痰，清四横纹能够促进体内气机运行。

193

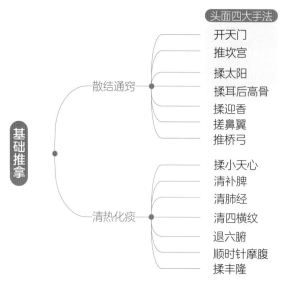

基础推拿
散结通窍
　头面四大手法
　开天门
　推坎宫
　揉太阳
　揉耳后高骨
　揉迎香
　搓鼻翼
　推桥弓

清热化痰
　揉小天心
　清补脾
　清肺经
　清四横纹
　退六腑
　顺时针摩腹
　揉丰隆

痰热互结型腺样体肥大可能伴有的症状及相应推拿方法。

症状	推拿方法	作用与说明
大便干燥	清大肠、下推七节骨	促进肠道蠕动，帮助排便
大便黏腻	清补大肠、揉天枢	调理肠道，改善便质
睡卧不宁	揉小天心、揉天河水	宁心安神，促进睡眠
好动易怒	清肝经、揉太冲	清泻肝火，安定情绪
口臭	清胃经、清大肠	帮助消化，降胃气，除口臭

◎ 气血瘀阻：让气血流通起来

情绪不佳、外邪侵袭、外伤等原因都有可能导致气血瘀阻。若孩子的无形之气和有形之血的运行都受阻，时间久了，身体就会因得不到充足的气血供应而出现种种症状。有一个很明显的特征就是会有刺痛感。头面部的腺样体附近气血瘀阻时，不但会出现腺样体肥大，孩子还会感觉到头部或鼻子附近有针扎一样的刺痛感。

所以，当鼻塞、张嘴呼吸、打呼噜等症状同时伴有刺痛感时，基本可以判断是气血瘀阻了。

此外，还可以根据其他气血瘀阻的症状来进行辅助判断，如精神萎靡困倦、面色晦暗、注意力不集中、听力下降、耳鸣、黑眼圈等，以及舌色红紫或黯淡、舌苔薄白或白腻的舌象。

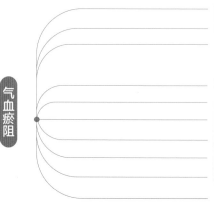

气血瘀阻

特征性症状
经常鼻塞、鼻音重
张嘴呼吸、偶尔打鼾
头部或鼻部刺痛

可能伴有的症状
腺样体面容
精神萎靡困倦
面色晦暗
注意力不集中
听力下降、耳鸣
黑眼圈
舌红紫或黯淡、苔薄白或白腻

这个时候，除了局部的散结通窍，要行气活血，帮助孩子体内的气血恢复正常运行。

家长可以用这一组推拿方法。

头面四大手法，即开天门、推坎宫、揉太阳、揉耳后高骨 ♥

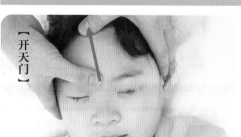

【开天门】

操作方法：让孩子仰卧，用双手拇指指腹交替从孩子两眉正中推向前发际线。
操作频率：280 ~ 320 次 / 分钟。
操作时长：1 分钟。
穴位定位：从两眉正中到前发际线，呈一条直线。

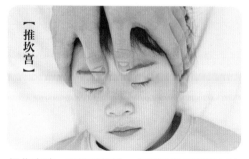

【推坎宫】

操作方法：让孩子仰卧，用双手拇指指腹自孩子眉头向两侧眉梢分推。
操作频率：70 ~ 100 次 / 分钟。
操作时长：1 分钟。
穴位定位：从眉头至眉梢，呈一横线。

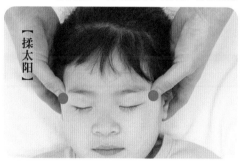

【揉太阳】

操作方法：让孩子仰卧，用双手拇指或中指指腹向孩子耳方向揉，即右侧逆时针揉，左侧顺时针揉。
操作频率：120 ~ 160 次 / 分钟。
操作时长：1 分钟。
穴位定位：外眼角和眉梢连线中点后方的凹陷处。

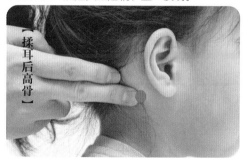

【揉耳后高骨】

操作方法：用手固定住孩子头部，用中指指端揉。
操作频率：120 ~ 160 次 / 分钟。
操作时长：1 分钟。
穴位定位：耳朵后方突起的下方凹陷处。

揉迎香 ♥

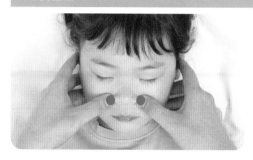

操作方法：用双手拇指或中指指腹揉。
操作频率：140 ~ 180 次 / 分钟。
操作时长：2 分钟。
穴位定位：鼻翼外缘中点旁，鼻唇沟中。

搓鼻翼 ♥

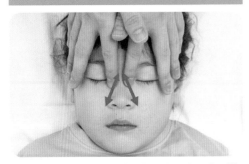

操作方法：用双手食指或中指沿鼻翼上下来回搓。

操作频率：180 ~ 220 次 / 分钟。

操作时长：2 分钟。

穴位定位：鼻翼两侧。

推桥弓 ♥

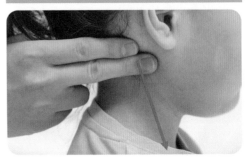

操作方法：用双手拇指或食指、中指指腹沿着孩子桥弓从上向下推。

操作频率：100 ~ 140 次 / 分钟。

操作时长：1 分钟。

穴位定位：脖子两侧，从耳垂后方沿胸锁乳突肌到锁骨上方的凹陷处。

清补脾 ♥

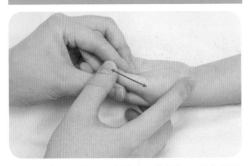

操作方法：用左手固定住孩子的拇指，用右手拇指指腹沿孩子拇指桡侧从指尖到指根来回推。

操作频率：200 ~ 240 次 / 分钟。

操作时长：2 分钟。

穴位定位：拇指桡侧，从指尖到指根，呈一条直线。

清四横纹 ♥

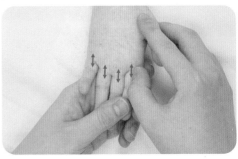

操作方法：用左手固定住孩子的手指，使其掌面充分暴露，用右手拇指侧面在四横纹处上下来回推，从食指开始，依次到小拇指，每个横纹做 50 次。

操作频率：190 ~ 210 次 / 分钟。

操作时长：1 分钟。

穴位定位：掌面食指、中指、无名指、小拇指指根部横纹处，即手指和手掌交界处的横纹，一只手有 4 条横纹。

揉二马 ♥

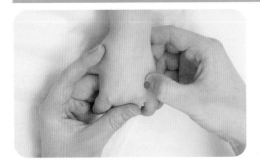

操作方法：用左手扶托孩子左手掌，使其掌心向下，将中指指尖垫入孩子掌面与二马相对应的位置，向手背方向微用力顶出，用右手拇指指面揉。

操作频率：200 ~ 220 次 / 分钟。

操作时长：3 分钟。

穴位定位：手掌背面，第四、第五掌骨小头后凹陷中。

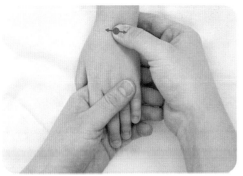

操作方法：用左手扶托孩子的手掌，用右手拇指左右揉。

操作频率：200 ~ 220 次 / 分钟。

操作时长：2 分钟。

穴位定位：手背腕横纹中央凹陷处。

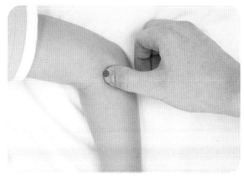

操作方法：用左手握住孩子的手掌，用右手拇指揉。

操作频率：200 ~ 220 次 / 分钟。

操作时长：2 分钟。

穴位定位：屈肘成直角时，肘横纹外端的凹陷处。

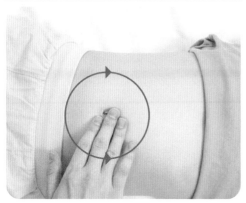

操作方法：让孩子仰卧，或者仰靠在家长的身上，用手掌或四指指腹围绕肚脐先做顺时针环摩，再做逆时针环摩，如果手凉，可以隔着一层薄衣服操作。

操作频率：70 ~ 100 次 / 分钟。

操作时长：6 分钟。

穴位定位：整个腹部。

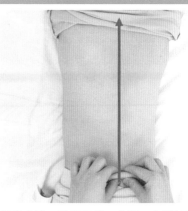

操作方法：拇指在后，食指、中指在前，左右手依次捏起、放下，向前捻动，沿着脊柱从下向上操作。

操作频率：5 ~ 10 秒 / 次。

操作次数：9 次。

穴位定位：背后正中，从尾骨下端到大椎的整个脊柱区域。

　　以上操作中，散结通窍的有头面四大手法、揉迎香、搓鼻翼、推桥弓，说明详见本书第 189 页。

　　行气活血的操作有清补脾、清四横纹、揉二马、揉一窝风、揉曲池、平衡摩腹和捏脊。清补脾、清四横纹、揉一窝风、平衡摩腹和捏脊偏于行气，揉二马、揉曲池偏于活血。其实，气血是密切相关的，气为血之帅，血为气之母，气的运行正常了，血的运行就会通畅，反之亦然，它们之间是相互影响的。

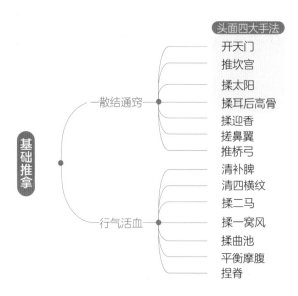

头面四大手法
开天门
推坎宫
揉太阳
散结通窍 —— 揉耳后高骨
揉迎香
搓鼻翼
推桥弓

基础推拿

清补脾
清四横纹
揉二马
行气活血 —— 揉一窝风
揉曲池
平衡摩腹
捏脊

气血瘀阻型腺样体肥大可能伴有的症状及相应推拿方法。

症状	推拿方法	作用与说明
精神萎靡	揉外劳宫、上三关	激发阳气，振奋精神
听力下降、耳鸣	补肾经、揉二马	充实肾气，改善症状

◎ 脾肺两虚：补益孩子的脾肺

脾和肺是与气机运行较为密切的两个脏腑，如果脾肺虚弱，体内的各项机能就会下降。与前几种情况不同，前面是因为体内有了不该有的东西的"实证"，通常症状较重。而脾肺两虚是由于自身不足造成的"虚证"，在腺样体这个正邪相争的"兵家要地"并没有很激烈的战争，而是因为此处堆积的垃圾始终未能得到清理而造成的。所以这一类型的腺样体肥大症状通常较轻，但持续较久。

这一类型的腺样体肥大是由于自身正气不足造成的，往往和食用了过多冰棍或寒凉的瓜果等，导致正气受损有关。由于自身的脾肺之气不足，这类孩子通常会出现自汗、面色淡白或萎黄、乏力不爱动、腹胀、食欲不振、不爱说话、声音低怯、大便溏稀等气虚的症状，舌象通常是舌色淡，舌体偏胖，舌边有齿痕，舌苔色白。

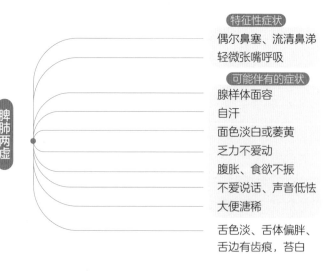

特征性症状
偶尔鼻塞、流清鼻涕
轻微张嘴呼吸

可能伴有的症状
腺样体面容
自汗
面色淡白或萎黄
乏力不爱动
腹胀、食欲不振
不爱说话、声音低怯
大便溏稀

脾肺两虚

舌色淡、舌体偏胖、舌边有齿痕，苔白

这个时候除了帮孩子散结通窍外，更重要的是补益孩子虚弱的脾肺，让正气充足起来。

家长可以用这一组推拿方法。

扫码看视频

头面四大手法，即开天门、推坎宫、揉太阳、揉耳后高骨 ♥

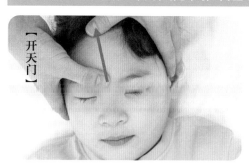

【开天门】

操作方法：让孩子仰卧，用双手拇指指腹交替从孩子两眉正中推向前发际线。
操作频率：280 ~ 320 次 / 分钟。
操作时长：1 分钟。
穴位定位：从两眉正中到前发际线，呈一条直线。

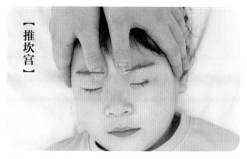

【推坎宫】

操作方法：让孩子仰卧，用双手拇指指腹自孩子眉头向两侧眉梢分推。
操作频率：70 ~ 100 次 / 分钟。
操作时长：1 分钟。
穴位定位：从眉头至眉梢，呈一横线。

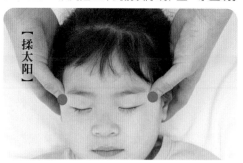

【揉太阳】

操作方法：让孩子仰卧，用双手拇指或中指指腹向孩子耳方向揉，即右侧逆时针揉，左侧顺时针揉。
操作频率：120 ~ 160 次 / 分钟。
操作时长：1 分钟。
穴位定位：外眼角和眉梢连线中点后方的凹陷处。

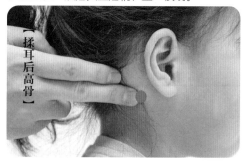

【揉耳后高骨】

操作方法：用手固定住孩子头部，用中指指端揉。
操作频率：120 ~ 160 次 / 分钟。
操作时长：1 分钟。
穴位定位：耳朵后方突起的下方凹陷处。

揉迎香 ♥

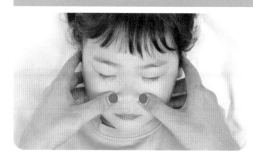

操作方法：用双手拇指或中指指腹揉。
操作频率：140 ~ 180 次 / 分钟。
操作时长：2 分钟。
穴位定位：鼻翼外缘中点旁，鼻唇沟中。

搓鼻翼

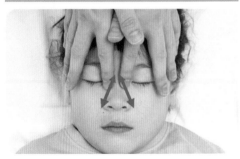

操作方法：用双手食指或中指沿鼻翼上下来回搓。

操作频率：180 ~ 220 次 / 分钟。

操作时长：2 分钟。

穴位定位：鼻翼两侧。

推桥弓

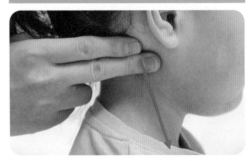

操作方法：用双手拇指或食指、中指指腹沿着孩子桥弓从上向下推。

操作频率：100 ~ 140 次 / 分钟。

操作时长：1 分钟。

穴位定位：脖子两侧，从耳垂后方沿胸锁乳突肌到锁骨上方的凹陷处。

补脾经

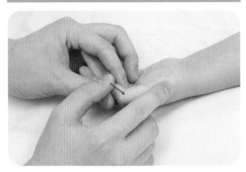

操作方法：让孩子的拇指弯曲，用左手固定住，用右手拇指指腹沿孩子拇指桡侧从指尖推到指间关节处。

操作频率：160 ~ 200 次 / 分钟。

操作时长：3 分钟。

穴位定位：拇指桡侧，从指尖到指根，呈一条直线。

顺运内八卦

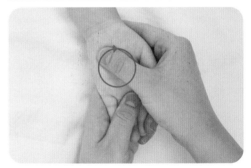

操作方法：用左手扶托孩子的左手掌，用右手拇指指腹从小鱼际向大鱼际的方向做环形摩运。

操作频率：100 ~ 150 次 / 分钟。

操作时长：2 分钟。

穴位定位：以手掌心为圆心，从掌心到中指根横纹距离的 2/3 为半径做圆，内八卦就在这个圆上。

揉外劳宫

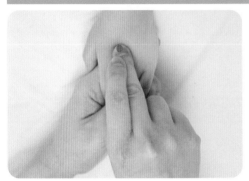

操作方法：用左手扶托孩子手掌，使其掌背向上，用右手中指揉。

操作频率：200 ~ 220 次 / 分钟。

操作时长：3 分钟。

穴位定位：手背第二、第三掌骨间，掌指关节后凹陷处，与内劳宫相对。

上三关

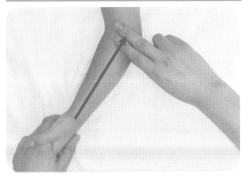

操作方法：用左手握住孩子左手掌，使其大拇指一侧向上，右手食指、中指并拢，从孩子腕横纹推向肘横纹。

操作频率：150 ~ 180 次 / 分钟。

操作时长：2 分钟。

穴位定位：小臂大拇指侧，从腕横纹到肘横纹，呈一条直线。

平衡摩腹

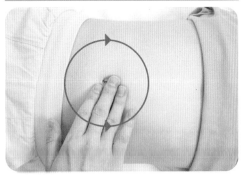

操作方法：让孩子仰卧，或者仰靠在家长身上，用手掌或四指指腹围绕肚脐先做顺时针环摩，再做逆时针环摩，如果怕凉，可以隔着一层薄衣服操作。

操作频率：70 ~ 100 次 / 分钟。

操作时长：6 分钟。

穴位定位：整个腹部。

揉足三里

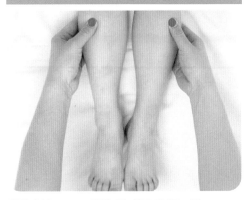

操作方法：用双手拇指同时揉两侧足三里。

操作频率：200 ~ 220 次 / 分钟。

操作时长：2 分钟。

穴位定位：小腿外侧，外膝眼下 3 寸，胫骨旁开 1 寸处。

工字搓背

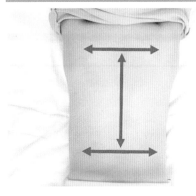

操作方法：让孩子俯卧，先用手掌沿脊柱上下来回搓，再在上背部肺俞的位置左右来回搓，最后在腰部肾俞的位置左右来回搓，以每个部位搓热、皮肤发红为度。

操作频率：220 ~ 260 次 / 分钟。

操作时长：1 分钟。

穴位定位：上背部、腰部与脊柱。

　　以上操作中，散结通窍的有头面四大手法、揉迎香、搓鼻翼、推桥弓，说明详见本书第 189 页。

　　健脾益肺的操作有补脾经、顺运内八卦、揉外劳宫、上三关、平衡摩腹、揉足三里和工字搓背。补脾经、顺运内八卦、揉外劳宫和上三关均有温阳益气的作用；平衡摩腹能够促进气血运行；揉足三里和工字搓背为保健常用手法，能够补益正气、增强体质。

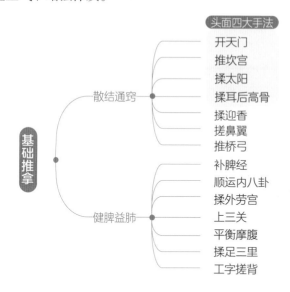

脾肺两虚型腺样体肥大可能伴有的症状及相应推拿方法。

症状	推拿方法	作用与说明
腹胀	清四横纹、分推腹阴阳	消除腹胀
食欲不振	清胃经、揉中脘	消食开胃
大便溏稀	清补大肠、揉天枢	调节肠道，改善便质

 # 腺样体肥大的家庭护理

◎ 预防腺样体肥大，要注意这 4 点

腺样体肥大与孩子的免疫力低下、反复感冒有直接关系，因此预防腺样体肥大，就要从这 4 方面入手。

（1）均衡饮食。如果高热量、烧烤煎炸类、不好消化的食物吃得太多，而蔬菜、水果摄入很少，就容易导致积食等问题，还会影响身体健康水平，降低免疫力。

（2）加强锻炼。适当运动可以增强体质，提高免疫力，预防感冒发生。

（3）预防感冒。室内多开窗通风，保持室内空气流通。在流感高发期，少去人群密集的公共场所活动。

（4）积极治疗慢性鼻炎、扁桃体炎。若孩子患有慢性鼻炎、扁桃体炎，要积极治疗调理，避免炎症影响到腺样体，刺激腺样体发生肿大。

孩子腺样体肥大时，家庭护理是非常重要的。若不注意日常护理，单纯靠推拿、吃药，甚至是手术切除，都难以取得理想的效果。

在日常护理时，这6点尤其重要。

（1）积极配合治疗各种疾病。当孩子生病时，无论是急性病还是慢性病，都要尽早治疗并积极配合，争取让孩子早日康复，减少疾病对腺样体的刺激。

（2）积极预防感冒。要格外注意孩子的穿衣、室内的空气质量，少去人群密集的公共场所，减少感冒次数。

（3）远离过敏原。若孩子对某物过敏，要避免接触，以免过敏反应对腺样体造成刺激。

（4）保证大便通畅。多关注孩子的大便情况，当发生便秘时积极调理。

（5）合理饮食。多喝水，避免上火。少吃或不吃高热量、烧烤煎炸类、过于寒凉、不好消化的食物。

（6）保证充足休息。充足的睡眠是免疫力正常工作的重要保证。

◎ 腺样体肥大这样吃，调理体质助消肿

孩子腺样体肥大时，针对不同的体质选择相应的食疗方法，调理体质，从而起到改善腺样体肿大的作用。

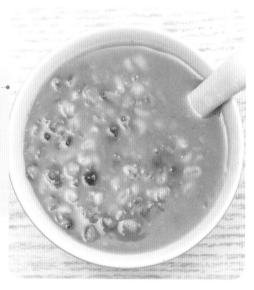

赤小豆薏米芋头粥

适用情况：痰湿内阻

食材：赤小豆、薏米、芋头各适量。

做法：将芋头洗净、去皮、切小块；将赤小豆和薏米淘洗干净，浸泡1小时。将各食材入锅，煮至软烂熟透即可。随餐食用。

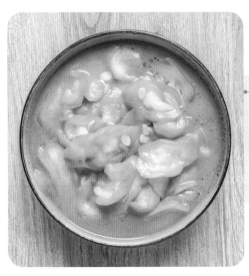

丝瓜冬瓜汤

适用情况：痰热互结

食材：丝瓜、冬瓜、葱花、食盐各适量。
做法：将丝瓜、冬瓜去皮，切片。先煮
冬瓜，快熟时加入丝瓜，煮熟后加入葱
花、食盐，搅拌均匀即可。随餐食用。

山楂红糖水

适用情况：气血瘀阻

食材：生山楂5颗，红糖适量。
做法：将生山楂洗净、去核、切小块，
放入锅中大火煮开后转中小火继续煮20
分钟，放入红糖拌匀即可。饭后服用。

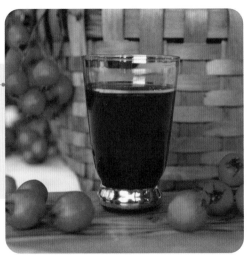

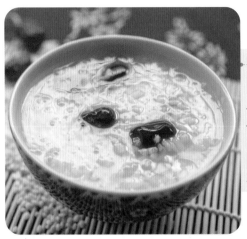

山药大枣粥

适用情况：脾肺两虚

食材：山药、大枣、糯米各适量。
做法：将山药洗净、去皮、切小块；将
大枣洗净、去核；将糯米淘洗干净，浸
泡30分钟。将各食材入锅，煮至软烂熟
透即可。随餐食用。

第十三章

湿疹：这个问题不肤浅

湿疹是很常见的一种皮肤病，对于婴幼儿来说尤为多见。发作的时候皮肤受损，痒痒的，让孩子总想挠，可一旦挠了会更严重。而且湿疹容易反复发作，每次疹子下去后过不了多久就会复发，让很多家长非常发愁。

其实，湿疹虽然是一种皮肤病，但它的病因不只在皮肤表面，和身体内环境有着密不可分的关系，湿疹并不是一个"肤浅"的问题。

因此，如果只从皮肤上"做文章"，只能起到缓解作用，无法从根本上解决湿疹问题。

 孩子湿疹常见的 4 个问题

◎ 孩子湿疹为什么要保湿？

湿疹分为干性湿疹和湿性湿疹，干性湿疹在皮损处没有渗出液，皮肤比较干燥；湿性湿疹的皮损会伴有渗出液，皮肤上湿漉漉的。

不论是干性湿疹还是湿性湿疹，皮肤保湿都是很重要的一个护理事项。孩子患上湿疹的一个因素是自身免疫功能不完善，容易对一些刺激产生过敏反应。另一个因素是孩子的皮肤十分娇嫩，皮肤角质层较薄，保湿效果较差。一旦皮肤过于干燥，就很容易对外界刺激产生反应，从而导致湿疹的发生。

因此，保持皮肤湿润，避免过度干燥，能够降低皮肤的敏感性，对于湿疹的预防和护理都是非常重要的。

一般来说，适合孩子使用的保湿霜有凡士林、甘油、硅霜、维生素 E 乳膏等，若瘙痒严重而无皮损，可使用炉甘石洗剂。若湿疹严重，需在医生指导下用药。

◎ 得了湿疹要避免食用鸡蛋、鱼虾吗？

孩子湿疹多是由过敏引起的，而鸡蛋、鱼虾是容易导致过敏的食物，所以有的家长认为在患湿疹的时候这些食物就一定不能吃了。

其实，可能导致过敏的因素有很多，鸡蛋、鱼虾等高蛋白食物只是其中的一部分。如果孩子对这类食物不过敏，就没有必要刻意避免食用。否则，摄入的蛋白质不足，也会影响孩子的生长发育和身体健康。

孩子湿疹常见的过敏原有尘螨、花粉、霉菌、动物的皮屑毛发、小麦、大豆、牛奶、鸡蛋、鱼虾、杧果、牛羊肉、西红柿、乳酪等，孩子若患有湿疹，可以通过查血检测过敏原，也可以通过对日常饮食及生活习惯的详细记录，再和湿疹的发作规律进行比照来筛出过敏原。确认过敏原后，就要注意让孩子避免接触了。

◎ **孩子湿疹，一涂药就好，停药就犯，怎么办？**

湿疹是一种慢性病，反复发作非常正常。对于反复发作的湿疹，家长不用担心。只要孩子的湿疹不是特别严重，孩子也没有过度用力地去抠挠而造成很深的伤口，湿疹一般不会给孩子留下疤痕或造成其他伤害。

涂抹药膏可以暂时缓解症状，并不能从根本上解决湿疹问题。随着孩子年龄的增加，其体质逐渐增强，免疫能力和皮肤屏障会越来越完善，湿疹也会逐渐好转。同时，家长应做好护理，从饮食、作息上进行调整，并积极寻找过敏原，从而减少孩子湿疹的发作。

◎ **湿疹和脂溢性皮炎是一回事吗？**

湿疹和脂溢性皮炎都是孩子常见皮肤病，症状相似。尤其是发生在头部时，经常会混淆，难以分清。那么，如何区分湿疹和脂溢性皮炎呢？

（1）病因不同。湿疹多由过敏引起，接触某类物质后会明显加重；脂溢性皮炎多由摄入了过多的肥甘油腻、辛辣刺激性食物，皮脂腺分泌过于旺盛所致。

（2）发病部位不同。湿疹可发生在全身的多部位；脂溢性皮炎主要发生于油脂分泌旺盛的部位，如头皮、眉部、眼睑、耳后、颈腋窝、腹股沟等。

（3）皮损不同。湿疹的疹型变化较大，但表面一般没有痂皮；脂溢性皮炎常表现为边缘清楚的暗黄红色斑，或是斑片、斑丘疹，皮损的表面常有黄色的痂皮。

孩子若患有脂溢性皮炎，护理要点有：注意清淡饮食，适当补充维生素B，养成良好的生活习惯，平时作息规律，注意皮损处的保湿。

3种常见湿疹，推拿帮助缓解

孩子常见湿疹有心脾积热、脾虚湿蕴和血虚风燥3种。各种湿疹的特征性症状和判断方法见下图。

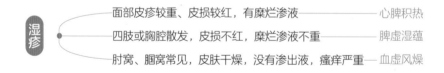

湿疹
- 面部皮疹较重、皮损较红，有糜烂渗液 ——————— 心脾积热
- 四肢或胸腔散发，皮损不红，糜烂渗液不重 ——————— 脾虚湿蕴
- 肘窝、腘窝常见，皮肤干燥，没有渗出液，瘙痒严重 —— 血虚风燥

◎ 心脾积热：帮助孩子清清热

心脾积热型湿疹是由于孩子体内有热，热邪会向上走，就容易在头面部出现湿疹，且皮损较红。

常见的孩子内热来源有两个。

（1）孩子具有脾常不足的特点，对食物的消化能力较弱，若吃了难消化、高热量的食物，就容易积食，脾胃就会生热。这时，孩子就可能会出现大便干燥、口臭等积食的症状。

（2）孩子的心火本身就非常充足，在脾胃之热的影响下会更加充盛，从而心火过旺，就容易出现哭闹不安、睡卧不宁等症状。

这时，孩子的舌象特点通常是舌色红、苔黄腻。

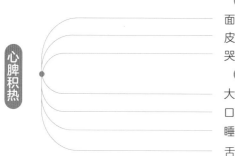

心脾积热

特征性症状
面部皮疹较重
皮损较红，有糜烂渗液
哭闹不安
可能伴有的症状
大便干结
口臭
睡卧不宁
舌色红、苔黄腻

扫码看视频

对于心脾积热的孩子，家长要将他体内这些多余的热清掉。

家长可以用这一组推拿方法。

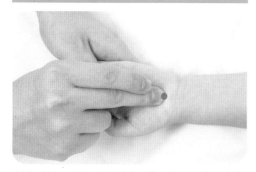

揉小天心 ♥

操作方法：用左手扶托孩子的手背，用右手中指指腹揉。
操作频率：200 ~ 220 次 / 分钟。
操作时长：3 分钟。
穴位定位：掌根大小鱼际交接之间凹陷中。

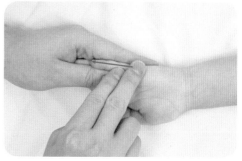

清小肠 ♥

操作方法：用左手固定住孩子手掌，使穴位朝斜上方充分暴露，用右手食指、中指指面从孩子的小拇指指根推向指尖。
操作频率：240 ~ 300 次 / 分钟。
操作时长：2 分钟。
穴位定位：小拇指尺侧，从指尖到指根，呈一条直线。

清大肠

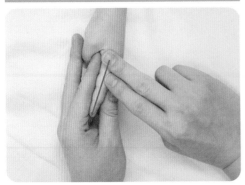

操作方法：用左手固定住孩子手掌，使其大拇指侧向上，食指侧面充分暴露，用右手食指、中指指面从孩子的食指指根推向指尖。

操作频率：240 ~ 300 次 / 分钟。

操作时长：2 分钟。

穴位定位：食指桡侧，从指尖到指根，呈一条直线。

清补脾

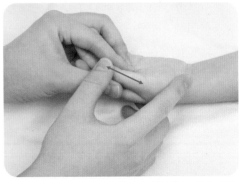

操作方法：用左手固定住孩子的拇指，用右手拇指指腹沿孩子拇指桡侧从指尖到指根来回推。

操作频率：200 ~ 240 次 / 分钟。

操作时长：3 分钟。

穴位定位：拇指桡侧，从指尖到指根，呈一条直线。

揉内劳宫

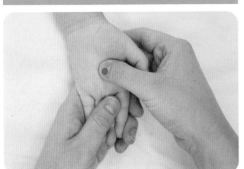

操作方法：用左手固定孩子的手掌，使其掌心向上，用右手拇指或中指指腹揉。

操作频率：200 ~ 220 次 / 分钟。

操作时长：2 分钟。

穴位定位：掌心中央。

揉总筋

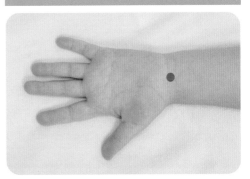

操作方法：用左手固定孩子的手掌，使其掌心向上，用右手大拇指或中指指腹揉。

操作频率：200 ~ 220 次 / 分钟。

操作时长：2 分钟。

穴位定位：手掌侧腕横纹中点。

清天河水

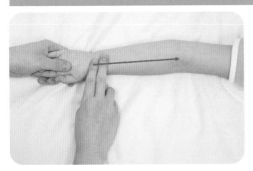

操作方法：用左手扶托孩子左手掌，使其掌面向上，右手食指、中指并拢，从孩子腕横纹推向肘横纹。

操作频率：180 ~ 200 次 / 分钟。

操作时长：3 分钟。

穴位定位：小臂手掌侧正中，从腕横纹到肘横纹，呈一条直线。

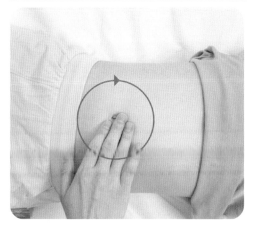

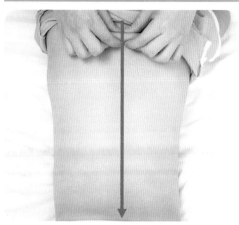

操作方法：让孩子仰卧，或者仰靠在家长身上，用手掌或四指指腹围绕肚脐做顺时针环摩，如果手凉，可以隔着一层薄衣服操作。

操作频率：70 ~ 100 次 / 分钟。

操作时长：5 分钟。

穴位定位：整个腹部。

操作方法：拇指在后，食指、中指在前，左右手依次捏起、放下，向前捻动，沿着脊柱从上向下操作。

操作频率：5 ~ 10 秒 / 次。

操作次数：9 次。

穴位定位：背后正中，从尾骨下端到大椎的整个脊柱区域。

　　以上操作中，揉小天心、清小肠、揉内劳宫、揉总筋、清天河水均能清心热，其区别在于：揉小天心重在宁心安神，让孩子缓解烦躁情绪；清小肠通过利尿而将心火排出，适合在小便短赤时多做；揉内劳宫清心火作用较强，且能除烦躁；揉总筋清心火的同时能通调气机，有助于身体恢复正常状态；清天河水的清心火作用很好，且有不伤正气的特点。

　　清大肠、清补脾和顺时针摩腹偏于清脾胃之热。其中，清大肠通过排便而泻脾热；清补脾能促进消化，避免积食生热；顺时针摩腹能通过促进消化和排便而起到清热作用。

　　倒捏脊能对统管全身阳气的督脉进行刺激，可清除一身之热。

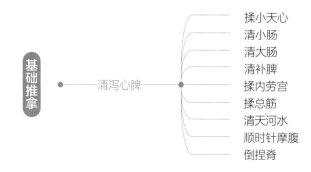

209

心脾积热型湿疹可能伴有的症状及相应推拿方法。

症状	推拿方法	作用与说明
大便干燥	清大肠、下推七节骨	促进肠道蠕动，帮助排便
睡卧不宁	揉小天心、清天河水	宁心安神，促进睡眠
口臭	清胃经、清大肠	帮助消化，降胃气，除口臭

◎ 脾虚湿蕴：增强脾胃的功能

如果孩子的脾对于水湿的运化能力较弱，体内就会水湿弥漫，分部在全身各处，于是四肢和胸腹部等处都可能出现一些湿疹，这类湿疹不同于心脾积热型湿疹，因为没有热邪的熏蒸，所以皮损处通常并不是很红，对皮肤造成的损伤也稍弱一些，便不会出现很重的渗出液。

此外，孩子脾虚还会出现疲倦乏力、大便溏稀、食欲不振等脾胃气虚的表现，可以结合这些症状及舌色淡、苔白腻的舌象来辅助判断是否为脾虚湿蕴型湿疹。

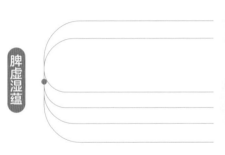

脾虚湿蕴

特征性症状
四肢或胸腔散在皮疹
皮损不红，糜烂渗液不重

可能伴有的症状
疲倦乏力
大便溏稀
食欲不振
舌色淡、苔白腻

对于脾虚湿蕴的孩子，要增强脾的运化功能，从而将体内的湿气祛除，即健脾祛湿。

家长可以用这一组推拿方法。

扫码看视频

清补脾 ♥	清四横纹 ♥

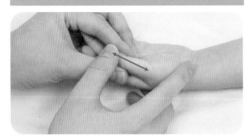

操作方法：用左手固定住孩子的拇指，用右手拇指指腹沿孩子拇指桡侧从指尖到指根来回推。
操作频率：200 ~ 240 次 / 分钟。
操作时长：3 分钟。
穴位定位：拇指桡侧，从指尖到指根，呈一条直线。

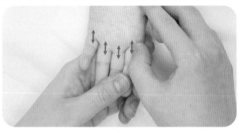

操作方法：用左手固定住孩子的手指，使其掌面充分暴露，用右手拇指侧面在四横纹处上下来回推，从食指开始，依次到小拇指，每个横纹做 50 次。
操作频率：190 ~ 210 次 / 分钟。
操作时长：1 分钟。
穴位定位：掌面食指、中指、无名指、小拇指指根部横纹处，即手指和手掌交界处的横纹，一只手有 4 条横纹。

揉板门

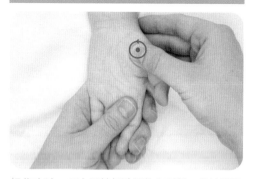

操作方法：用左手扶托孩子的左手掌，使其掌面向上，用右手拇指逆时针揉。

操作频率：200 ～ 220 次 / 分钟。

操作时长：2 分钟。

穴位定位：手掌大鱼际平面中点。

顺运内八卦

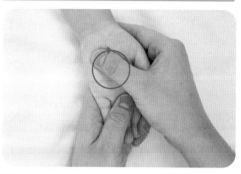

操作方法：用左手扶托孩子的左手掌，用右手拇指指腹从小鱼际向大鱼际的方向做环形摩运。

操作频率：100 ～ 150 次 / 分钟。

操作时长：2 分钟。

穴位定位：以手掌心为圆心，从掌心到中指根横纹距离的 2/3 为半径做圆，内八卦就在这个圆上。

揉外劳宫

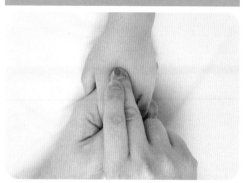

操作方法：用左手扶托孩子手掌，使其掌背向上，用右手中指揉。

操作频率：200 ～ 220 次 / 分钟。

操作时长：2 分钟。

穴位定位：手背第二、第三掌骨间，掌指关节后凹陷处，与内劳宫相对。

平衡摩腹

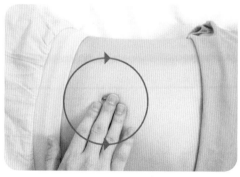

操作方法：让孩子仰卧，或者仰靠在家长身上，用手掌或四指指腹围绕肚脐先做顺时针环摩，再做逆时针环摩，如果手凉，可以隔着一层薄衣服操作。

操作频率：70 ～ 100 次 / 分钟。

操作时长：6 分钟。

穴位定位：整个腹部。

揉丰隆

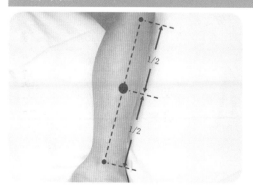

操作方法：用拇指指腹揉。

操作频率：200 ～ 220 次 / 分钟。

操作时长：2 分钟。

穴位定位：小腿前外侧，外膝眼和外踝尖，二者连线中点处。

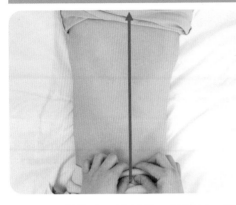

操作方法：拇指在后，食指、中指在前，左右手依次捏起、放下，向前捻动，沿着脊柱从下向上操作。
操作频率：5～10秒／次。
操作次数：9次。
穴位定位：背后正中，从尾骨下端到大椎的整个脊柱区域。

以上操作中，清补脾、揉板门、顺运内八卦、揉外劳宫能温补脾胃，增强运化水湿的能力；清四横纹有助于行气，促进水湿消散；平衡摩腹能调和脾胃，促进运化；丰隆为祛湿要穴，祛湿效果明显；捏脊为保健要穴，能增强体质，改善症状。

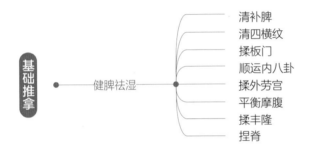

基础推拿 —— 健脾祛湿 ——
- 清补脾
- 清四横纹
- 揉板门
- 顺运内八卦
- 揉外劳宫
- 平衡摩腹
- 揉丰隆
- 捏脊

脾虚湿蕴型湿疹可能伴有的症状及相应推拿方法。

症状	推拿方法	作用与说明
大便溏稀	补大肠、上推七节骨	调理肠道，改善便质
食欲不振	清胃经、揉中脘	促进消化，改善食欲

◎ 血虚风燥：滋补身体祛风邪

血不但为身体提供各种营养物质，而且有滋润的作用。如果血虚，身体就会营养匮乏，有干燥的症状。

患这一类湿疹的孩子，皮肤会显得非常干燥，皮疹基本没有渗出液，表面通常会起一层白皮，瘙痒程度也比较重。一般在肘窝、腘窝这些皮肤褶皱的地方比较多发，而且容易反复发作。

除了以上这些特征性的症状，血虚风燥的孩子还会有面色苍白、形体偏瘦等缺乏营养的症状，以及大便干燥、口咽干燥等症状。舌象通常是舌体颜色比较淡，舌苔为薄白苔。

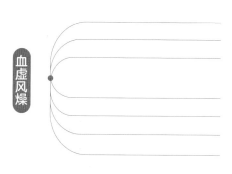

特征性症状
肘窝、腘窝常见皮疹
皮肤干燥，没有渗出液
瘙痒严重

血虚风燥

可能伴有的症状
面色苍白
形体偏瘦
大便干燥、口咽干燥
舌色淡、苔薄白

对于血虚风燥的孩子，需要养血祛风。养血从脾、肾两方面入手，因为脾为气血生化之源，脾的功能正常，才能正常生血；肾藏精，精血同源，肾精充足，血才能不虚。

家长可以用这一组推拿方法。

扫码看视频

补脾经 ♥

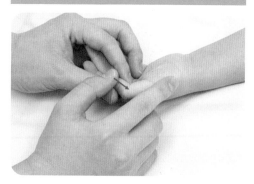

操作方法：让孩子的拇指弯曲，用左手固定住，用右手拇指指腹沿孩子拇指桡侧从指尖推到指间关节处。

操作频率：160 ~ 200 次 / 分钟。

操作时长：3 分钟。

穴位定位：拇指桡侧，从指尖到指根，呈一条直线。

补肾经 ♥

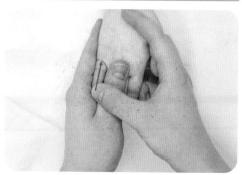

操作方法：用左手固定住孩子的小拇指，使其掌面侧向上，用右手大拇指从孩子小指指尖推向指根。

操作频率：150 ~ 180 次 / 分钟。

操作时长：3 分钟。

穴位定位：小拇指掌面，从指尖到指根，呈一条直线。

揉二马 ♥

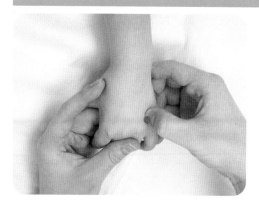

操作方法：用左手扶托孩子左手掌，使其掌心向下，将中指指尖垫入孩子掌面与二马相对应的位置，向手背方向微用力顶出，用右手拇指指面揉。

操作频率：200 ~ 220 次 / 分钟。

操作时长：3 分钟。

穴位定位：手掌背面，第四、第五掌骨小头后凹陷中。

上三关

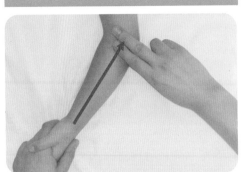

操作方法：用左手握住孩子左手掌，使其大拇指一侧向上，右手食指、中指并拢，从孩子腕横纹推向肘横纹。

操作频率：150 ~ 180 次 / 分钟。

操作时长：2 分钟。

穴位定位：小臂大拇指侧，从腕横纹到肘横纹，呈一条直线。

揉一窝风

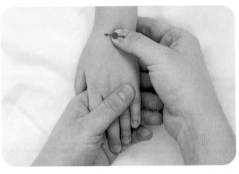

操作方法：用左手扶托孩子的手掌，用右手拇指左右揉。

操作频率：200 ~ 220 次 / 分钟。

操作时长：2 分钟。

穴位定位：手背腕横纹中央凹陷处。

揉风池

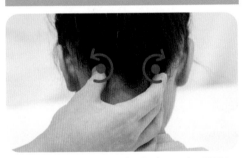

操作方法：用左手扶托孩子额头，用右手拇指、中指指腹揉。

操作频率：80 ~ 120 次 / 分钟。

操作时长：3 分钟。

穴位定位：脑后，枕骨之下，两条大筋上端外侧的凹陷处。

平衡摩腹

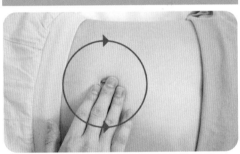

操作方法：让孩子仰卧，或者仰靠在家长身上，用手掌或四指指腹围绕肚脐先做顺时针环摩，再做逆时针环摩，如果手凉，可以隔着一层薄衣服操作。

操作频率：70 ~ 100 次 / 分钟。

操作时长：6 分钟。

穴位定位：整个腹部。

捏脊

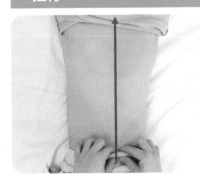

操作方法：拇指在后，食指、中指在前，左右手依次捏起、放下，向前捻动，沿着脊柱从下向上操作。

操作频率：5 ~ 10 秒 / 次。

操作次数：9 次。

穴位定位：背后正中，从尾骨下端到大椎的整个脊柱区域。

以上操作中，补脾经、上三关能温补脾胃，补肾经、揉二马能滋阴补肾，四穴同用能大补元气，促进气血生成；揉一窝风、揉风池能祛散风邪；平衡摩腹和捏脊能增强体质，改善症状。

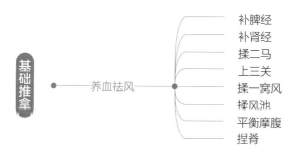

血虚风燥型湿疹可能伴有的症状及相应推拿方法。

症状	推拿方法	作用与说明
大便干燥	清大肠、下推七节骨	促进肠道蠕动，帮助排便
口咽干燥	掐揉少商、揉承浆	生津液，缓解症状

 湿疹的家庭护理

◎ 预防湿疹，要注意这 5 点

湿疹是一种具有遗传倾向的疾病，如果父母是过敏体质，孩子患湿疹的概率会大大增加。但是，如果合理喂养，做好预防，可以降低湿疹发生的概率。

具体来说，预防湿疹要从这 5 个方面入手。

（1）远离过敏原。常见过敏原有尘螨、花粉、霉菌、动物皮屑毛发、小麦、大豆、牛奶、鸡蛋、鱼虾、杜果、牛羊肉、西红柿、乳酪、强烈的阳光和抓挠刺激等。通过检测或观察确认过敏原，并避免接触。

（2）均衡饮食。新鲜的蔬菜、水果富含维生素，对湿疹的预防和控制有很好的作用。要减少辛辣刺激、烧烤煎炸、高热量食物的摄入。

（3）掌握合理的洗澡频率。长时间不洗澡会使皮肤表面滋生细菌，容易引发各种疾病。但若洗澡过于频繁，则会对皮肤表面屏障造成破坏。一般来说，每周洗 2~3 次即可。

（4）注意衣物的选择。不要给孩子穿过厚或过于密闭的衣服，给皮肤留有透气的空间，能够降低皮肤的敏感度。

（5）保持心情舒畅。孩子心情不佳，过度焦虑、紧张时，容易出现包括湿疹在内的多种疾病。保持愉快、平和的心情是非常必要的。

◎ 孩子湿疹的 4 点护理注意事项

对于湿疹来说，合理的护理能够大大缩短病程。当孩子发生湿疹时，一定要注意以下 4 点。

（1）积极寻找并远离过敏原。若经常接触过敏原，湿疹很难消除，容易反复发作。

（2）注意皮肤保湿。经常给皮肤涂抹保湿霜，避免皮肤干燥。

（3）穿宽松透气的衣服。尽量选择较为宽松的纯棉材质衣服，减少对皮肤的摩擦刺激，保证透气。避免穿合成纤维等过于密闭的衣物。

（4）避免刺激皮肤。用力抓挠、阳光暴晒、刺激性的肥皂和洗洁精等均会对皮肤造成刺激，应尽量避免。

◎ 湿疹这样吃，告别烦人的疹子

荷叶粥

适用情况：心脾积热

食材：粳米30克，鲜荷叶1张，白糖适量。

做法：先将粳米煮至将熟，把鲜荷叶洗净盖在粥上，稍煮3分钟左右，揭去荷叶即可。拌入白糖，搅匀。随餐食用。

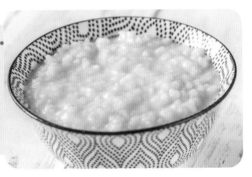

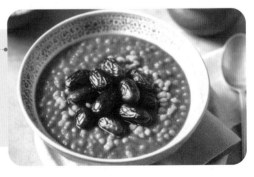

赤豆芡实饮

适用情况：脾虚湿蕴

食材：赤小豆30克，芡实30克，白糖适量。

做法：将赤小豆、芡实淘洗干净，煮至软烂，加入白糖搅匀即可。随餐食用。

红枣扁豆粥

适用情况：血虚风燥

食材：大枣10枚，扁豆30克，红糖适量。

做法：将大枣、扁豆淘洗干净，煮至软烂，加入红糖搅匀即可。随餐食用。

第十四章

夜啼：一夜孩子啼不住，全家老小都受苦

孩子晚上睡觉，时不时就哭一阵子，这真的是一件让家长非常头疼的事。孩子夜啼，不但孩子睡不好，影响生长发育，而且全家人都被折腾得不得安宁，苦不堪言！

对于夜啼的孩子，我们不能单纯地关注他的睡眠。夜啼说明孩子的身体出了问题，要找到造成夜啼的原因，才能让孩子睡得更加香甜。

 ## 孩子夜啼常见的 2 个问题

◎ 孩子夜啼是因为缺钙吗？

钙是孩子身体健康发育必需的重要矿物质之一。如果缺钙，孩子可能会出现睡眠质量下降、易惊醒等症状。当孩子夜啼的同时伴有多汗、身材矮小、烦躁不安等其他钙元素缺乏的症状时，可以尝试通过补钙来对孩子进行治疗和调理。

但是，缺钙并不是导致孩子夜啼的唯一因素，家长还可以从以下 5 个方面注意观察，找到导致孩子夜啼的原因。

（1）生理需求未满足。对于年龄较小的孩子来说，要考虑喂奶、换尿布、拍嗝等生理因素。

（2）睡眠环境差。卧室有噪声、光线过强、温度过热或过冷等，都会影响孩子的睡眠质量。

（3）过度疲劳。白天活动时间过长、长期睡眠不足或睡前过度兴奋，均会导致孩子的身体或大脑过度疲劳，可能出现夜啼。

（4）心理因素。孩子若处于恐惧、分离焦虑等心理状态下，可能出现夜啼。

（5）疾病因素。当孩子出现发热、胀气、便秘等不适时，也可能出现夜啼。

◎ 孩子睡到一半醒来哭，需要立刻喂奶吗？

当孩子较小时，尤其是在 0~6 月龄时，神经系统和生理系统都发育不完善，经常会睡一会儿就醒来一下，可能还会哭两声。这时，有的妈妈就会立刻给孩子喂奶，孩子只要一吃上奶，往往也就安静了。

虽然这种方法在很多时候都有用，但对孩子的生长发育而言，有不利的影响。若孩子睡觉时一哭闹就用喂奶来解决，会使孩子对奶水产生依赖，对以后的性格

发育和饮食情况都会造成不利的影响。此外，孩子一哭闹就喂奶，很容易因喂养过度而导致肥胖，还可能出现腹胀、腹泻等症状，反而让孩子更加不舒服，加重夜啼。

正确的做法是，先检查孩子是否因为要换尿布、睡眠环境不好（如有噪声、温度不适、床铺不舒服等）而啼哭。若无以上原因及疾病因素，可以轻拍孩子背部进行安抚，增强孩子的安全感，帮助孩子入眠。尽量只在孩子因为饥饿而啼哭时通过喂奶来解决。

4种常见夜啼，推拿帮助安眠

孩子常见夜啼有心热夜啼、受惊夜啼、积食夜啼和脾寒夜啼4种。前2种主要与心神相关，后2种主要与脾胃相关。

各种夜啼的特征性症状和判断方法见下图。

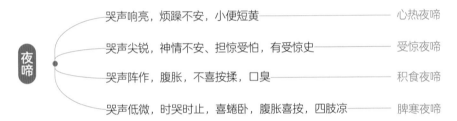

哭声响亮，烦躁不安，小便短黄 —— 心热夜啼

哭声尖锐，神情不安、担惊受怕，有受惊史 —— 受惊夜啼

哭声阵作，腹胀，不喜按揉，口臭 —— 积食夜啼

哭声低微，时哭时止，喜蜷卧，腹胀喜按，四肢凉 —— 脾寒夜啼

◎ 心热夜啼：安神要先清心火

很多人都有过心神不宁的感觉。"神"指人的神志活动，晚上睡觉时，"神"也应该进入身体中蛰藏休息，神所藏的地方就是心，因此我们经常会说"心神"。

当心中的火热过旺时，"神"就无法在这里"安居乐业"了。到了晚上，神志活动仍无法休息，就会出现心热夜啼，而且这时的哭声很响亮，开灯后更刺激了神志活动，因此会哭得更厉害。同时，还会有烦躁不安、小便短黄等心火旺的表现。

心火旺的时候，孩子的面色、唇色通常发红，胸腹部摸着也偏热，一些孩子还可能出现大便干结的症状。一般来说，舌象是舌尖红、苔薄黄。

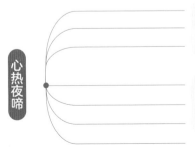

特征性症状
哭声响亮，开灯哭得更厉害
烦躁不安
小便短黄

可能伴有的症状
面色、唇色发红
胸腹部偏热
大便干结
舌尖红、苔薄黄

对于心热夜啼的孩子，家长要将其多余的心火清除出去，这样才能让"神"在晚上得到休息，避免夜啼的发生，即清心安神。

家长可以用这一组推拿方法。

扫码看视频

揉小天心 ♥

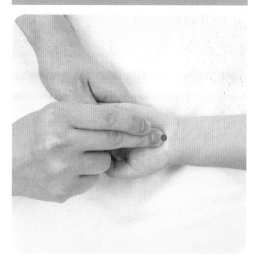

操作方法：用左手扶托孩子的手背，用右手中指指腹揉。

操作频率：200 ~ 220 次 / 分钟。

操作时长：5 分钟。

穴位定位：掌根大小鱼际交接之间凹陷中。

清小肠 ♥

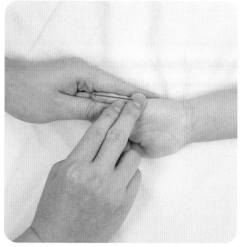

操作方法：用左手固定住孩子手掌，使穴位朝斜上方充分暴露，用右手食指、中指指面从孩子的小拇指指根推向指尖。

操作频率：240 ~ 300 次 / 分钟。

操作时长：2 分钟。

穴位定位：小拇指尺侧，从指尖到指根，呈一条直线。

揉内劳宫 ♥

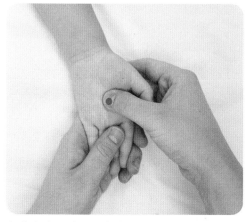

操作方法：用左手固定孩子的手掌，使其掌心向上，用右手拇指或中指指腹揉。

操作频率：200 ~ 220 次 / 分钟。

操作时长：2 分钟。

穴位定位：掌心中央。

揉总筋 ♥

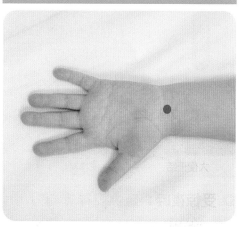

操作方法：用左手固定孩子的手掌，使其掌心向上，用右手大拇指或中指指腹揉。

操作频率：200 ~ 220 次 / 分钟。

操作时长：2 分钟。

穴位定位：手掌侧腕横纹中点。

清天河水 ♥	摩百会 ♥

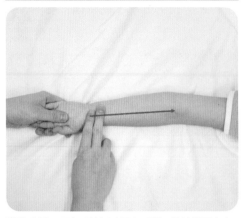

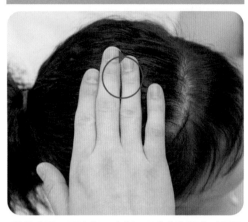

操作方法：用左手扶托孩子左手掌，使其掌面向上，右手食指、中指并拢，从孩子腕横纹推向肘横纹。

操作频率：180 ~ 200 次 / 分钟。

操作时长：2 分钟。

穴位定位：小臂手掌侧正中，从腕横纹到肘横纹，呈一条直线。

操作方法：用食指、中指、无名指指腹在孩子百会处轻轻做顺时针环摩。

操作频率：120 ~ 150 次 / 分钟。

操作时长：2 分钟。

穴位定位：头顶正中线与两耳尖连线交点处。

以上操作中，揉小天心、清小肠、揉内劳宫、揉总筋、清天河水均能清心热，其区别在于：揉小天心宁心安神作用明显，宜多做；清小肠通过利尿将心火排出，适合在小便短赤时多做；揉内劳宫的清心火作用较强，且能除烦躁；揉总筋在清心火的同时能通调气机，有助于身体恢复正常状态；清天河水的清心火作用较好，且不伤正气。摩百会则主要起到安神的作用。

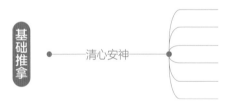

心热夜啼可能伴有的症状及相应推拿方法。

症状	推拿方法	作用与说明
大便干结	清大肠、下推七节骨	促进肠道蠕动，帮助排便

◎ 受惊夜啼：定惊安神养心肾

"惊则气乱"，是说孩子受到惊吓时，身体内的气机就会发生紊乱。这时，孩子的心神跟着紊乱的气机到处乱窜，到了晚上也无法回到"心"中休息，从而发生夜啼。

受惊夜啼发生在孩子受惊吓之后。这种夜啼的哭声往往是非常尖锐凄厉的，一阵阵发作，听上去有些吓人，同时孩子还会伴有神情不安、担惊受怕的表情。

如果受惊的程度重，或者持续时间长了，还会伤害到孩子的身体，出现面色发青发白、遗尿、腹泻等症状。舌象通常仍是淡红舌、薄白苔。

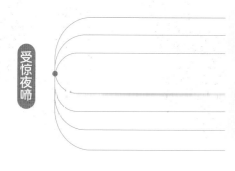

受惊夜啼

特征性症状
哭声尖锐，一阵阵发作
神情不安、担惊受怕
有受惊吓史

可能伴有的症状
面色发青、发白
遗尿
腹泻
舌淡红、苔薄白

孩子受惊吓后，家长要帮孩子定惊安神，心神恢复安稳，睡觉才会安稳。

家长可以用这一组推拿方法。

扫码看视频

揉小天心 ♥

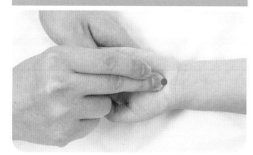

操作方法：用左手扶托孩子的手背，用右手中指指腹揉。
操作频率：200 ~ 220 次 / 分钟。
操作时长：5 分钟。
穴位定位：掌根大小鱼际交接之间凹陷中。

掐总筋 ♥

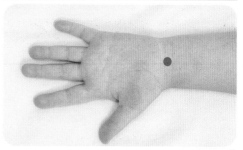

操作方法：用左手固定孩子的手掌，使孩子掌心向上，用右手大拇指指甲掐。
操作频率：60 ~ 100 次 / 分钟。
操作时长：1 分钟。
穴位定位：手掌侧腕横纹中点。

掐揉五指节 ♥

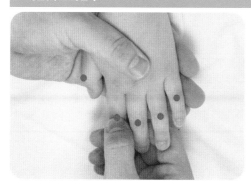

操作方法：用左手固定住孩子的手指，使手指背充分暴露，用右手拇指指甲先掐后揉，从孩子拇指开始，依次到小拇指。
操作频率：30 ~ 40 次 / 分钟。
操作次数：每穴掐 8 次。
穴位定位：掌背，五指第一指间关节横纹上，一手有 5 个穴位。

补肾经

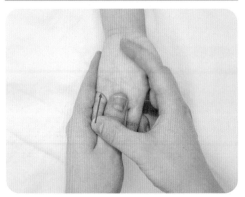

操作方法：用左手固定住孩子的小拇指，使其掌面侧向上，用右手大拇指从孩子小指指尖推向指根。

操作频率：150 ~ 180 次 / 分钟。

操作时长：3 分钟。

穴位定位：小拇指掌面，从指尖到指根，呈一条直线。

摩百会

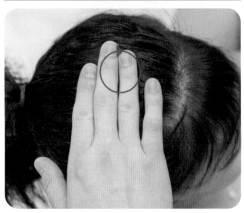

操作方法：用食指、中指、无名指指腹在孩子百会处轻轻做顺时针环摩。

操作频率：120 ~ 150 次 / 分钟。

操作时长：2 分钟。

穴位定位：头顶正中线与两耳尖连线交点处。

揉耳后高骨

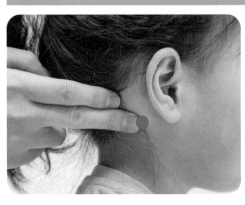

操作方法：用手固定住孩子头部，用中指指端揉。

操作频率：120 ~ 160 次 / 分钟。

操作时长：1 分钟。

穴位定位：耳朵后方突起的下方凹陷处。

以上操作中，揉小天心为宁心安神的主要穴位，宜多做；掐总筋的定惊效果强于揉总筋，在这里用掐总筋；掐揉五指节有较好的镇惊安神作用；补肾经能强肾固本，提高孩子对惊吓的耐受度，使孩子不易受惊；摩百会和揉耳后高骨均有安神的作用，头部与上肢穴位配合，安神效果更好。

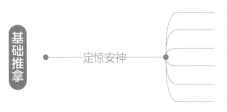

基础推拿　——定惊安神——
- 揉小天心
- 掐总筋
- 掐揉五指节
- 补肾经
- 摩百会
- 揉耳后高骨

受惊夜啼可能伴有的症状及相应推拿方法。

症状	推拿方法	作用与说明
遗尿	补肾经、摩丹田	增强对排尿的控制力
腹泻	补大肠、上推七节骨	调理肠道，涩肠止泻

◎ 积食夜啼：脾胃减负睡卧安

“胃不和则卧不安”，孩子积食后，晚上睡觉时肚子里仍有未消化的食物，胃肠还要工作，睡眠质量就无法保障。这时很容易因为消化不良而出现胀气、胃痛等症状，孩子就会发生夜啼了。

积食夜啼的哭声通常是一阵一阵的，与胃肠蠕动有一定的关系。由于积食而腹胀，如果按压腹部会增大压力，让孩子更加难受，因此孩子不喜欢被按揉肚子。因为胃肠中的酸腐之气会向上走而到达口腔，所以口臭也是常见的症状。

此外，积食夜啼的孩子还可能伴有大便酸臭、恶心呕吐、食欲不振、烦躁不安等积食的其他症状，舌体颜色为淡红色或红色，舌苔则比较厚腻，可能发白可能发黄。

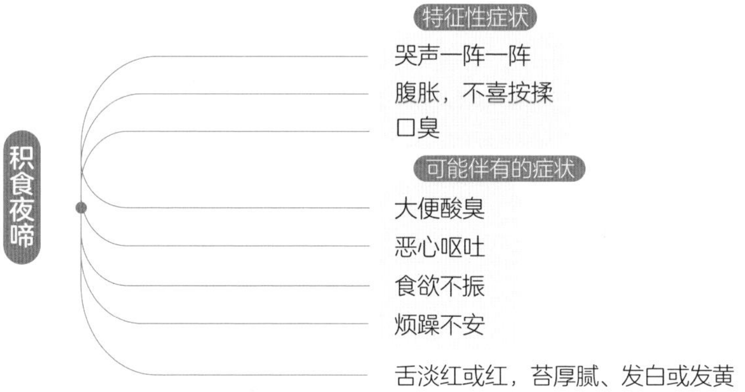
积食夜啼
特征性症状
哭声一阵一阵
腹胀，不喜按揉
口臭
可能伴有的症状
大便酸臭
恶心呕吐
食欲不振
烦躁不安
舌淡红或红，苔厚腻、发白或发黄

对于积食夜啼的孩子，帮助其消化，让胃肠轻松无胀气，夜啼自然就会好转。这个方法叫消食和胃。

扫码看视频

家长可以用这一组推拿方法。

揉小天心

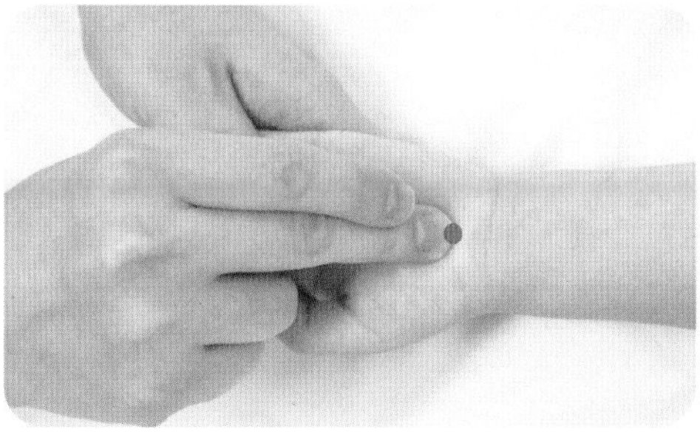

操作方法：用左手扶托孩子的手背，用右手中指指腹揉。

操作频率：200 ~ 220 次 / 分钟。

操作时长：2 分钟。

穴位定位：掌根大小鱼际交接之间凹陷中。

清胃经

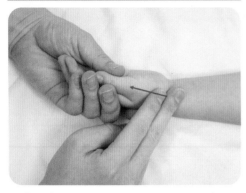

操作方法： 用左手握住孩子的手掌，使其大拇指侧向上，用右手食指、中指指面从孩子的腕横纹推向拇指根。

操作频率： 240～300次/分钟。

操作时长： 3分钟。

穴位定位： 手掌桡侧赤白肉际处，从腕横纹到拇指根，呈一条直线。

清大肠

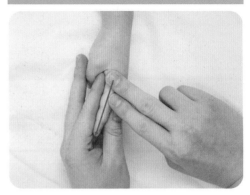

操作方法： 用左手固定住孩子手掌，使其大拇指侧向上，食指侧面充分暴露，用右手食指、中指面从孩子的食指指根推向指尖。

操作频率： 240～300次/分钟。

操作时长： 3分钟。

穴位定位： 食指桡侧，从指尖到指根，呈一条直线。

逆运内八卦

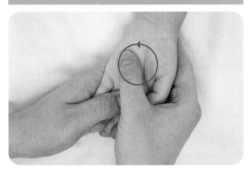

操作方法： 用左手扶托孩子的左手掌，用右手拇指指腹从大鱼际向小鱼际的方向做环形摩运。

操作频率： 100～150次/分钟。

操作时长： 2分钟。

穴位定位： 以手掌心为圆心，从掌心到中指根横纹距离的2/3为半径做圆，内八卦就在这个圆上。

清补脾

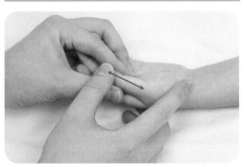

操作方法： 用左手固定住孩子的拇指，用右手拇指指腹沿孩子拇指桡侧从指尖到指根来回推。

操作频率： 200～240次/分钟。

操作时长： 2分钟。

穴位定位： 拇指桡侧，从指尖到指根，呈一条直线。

顺时针摩腹

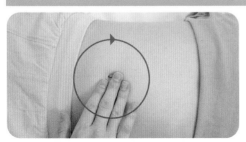

操作方法： 让孩子仰卧，或者仰靠在家长身上，用手掌或四指指腹围绕肚脐做顺时针环摩，如果手凉，可以隔着一层薄衣服操作。

操作频率： 70～100次/分钟。

操作时长： 5分钟。

穴位定位： 整个腹部。

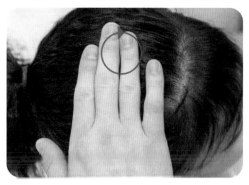

操作方法：用食指、中指、无名指指腹在孩子百会处轻轻做顺时针环摩。
操作频率：120 ～ 150 次 / 分钟。
操作时长：2 分钟。
穴位定位：头顶正中线与两耳尖连线交点处。

以上操作中，揉小天心、摩百会能安神助眠。清胃经、清大肠、逆运内八卦、清补脾和顺时针摩腹则主要是起消食和胃的作用，其中，清胃经能清除胃中积滞；清大肠能清理肠道积滞，使其通过大便排出体外；逆运内八卦能使气下行，促进排便；清补脾能促进脾的运化功能恢复正常，避免积滞的产生；顺时针摩腹为近端取穴，通过直接刺激来帮助消化，促进排便。

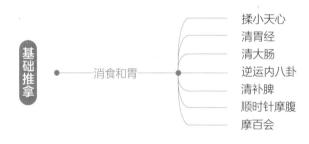

基础推拿 —— 消食和胃
- 揉小天心
- 清胃经
- 清大肠
- 逆运内八卦
- 清补脾
- 顺时针摩腹
- 摩百会

积食夜啼可能伴有的症状及相应推拿方法。

症状	推拿方法	作用与说明
腹胀	清四横纹、分推腹阴阳	行气理气，消除腹胀
恶心呕吐	横纹推向板门、下推膻中	使气下行，缓解呕吐
烦躁不安	揉小天心、清天河水	宁心安神，消除烦躁

◎ 脾寒夜啼：温暖脾胃得安眠

当孩子脾胃的阳气不足，就会经常感到腹部冷凉甚至疼痛，到晚上阴气较旺的时候，症状更容易加重，就会因腹部不适而出现夜啼。

这类夜啼是身体虚弱导致的，疼痛通常并不十分强烈，孩子的哭声就较为低微，时哭时止。孩子感到腹部冷凉就喜欢蜷卧和被按揉腹部，而腹部没有足够热量时，四肢就难以温暖起来，四肢摸着也会发凉。

此外，这类夜啼的孩子还可能出现大便溏稀、怕冷、食欲不振、肠鸣腹胀、嘴唇发白等脾胃虚寒的症状，舌象通常是舌色较淡，舌苔薄白。

特征性症状
哭声低微，时哭时止
喜欢蜷卧、喜欢被按揉腹部
四肢发凉

脾寒夜啼

可能伴有的症状
大便溏稀
怕冷
食欲不振
肠鸣腹胀
嘴唇发白
舌色淡、苔薄白

对于这类孩子，当其脾胃温暖起来时，整个身体就会觉得舒服，夜啼等相关症状自然也就解决了，这时需要温脾散寒。

家长可以用这一组推拿方法。

扫码看视频

揉小天心 ♥

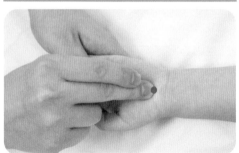

操作方法： 用左手扶托孩子的手背，用右手中指指腹揉。

操作频率： 200 ～ 220 次 / 分钟。

操作时长： 2 分钟。

穴位定位： 掌根大小鱼际交接之间凹陷中。

补脾经 ♥

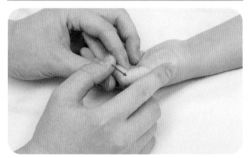

操作方法： 让孩子的拇指弯曲，用左手固定住，用右手拇指指腹沿孩子拇指桡侧从指尖推到指间关节处。

操作频率： 160 ～ 200 次 / 分钟。

操作时长： 3 分钟。

穴位定位： 拇指桡侧，从指尖到指根，呈一条直线。

揉外劳宫 ♥

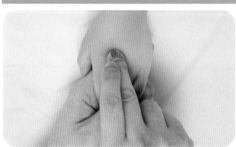

操作方法： 用左手扶托孩子手掌，使其掌背向上，用右手中指揉。

操作频率： 200 ～ 220 次 / 分钟。

操作时长： 3 分钟。

穴位定位： 手背第二、第三掌骨间，掌指关节后凹陷处，与内劳宫相对。

上三关

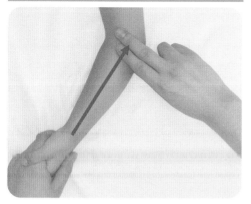

操作方法： 用左手握住孩子左手掌，使其大拇指一侧向下，右手食指、中指并拢，从孩子腕横纹推向肘横纹。

操作频率： 150 ~ 180 次 / 分钟。

操作时长： 2 分钟。

穴位定位： 小臂大拇指侧，从腕横纹到肘横纹，呈一条直线。

平衡摩腹

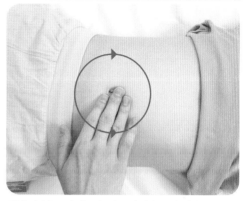

操作方法： 让孩子仰卧，或者仰靠在家长身上，用手掌或四指指腹围绕肚脐先做顺时针环摩，再做逆时针环摩，如果手凉，可以隔着一层薄衣服操作。

操作频率： 70 ~ 100 次 / 分钟。

操作时长： 6 分钟。

穴位定位： 整个腹部。

揉足三里

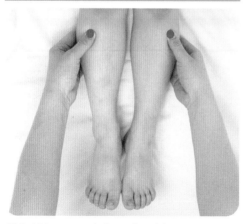

操作方法： 用双手拇指同时揉两侧足三里。

操作频率： 200 ~ 220 次 / 分钟。

操作时长： 2 分钟。

穴位定位： 小腿外侧，外膝眼下 3 寸，胫骨旁开 1 寸处。

捏脊

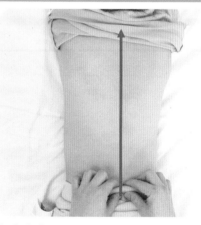

操作方法： 拇指在后，食指、中指在前，左右手依次捏起、放下，向前捻动，沿着脊柱从下向上操作。

操作频率： 5 ~ 10 秒 / 次。

操作次数： 9 次。

穴位定位： 背后正中，从尾骨下端到大椎的整个脊柱区域。

以上操作中，揉小天心能安神助眠；补脾经和揉外劳宫、上三关同用，能起到温补脾胃的作用；平衡摩腹通过对腹部的直接刺激，温暖腹部、消除腹胀、调节腹部气机，使其恢复正常；揉足三里和捏脊为保健常用手法，能够很好地温补阳气、强壮身体。

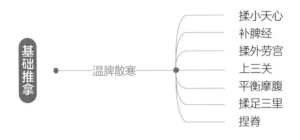

基础推拿 —— 温脾散寒

- 揉小天心
- 补脾经
- 揉外劳宫
- 上三关
- 平衡摩腹
- 揉足三里
- 捏脊

脾寒夜啼可能伴有的症状及相应推拿方法。

症状	推拿方法	作用与说明
大便溏稀	补大肠、上推七节骨	调理肠道，涩肠止泻
肠鸣腹胀	清四横纹、分推腹阴阳	行气理气，消除腹胀
食欲不振	清胃经、揉中脘	帮助消化，增进食欲

 # 夜啼的家庭护理

◎ 预防夜啼，不能只关注睡眠

要预防孩子夜啼，提供一个舒适的睡眠环境是非常重要的，但仅仅注意睡眠环境是远远不够的，还应注意以下5点。

（1）关注睡眠环境。卧室保持安静、舒适，温度、湿度要适宜。

（2）建立良好的睡眠规律。每天按时睡觉，不熬夜，午休时间不宜过长。

（3）适当运动。孩子在白天要保持适当的运动量，以利于睡眠质量的提高。

（4）培养良好的饮食习惯。保证摄入充足和均衡的营养，睡前两小时尽量不吃东西，但也要注意避免过于饥饿。

（5）避免精神刺激。孩子在睡前尽量避免观看电脑、电视、手机等电子屏幕，也不要玩闹太疯，以免过于亢奋而影响睡眠。

◎ 孩子夜啼时，注意这5点护理事项

当孩子夜啼时，家长非常容易心烦，就容易去责骂孩子。但责骂不但对夜啼的缓解无效，还会影响孩子的心理健康。这时，家长不妨先稳定自己的情绪，然后按"等、查、拍、喂、养"这5个字来帮助孩子缓解夜啼。

（1）等。孩子刚开始啼哭时，若声音不大，不要立刻对孩子进行拍、抱、喂等行动。宜先观察等待，有时孩子可自己重新入睡。若每次都过早干预，反而会影响孩子对睡眠的自我调整，影响"睡眠能力"的养成。

（2）查。若孩子哭闹声越来越大，或者持续小声啜泣，要先检查确认孩子

哭闹是否由疾病、睡眠环境不适等因素造成，对于月龄较小的孩子，确认是否有换尿布的需求。

（3）拍。可以轻拍孩子的背部进行安抚，增强孩子的安全感，帮助孩子入眠。

（4）喂。孩子持续哭闹无法入睡时，给孩子喂水或喂奶，有助于孩子平复心情。

（5）养。在日常生活中，注意从睡眠规律、饮食、运动等方面进行调养。

◎ 夜啼这样吃，帮孩子安稳入眠

百合莲子粥

适用情况：心热夜啼

食材：百合30克，莲子（带心）20克，糯米50克，冰糖适量。

做法：将百合、莲子与糯米一起入锅，煮至黏稠，加入冰糖搅拌均匀即可。随餐食用。

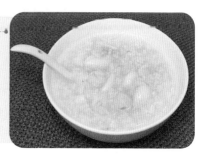

桂圆莲子红枣粥

适用情况：受惊夜啼

食材：莲子20克，桂圆3枚，大枣3枚，糯米50克，红糖适量。

做法：将莲子、桂圆、大枣与糯米一起入锅，煮至黏稠，加入红糖搅拌均匀即可。随餐食用。

双芽水

适用情况：积食夜啼

食材：谷芽15克，麦芽15克。

做法：将谷芽、麦芽淘洗干净，入锅大火煮开后转小火继续煮15分钟即可。代替水随时服用。

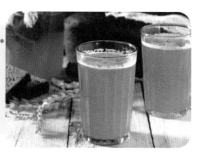

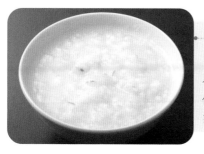

葱白粥

适用情况：脾寒夜啼

食材：葱白30克，糯米50克。

做法：将糯米淘洗干净后煮至半熟，加入葱白，煮至粥熟即可。随餐食用。

第十五章

多汗：孩子湿漉漉，
流失的其实是"精血"

孩子是纯阳之体，新陈代谢旺盛，容易生热、出汗。生理性出汗对孩子不会产生什么影响，但若是病理性出汗，如有的孩子白天稍微一运动就大汗淋漓，有的则是睡着后开始不停出汗，这时就需要注意了。

我们会把辛苦钱称作"血汗钱"，就是因为血和汗是同一类物质，都是身体辛辛苦苦才能生成的。中医说"汗血同源"，血和汗都蕴含着我们身体的精神元气。若汗液流失过多，身体的精血也会受到损伤。如果孩子出汗过多，一定要加以重视。

注意：本章所说的多汗，指孩子在平常并未患有其他急性疾病时，出汗量很大的情况。若孩子患有其他疾病，如发热、腹泻等，应先针对孩子的这些疾病进行处理，这些情况下出现的多汗不在本章讨论范围内。

孩子多汗常见的 2 个问题

◎ 孩子入睡后头上全是汗，正常吗？

很多孩子在刚入睡时，头上会出很多汗，2 岁以内的孩子尤其多见，很多家长担心孩子的身体是不是出现了问题。

其实，如果孩子只在刚入睡的 2 小时内头上出很多汗，且没有其他异常反应，大可不必担心，这属于正常的生理性出汗。由于孩子头部的汗腺较为发达，孩子刚入睡时兴奋的神经尚不能完全平复下来，这时头部出汗多是很正常的现象。随着孩子年龄增长，神经系统发育越来越完善，这种情况就会逐渐好转。

此外，与生理性多汗相关的因素主要有以下 5 点。

（1）环境温度高。

（2）穿衣过厚。

（3）饮食过急或饮食温度较高，如喝热粥后。

（4）处于异常的情绪波动中，如愤怒、烦躁、紧张等。

（5）药物作用，如服用了退热药之后。

但如果孩子出现了以下这些情况，属于病理性多汗，就需要注意身体的调养了。

（1）天气不热，穿得不多，也没有运动，仍在出汗。

（2）稍微一运动就大汗淋漓，汗很久都下不去。

（3）一睡着就出汗，持续 2 小时以上，一醒来就停止出汗。

前两种情况叫"自汗"，多是气虚所致；后一种叫"盗汗"，多是阴虚所致。

◎ 孩子多汗是因为虚，要好好补一补？

多汗通常分为自汗和盗汗 2 种，自汗指白天非常容易出汗，盗汗指晚上睡着后就出汗，一醒来就不出汗。虽然说气虚会导致自汗，阴虚会导致盗汗，但并不是说只要多汗就是因为身体虚了。

孩子常见的多汗，除了气虚自汗和阴虚盗汗，还有一种是湿热多汗，这种情况是由于孩子体内湿热邪气熏蒸，导致不论白天还是晚上都很爱出汗。湿热多汗时，需要清除孩子体内湿热，万万不能随意去"补"。

另外，即使孩子是因为"虚"而导致的多汗，也要分清楚是什么"虚"，要"补"什么。若补错了，不但无济于事，还可能会加重孩子多汗的症状。

一般来说，气虚多汗的孩子宜多吃芡实、山药、大枣、扁豆、豇豆等益气健脾的食物，补的是气；阴虚多汗的孩子宜多吃银耳、百合、莲藕、芹菜、鸭肉等滋阴降火的食物，补的是阴；湿热多汗的孩子宜多吃冬瓜、赤小豆、绿豆、薏米、茯苓等清热利湿的食物，清的是湿热。

🐣 3 种常见多汗，推拿帮助止汗

孩子常见的多汗有气虚自汗、阴虚盗汗和湿热多汗 3 种。

若孩子气虚，则自汗表现明显，但也可能略有盗汗；若孩子阴虚，则盗汗表现明显，但也可能略有自汗；若孩子自汗盗汗都较明显，有可能是湿热多汗，也有可能是气阴两虚所致的多汗，应注意鉴别。若是气阴两虚所致的多汗，则应结合气虚自汗和阴虚盗汗的推拿方法来综合调理。

孩子多汗的特征性症状和判断方法见下图。

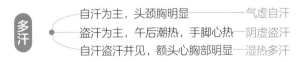

◎ 气虚自汗：帮孩子益气固表

中医所说的"气"，是具有控制毛孔开阖作用的物质。若孩子气虚，稍一运动，或者受热时就会出汗不止，甚至在并不太热的环境中，处于安静状态下仍会出汗。

这种情况就叫自汗。头颈、胸腹部多汗尤其明显。

此外，气虚的孩子还可能伴有面色发白无光泽、气短懒言、语声低微、容易感冒、怕冷、四肢发凉、食欲不振、大便溏稀等症状。舌象通常是舌色偏淡、舌苔薄白。

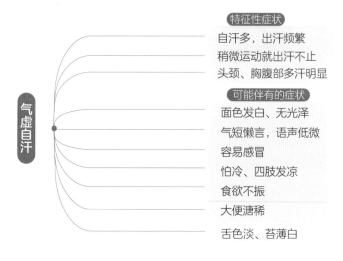

气虚自汗

特征性症状
自汗多，出汗频繁
稍微运动就出汗不止
头颈、胸腹部多汗明显

可能伴有的症状
面色发白、无光泽
气短懒言，语声低微
容易感冒
怕冷、四肢发凉
食欲不振
大便溏稀
舌色淡、苔薄白

对于气虚自汗的孩子，要补益正气，这样对肌表毛孔开阖的控制力就会加强，从而减少出汗量。这个方法叫益气固表。

家长可以用这一组推拿方法。

扫码看视频

补脾经 ♥	补肾经 ♥

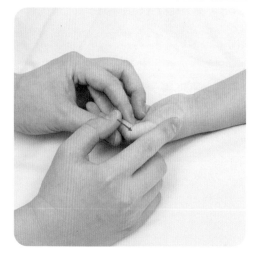

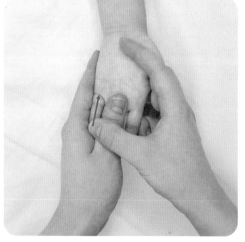

操作方法：让孩子的拇指弯曲，用左手固定住，用右手拇指指腹沿孩子拇指桡侧从指尖推到指间关节处。

操作频率：160～200次/分钟。

操作时长：3分钟。

穴位定位：拇指桡侧，从指尖到指根，呈一条直线。

操作方法：用左手固定住孩子的小拇指，使其掌面侧向上，用右手大拇指从孩子小指指尖推向指根。

操作频率：150～180次/分钟。

操作时长：3分钟。

穴位定位：小拇指掌面，从指尖到指根，呈一条直线。

揉肾顶

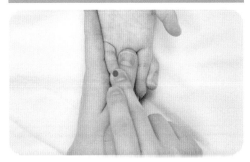

操作方法：用左手固定住孩子的小拇指，使其指尖向上，用右手中指指腹揉。

操作频率：200 ~ 220 次 / 分钟。

操作时长：3 分钟。

穴位定位：小指末端处。

揉外劳宫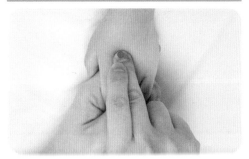

操作方法：用左手托住孩子手掌，使其掌背向上，用右手中指揉。

操作频率：200 ~ 220 次 / 分钟。

操作时长：2 分钟。

穴位定位：手背第二、第三掌骨间，掌指关节后凹陷处，与内劳宫相对。

上三关

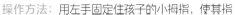

操作方法：用左手握住孩子左手掌，使其大拇指一侧向上，右手食指、中指并拢，从孩子腕横纹推向肘横纹。

操作频率：150 ~ 180 次 / 分钟。

操作时长：2 分钟。

穴位定位：小臂大拇指侧，从腕横纹到肘横纹，呈一条直线。

揉足三里

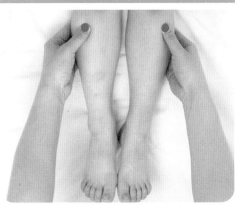

操作方法：用双手拇指同时揉两侧足三里。

操作频率：200 ~ 220 次 / 分钟。

操作时长：2 分钟。

穴位定位：小腿外侧，外膝眼下 3 寸，胫骨旁开 1 寸处。

捏脊

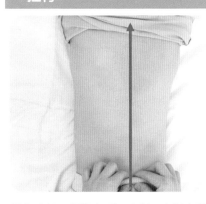

操作方法：拇指在后，食指、中指在前，左右手依次捏起、放下，向前捻动，沿着脊柱从下向上操作。

操作频率：5 ~ 10 秒 / 次。

操作次数：9 次。

穴位定位：背后正中，从尾骨下端到大椎的整个脊柱区域。

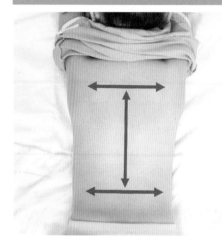

操作方法：让孩子俯卧，先用手掌沿脊柱上下来回搓，再在上背部肺俞的位置左右来回搓，最后在腰部肾俞的位置左右来回搓，以每个部位搓热、皮肤发红为度。

操作频率：220～260次/分钟。

操作时长：1分钟。

穴位定位：上背部、腰部与脊柱。

以上操作中，补脾经、揉外劳宫、上三关共同起到温补阳气的作用，能解决身体各种"冷""气虚"的问题。揉肾顶为敛汗要穴，有助于孩子止汗，与补肾经一同操作，能增强止汗作用。揉足三里、捏脊、工字搓背为保健常用手法，能补益正气、增强体质。

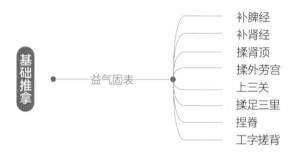

气虚自汗可能伴有的症状及相应推拿方法。

症状	推拿方法	作用与说明
食欲不振	补脾经、平衡摩腹	促进消化，增进食欲
大便溏稀	补大肠、上推七节骨	调理肠道，改善便质

◎ 阴虚盗汗：帮孩子滋阴补肾

人体中的阴阳是不断变化的，阳就如同太阳的升落一样，在早上起来时升到了身体外面，到了晚上又会回到身体里面。如果阴虚，自身的阴不足，当晚上阳回到身体里面时，得不到足够的阴的平衡和制约。这时，汗液就会被阳热之气蒸腾出来，从而出现盗汗。

同样的道理，在下午的时候，阳如同太阳一样，已经过了中午这个鼎盛的时期，开始逐渐下沉，慢慢回到身体里，体内缺乏阴的制约，这时候就会感觉有些发热。但这时进到体内的阳并不太多，阴也会及时补充上来，从而消除了热的感觉，所以只会热一阵子。这种像潮水一般突然热起来又突然消下去的热，就叫作潮热。

由于阴相对不足，为了保证更加重要的脏腑中的阴阳平衡，身体会将更多阴调动到胸腹部，四肢末端的手足处阴就会更加匮乏，因此会出现手足心热的症状。

所以，盗汗、午后潮热、手足心热是非常典型的阴虚症状。此外，孩子阴虚时，还可能出现口咽干燥、心烦、觉少、小便短赤、大便干燥等症状。舌象通常是舌色偏红，舌苔较少或花剥苔。

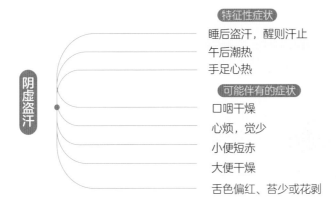

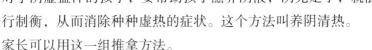

特征性症状
睡后盗汗，醒则汗止
午后潮热
手足心热

阴虚盗汗

可能伴有的症状
口咽干燥
心烦，觉少
小便短赤
大便干燥
舌色偏红、苔少或花剥

对于阴虚盗汗的孩子，要帮助孩子滋养阴液，阴充足了，就能对阳进行制衡，从而消除种种虚热的症状。这个方法叫养阴清热。

家长可以用这一组推拿方法。

扫码看视频

补肾经

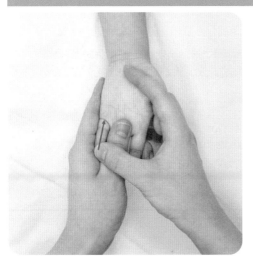

操作方法：用左手固定住孩子的小拇指，使其掌面侧向上，用右手大拇指从孩子小指指尖推向指根。

操作频率：150 ～ 180 次 / 分钟。

操作时长：3 分钟。

穴位定位：小拇指掌面，从指尖到指根，呈一条直线。

揉肾顶

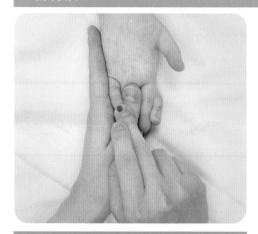

操作方法：用左手固定住孩子的小拇指，使其指尖向上，用右手中指指腹揉。

操作频率：200 ~ 220 次 / 分钟。

操作时长：3 分钟。

穴位定位：小指末端处。

揉二马

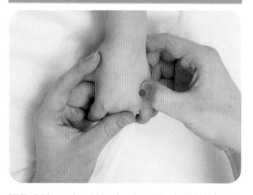

操作方法：用左手扶托孩子左手掌，使其掌心向下，将中指指尖垫入孩子掌面与二马相对应的位置，向手背方向微用力顶出，用右手拇指指面揉。

操作频率：200 ~ 220 次 / 分钟。

操作时长：5 分钟。

穴位定位：手掌背面，第四、第五掌骨小头后凹陷中。

揉总筋

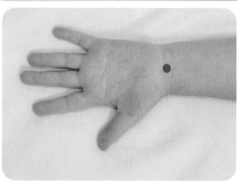

操作方法：左手固定孩子的手掌，使其掌心向上，用右手大拇指或中指指腹揉。

操作频率：200 ~ 220 次 / 分钟。

操作时长：2 分钟。

穴位定位：手掌侧腕横纹中点。

取天河水

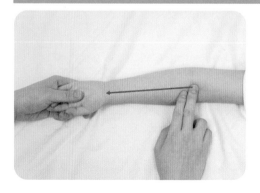

操作方法：用左手扶托孩子左手掌，使其掌面向上，右手食指、中指并拢，从孩子肘横纹推向腕横纹。

操作频率：180 ~ 200 次 / 分钟。

操作时长：2 分钟。

穴位定位：小臂手掌侧正中，从腕横纹到肘横纹，呈一条直线。

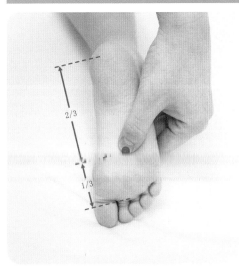

揉涌泉 ♥

揉太溪 ♥

操作方法：固定孩子脚掌，使足底充分暴露，用拇指指腹揉。

操作频率：200～220次/分钟。

操作时长：2分钟。

穴位定位：足底前1/3与后2/3交界处的凹陷中。

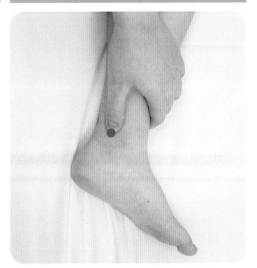

操作方法：固定孩子脚踝，用拇指指腹揉。

操作频率：200～220次/分钟。

操作时长：2分钟。

穴位定位：内踝与跟腱之间凹陷中。

在以上操作中，补肾经和揉二马同用，能增强滋阴效果，补充阴液；补肾经和揉肾顶同用，能增强敛汗作用，帮助止汗；揉总筋能通调全身气机，有助于阴对于阳的制衡，缓解潮热；取天河水能滋阴清热，改善各种虚热症状；揉涌泉有滋阴的作用；揉太溪既能滋阴，又能敛汗。

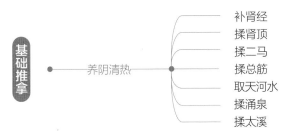

阴虚盗汗可能伴有的症状及相应推拿方法。

症状	推拿方法	作用与说明
口咽干燥	掐揉少商、揉承浆	生津敛液，促进唾液的分泌，缓解症状
心烦觉少	揉小天心、取天河水	滋阴清热，宁心安神，促进睡眠
小便短赤	清小肠、取天河水	清小肠热，利尿
大便干燥	揉膊阳池、清大肠	增强肠道蠕动，促进排便

◎ 湿热多汗：帮孩子清泻湿热

若体内湿热邪气较盛，负责运化水湿的脾无法将其正常运化，湿热之气弥漫全身，无论白天还是晚上，都会出现多汗的情况，额头与心胸部尤其明显。同时，皮肤摸着也会偏热，汗渍发黄。

若湿气过重，会减弱脾的运化功能，从而可能出现口臭等积食的症状。在热邪的熏蒸下，会有口渴的感觉，却又因体内湿气弥漫，孩子并不太愿意喝水。这时，若热重于湿，大便就会偏干；若湿重于热，大便就会比较黏腻。湿热重的孩子舌色会较红，舌苔为黄腻苔。

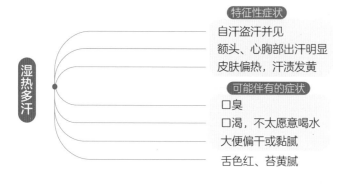

对于湿热多汗的孩子，家长要将其体内多余的湿热之气清除出去。身体没有被湿热熏蒸，自然就不会过多地出汗了。这个方法叫清热利湿。

家长可以用这一组推拿方法。

扫码看视频

清肺经 ❤	清大肠 ❤

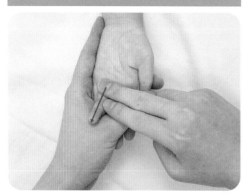

操作方法：用左手握住孩子的食指、中指、小拇指，使其无名指充分暴露，用右手食指、中指指面从孩子的无名指指根推向指尖。

操作频率：240 ~ 300 次 / 分钟。

操作时长：3 分钟。

穴位定位：无名指掌面，从指尖到指根，呈一条直线。

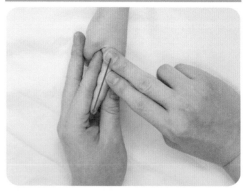

操作方法：用左手固定住孩子手掌，使其大拇指侧向上，食指侧面充分暴露，用右手食指、中指指面从孩子的食指指根推向指尖。

操作频率：240 ~ 300 次 / 分钟。

操作时长：2 分钟。

穴位定位：食指桡侧，从指尖到指根，呈一条直线。

清补脾

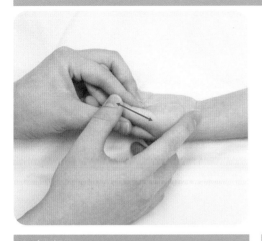

操作方法：用左手固定住孩子的拇指，用右手拇指指腹沿孩子拇指桡侧从指尖到指根来回推。

操作频率：200 ~ 240 次 / 分钟。

操作时长：3 分钟。

穴位定位：无名指掌面，从指尖到指根，呈一条直线。

揉肾顶

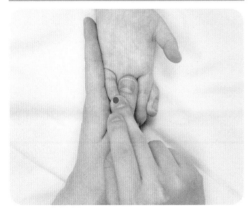

操作方法：用左手固定住孩子的小拇指，使其指尖向上，用右手中指指腹揉。

操作频率：200 ~ 220 次 / 分钟。

操作时长：3 分钟。

穴位定位：小指末端处。

退六腑

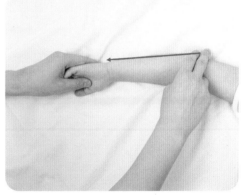

操作方法：用左手握住孩子左手掌，使其小拇指一侧的小臂充分暴露，右手食指、中指并拢，从孩子肘横纹推向腕横纹。

操作频率：180 ~ 200 次 / 分钟。

操作时长：2 分钟。

穴位定位：小臂小拇指侧，从肘横纹到腕横纹，呈一条直线。

顺时针摩腹

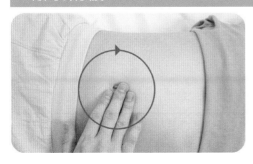

操作方法：让孩子仰卧，或者仰靠在家长身上，用手掌或四指指腹围绕肚脐做顺时针环摩，如果手凉，可以隔着一层薄衣服操作。

操作频率：70 ~ 100 次 / 分钟。

操作时长：5 分钟。

穴位定位：整个腹部。

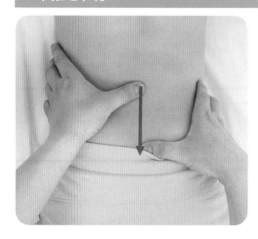

操作方法：让孩子俯卧，用双手拇指交替从上往下推。

操作频率：300 ~ 360 次 / 分钟。

操作时长：1 分钟。

穴位定位：背部正中，尾椎骨端至第四腰椎（尾椎骨端往上约一巴掌宽度距离）的一条直线。

以上操作中，清肺经能清除肌表的湿热；清大肠、下推七节骨能通过促进排便清除胃肠中的湿热；清补脾能增强脾的运化功能，帮助运化水湿；退六腑能清除蕴含在脏腑中的热邪；顺时针摩腹既能促进排便，又能增强脾的运化；揉肾顶则负责敛汗止汗，改善症状。

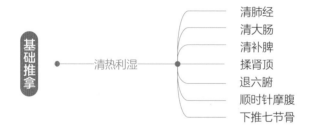

基础推拿 —— 清热利湿
- 清肺经
- 清大肠
- 清补脾
- 揉肾顶
- 退六腑
- 顺时针摩腹
- 下推七节骨

湿热多汗可能伴有的症状及相应推拿方法。

症状	推拿方法	作用与说明
口臭	清胃经、顺时针摩腹	促进消化，降胃气
大便干燥	清大肠、下推七节骨	促进肠道蠕动，帮助排便
大便黏腻	将清大肠、下推七节骨改为清补大肠、揉龟尾	调节肠道，避免泻下过度

 # 多汗的家庭护理

◎ 预防孩子出汗过多，要注意这 4 点

孩子出汗过多，会对身体产生不利影响。家长可以通过对以下 4 个方面多加

注意，防止孩子流失过多的汗液。

（1）控制室内温度。夏季高温时，要保持室内空气流通、温度适宜，不要让孩子长时间暴露在炎热的环境中。

（2）注意孩子穿着。选择透气性好、吸湿性强的材质的衣物，不可过度保暖。

（3）控制饮食。尽量少食用辛辣刺激、油腻、高热量的食物，宜选择清淡、好消化的食物。

（4）控制室内湿度。在潮湿闷热的环境中，孩子更容易出汗，室内湿度不宜超过80%。

◎ 孩子多汗时，注意这 3 点护理事项

（1）保持身体清洁。多汗容易导致皮肤上滋生细菌，家长要定期帮孩子洗澡、清洁身体。

（2）衣物被褥勤更换。汗渍容易导致衣物、被褥上滋生细菌，时间久了不但有异味，还会影响孩子健康，要勤换洗。

（3）及时擦汗，避风避寒。孩子在出汗时，毛孔是张开的状态，这时一吹风，非常容易着凉。因此要避风避寒，并及时擦干孩子的身体。注意擦时不可过于用力，宜用棉巾轻轻沾干。

◎ 多汗这样吃，告别"湿宝宝"

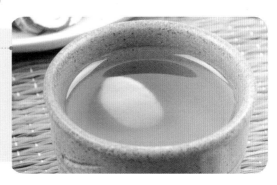

浮小麦山药茶

适用情况：气虚自汗、阴虚盗汗
食材：浮小麦 25 克，山药 30 克。
做法：将浮小麦淘洗干净，山药切片，一起入锅，煮熟后将汤汁倒入杯中，平常代替水随时喝。

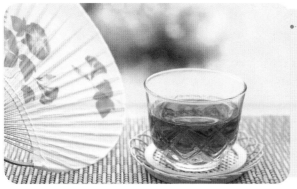

赤小豆薏米茶

适用情况：湿热多汗
食材：赤小豆 20 克，薏米 20 克。
做法：将赤小豆、薏米淘洗干净，提前泡 2 小时，再入锅煮 40 分钟，煮熟后倒入杯中，平常代替水随时喝。若服用后有胃肠不适感，可先炒熟后再煮。

第十六章

遗尿：
孩子，请别在床上"画地图"

遗尿俗称"尿床"，指孩子在熟睡之中不由自主地排尿，也经常被戏称为"画地图"。

孩子遗尿，不但说明他的身体出现了问题，还容易让他产生自卑、自责等负面心理，会对孩子的身心发育产生不利影响。此外，孩子尿床后要清洗床单被褥、衣服裤子，对于家长来说也是麻烦的事情。

所以，如果孩子有遗尿的问题，家长都会高度重视，希望孩子能够不要再在床上"画地图"了。

孩子遗尿常见的 3 个问题

◎ 正常情况下，孩子应该几岁开始不尿床？

孩子刚出生时，神经系统和泌尿系统发育尚不完善，无法自主地控制排尿。没有家长会为年龄较小的婴幼儿随时随地排尿的事情而担心或发愁。

可是，随着年龄增长，如果孩子白天仍然经常不自主地排尿，或者夜间尿床，家长就会逐渐开始担心了。那么，孩子应该从什么时候开始能够很好地控制排尿呢？

一般来说，孩子在 3 岁左右对排尿应该有足够的控制力，但这时若偶尔尿床，也属于正常现象。若孩子到了 5 岁，每个月仍出现 2 次或以上尿床的情况，就要进行干预和调理了。若尿床比较频繁，达到了每周 2 次以上，那就必须给予足够的重视，积极配合治疗。

◎ 孩子尿床和哪些因素有关？

很多家长都知道，孩子若睡前喝了太多水、奶等液体，半夜就更容易尿床。事实确实如此，但睡前摄入过多液体，仅是与尿床直接相关的因素之一。

与孩子尿床相关的因素主要有以下 4 点。

（1）遗传因素。若父母或兄弟姐妹中有尿床现象的，孩子尿床的可能性更高。

（2）饮食因素。若睡觉前喝水、喝奶较多，或者吃了较多含水量丰富的食物，更加容易出现尿床现象。

（3）心理与性格因素。若家庭环境不稳定、孩子受到惊吓，或者孩子有自卑、焦虑等负面的情绪或孤僻的性格时，更有可能尿床。

（4）疾病因素。一些先后天的疾病或外伤，也会导致尿床。

◎ 可以通过排尿中断训练来改善遗尿吗？

排尿中断训练指让孩子在排尿时先排出一部分，暂停一下努力憋住，数几个数之后再把尿排尽。通过这种训练可以增强膀胱括约肌对排尿的控制力，对于改善遗尿具有一定的效果。

但是，这种方法目前并没有足够证据证明其安全性，不能排除会增加患上尿道炎、膀胱炎、尿路结石等疾病的风险。因此，出于安全谨慎的考虑，不建议家长对孩子进行排尿中断训练。

相比之下，忍尿训练和定时排尿训练会更加安全，也更加有效。

（1）忍尿训练。白天让孩子多喝水，当孩子有尿意时，让他忍住尿，过一小会儿再排。通过这种训练可以增加膀胱容量，从而减少夜间排尿的次数。但要注意，每次忍尿的时间不要超过 10 分钟，每天不超过 3 次。

（2）定时排尿训练。在晚上经常尿床的时间之前半小时设定闹钟，将孩子叫醒后通过洗脸、走动等方式使孩子清醒，并在清醒状态下让孩子把尿排尽。这个训练有助于建立孩子的条件反射，使其在排尿前能够清醒。需要注意的是，这种训练不宜连续时间过长，每训练一周应暂停一周，以免打乱孩子的正常睡眠节律。

4 种常见遗尿，推拿帮助改善

孩子遗尿，说明身体出现了问题，通常是肾气不足、脾肺气虚、心肾不交或肝经湿热这 4 种情况中的一种或多种。各种类型遗尿的特征性症状和判断方法见下图。

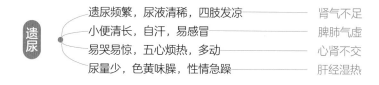

◎ 肾气不足：增强孩子的肾气

肾气不足型遗尿与先天遗传和后天调养均有关系。如果父母体质较弱，或者孕期妈妈劳累过度、饮食过于寒凉，可能会导致孩子先天肾气不足；如果后天调养不当，如孩子饮食偏于寒凉，或者受到很大惊吓伤到了肾，同样可能导致肾气不足。

肾气不足，身体对尿液、汗液等固摄能力较弱，就会出现遗尿、多汗症状。而且排尿非常频繁，不光是晚上，就连白天也可能会憋不住尿而尿裤子，尿液比较清稀。

同时，这种类型的遗尿通常是由于肾中的阳气不足，身体就会表现出一些虚和冷的症状，如四肢发凉、面色苍白、下肢无力、精神不振、乏力、记忆力减退等。舌象通常是舌色较淡，而反映肾的健康情况的舌根部分舌苔会有脱落。

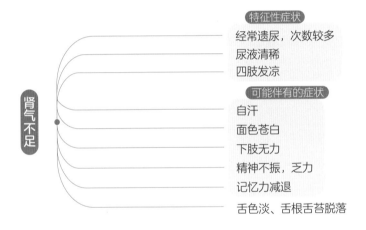

特征性症状
经常遗尿，次数较多
尿液清稀
四肢发凉

可能伴有的症状
自汗
面色苍白
下肢无力
精神不振，乏力
记忆力减退
舌色淡、舌根舌苔脱落

肾气不足

要想帮助肾气不足的孩子改善遗尿，家长一方面通过固涩止遗的手法，来增强孩子对排尿的控制力；另一方面要温补元阳，温补孩子肾中所缺乏的元阳之气，才能从根本上解决问题。

家长可以用这一组推拿方法。

扫码看视频

补肾经 ♥

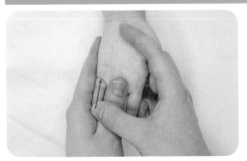

操作方法： 用左手固定住孩子的小拇指，使其掌面侧向上，用右手大拇指从孩子小指指尖推向指根。

操作频率： 150 ~ 180次 / 分钟。

操作时长： 5分钟。

穴位定位： 小拇指掌面，从指尖到指根，呈一条直线。

补脾经

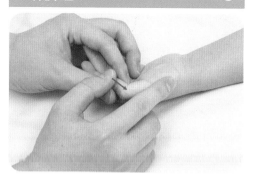

操作方法：让孩子的拇指弯曲，用左手固定住，用右手拇指指腹沿孩子拇指桡侧从指尖推到指间关节处。

操作频率：160 ~ 200 次 / 分钟。

操作时长：2 分钟。

穴位定位：拇指桡侧，从指尖到指根，呈一条直线。

揉二马

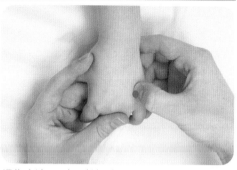

操作方法：用左手扶托孩子左手掌，使其掌心向下，将中指指尖垫入孩子掌面与二马相对应的位置，向手背方向微用力顶出，用右手拇指指面揉。

操作频率：200 ~ 220 次 / 分钟。

操作时长：5 分钟。

穴位定位：手掌背面，第四、第五掌骨小头后凹陷中。

揉外劳宫

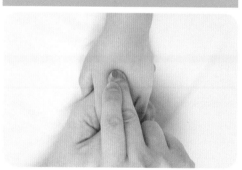

操作方法：用左手扶托孩子手掌，使其掌背向上，用右手中指揉。

操作频率：200 ~ 220 次 / 分钟。

操作时长：2 分钟。

穴位定位：手背第二、第三掌骨间，掌指关节后凹陷处，与内劳宫相对。

上三关

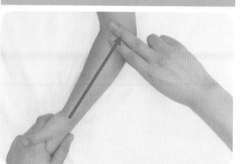

操作方法：用左手握住孩子左手掌，使其大拇指一侧向下，右手食指、中指并拢，从孩子腕横纹推向肘横纹。

操作频率：150 ~ 180 次 / 分钟。

操作时长：2 分钟。

穴位定位：小臂大拇指侧，从腕横纹到肘横纹，呈一条直线。

摩百会

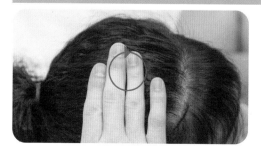

操作方法：用食指、中指、无名指指腹在孩子百会处轻轻做顺时针环摩。

操作频率：120 ~ 150 次 / 分钟。

操作时长：2 分钟。

穴位定位：头顶正中线与两耳尖连线交点处。

摩丹田

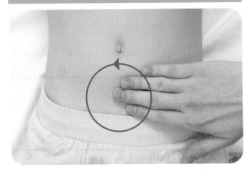

操作方法：用手掌或四指指腹在孩子小腹部轻轻做逆时针环摩。

操作频率：90～120次/分钟。

操作时长：2分钟。

穴位定位：肚脐以下的小腹部。

揉三阴交

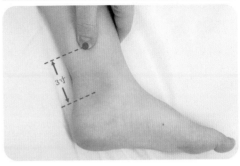

操作方法：用拇指指腹揉。

操作频率：200～220次/分钟。

操作时长：2分钟。

穴位定位：内踝尖向上3寸，即孩子四指宽度的距离。

揉肾俞

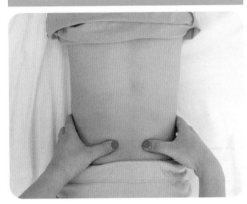

操作方法：让孩子俯卧，用双手拇指指腹同时揉孩子两侧肾俞。

操作频率：200～220次/分钟。

操作时长：2分钟。

穴位定位：在腰部，第二腰椎棘突下，旁开1.5寸处。取穴时让孩子俯卧，肚脐正对背后脊柱处突起即第二胸椎棘突，其下凹陷处分别向两旁量取孩子的食、中二指左右宽度处。

捏脊

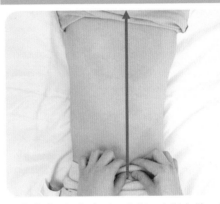

操作方法：拇指在后，食指、中指在前，左右手依次捏起、放下，向前捻动，沿着脊柱从下向上操作。

操作频率：5～10秒/次。

操作次数：9次。

穴位定位：背后正中，从尾骨下端到大椎的整个脊柱区域。

　　以上操作中，起温补肾元作用的主要是补肾经、补脾经、揉二马、揉外劳宫、上三关、揉肾俞和捏脊。其中，补肾经、揉二马为补肾的主要穴位，宜多做；补脾经能够通过补益后天之本（脾）增强先天之本（肾），即以后天补先天，与上三关同用能增强温补效果；揉外劳宫能温补元阳，揉肾俞能补益肾元，捏脊能温补一身阳气，三穴共同起到温补肾元的作用。

起固涩止遗作用的主要是摩百会、摩丹田和揉三阴交。摩百会有升阳举陷的作用，能使下陷的气机往上走，从而改善遗尿；摩丹田既能温补元阳，又能通过对膀胱的刺激降低其敏感度，降低排尿感；揉三阴交能通调水道，对于排尿有很好的调节作用。

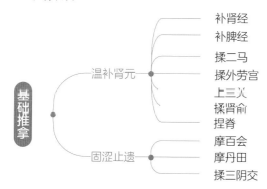

肾气不足型遗尿可能伴有的症状及相应推拿方法。

症状	推拿方法	作用与说明
自汗	揉肾顶、补肾经	补益正气，敛汗止汗
下肢无力	揉足三里、揉涌泉	促进下肢血液运行，增强肌力

◎ **脾肺气虚：补益孩子的脾肺**

当孩子脾肺气虚时，同样可能出现遗尿的症状，这时与肾气不足型遗尿一样，也会出现小便清长、自汗、精神不振、乏力等气虚表现。区别在于，肾气不足时会伴有下肢乏力、记忆力减退等肾虚的表现，而脾肺气虚时会伴有面色无华、易感冒、食欲不振、大便溏稀等脾肺虚弱的症状。且脾肺气虚时，舌象不会像肾气不足那样舌根处的舌苔剥落，而是正常的薄白苔。

需要注意的是，肾气不足和脾肺气虚，既有可能单独出现，也有可能同时出现。若脾肺肾气同时不足时，可以把这2种类型的调理方法结合起来。

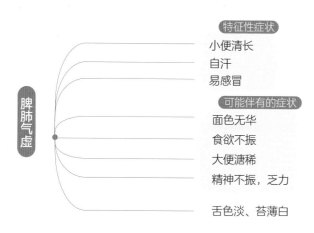

同肾气不足一样，对于脾肺气虚的孩子，家长既要帮他固涩止遗，又要补益正气，这时补的是脾肺之气，即健脾益气。

家长可以用这一组推拿方法。

扫码看视频

补脾经

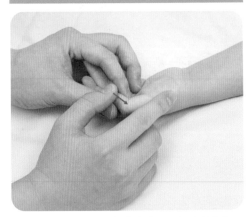

操作方法：让孩子的拇指弯曲，用左手固定住，用右手拇指指腹沿孩子拇指桡侧从指尖推到指间关节处。

操作频率：160 ～ 200 次 / 分钟。

操作时长：5 分钟。

穴位定位：拇指桡侧，从指尖到指根，呈一条直线。

揉外劳宫

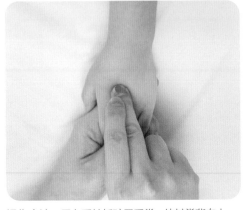

操作方法：用左手扶托孩子手掌，使其掌背向上，用右手中指揉。

操作频率：200 ～ 220 次 / 分钟。

操作时长：3 分钟。

穴位定位：手背第二、第三掌骨间，掌指关节后凹陷处，与内劳宫相对。

上三关

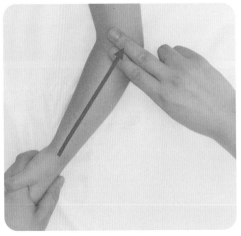

操作方法：用左手握住孩子左手掌，使其大拇指一侧向上，右手食指、中指并拢，从孩子腕横纹推向肘横纹。

操作频率：150 ～ 180 次 / 分钟。

操作时长：2 分钟。

穴位定位：小臂大拇指侧，从腕横纹到肘横纹，呈一条直线。

摩百会

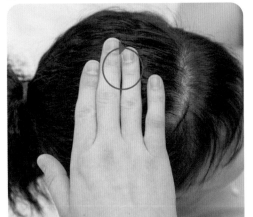

操作方法：用食指、中指、无名指指腹在孩子百会处轻轻做顺时针环摩。

操作频率：120 ～ 150 次 / 分钟。

操作时长：2 分钟。

穴位定位：头顶正中线与两耳尖连线交点处。

平衡摩腹 ♥

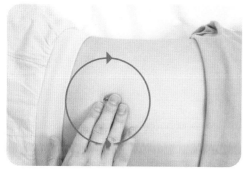

操作方法： 让孩子仰卧，或者仰靠在家长身上，用手掌或四指指腹围绕肚脐先做顺时针环摩，再做逆时针环摩，如果手凉，可以隔着一层薄衣服操作。

操作频率： 70 ~ 100 次 / 分钟。

操作时长： 6 分钟。

穴位定位： 整个腹部。

摩丹田 ♥

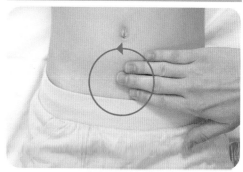

操作方法： 用手掌或四指指腹在孩子小腹部轻轻做逆时针环摩。

操作频率： 90 ~ 120 次 / 分钟。

操作时长： 2 分钟。

穴位定位： 肚脐以下的小腹部。

揉足三里 ♥

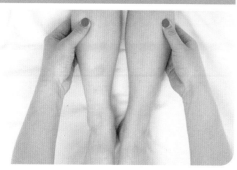

操作方法： 用双手拇指同时揉两侧足三里。

操作频率： 200 ~ 220 次 / 分钟。

操作时长： 2 分钟。

穴位定位： 小腿外侧，外膝眼下 3 寸，胫骨旁开 1 寸处。

揉三阴交 ♥

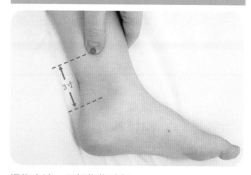

操作方法： 用拇指指腹揉。

操作频率： 200 ~ 220 次 / 分钟。

操作时长： 2 分钟。

穴位定位： 内踝尖向上 3 寸，即孩子四指宽度的距离。

工字搓背 ♥

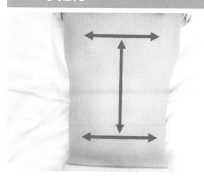

操作方法： 让孩子俯卧，先用手掌沿脊柱上下来回搓，再在上背部肺俞的位置左右来回搓，最后在腰部肾俞的位置左右来回搓，以每个部位搓热、皮肤发红为度。

操作频率： 220 ~ 260 次 / 分钟。

操作时长： 1 分钟。

穴位定位： 上背部、腰部与脊柱。

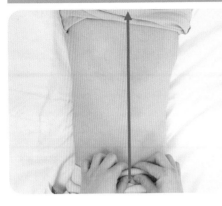

操作方法：拇指在后，食指、中指在前，左右手依次捏起、放下，向前捻动，沿着脊柱从下向上操作。

操作频率：5～10秒／次。

操作次数：9次。

穴位定位：背后正中，从尾骨下端到大椎的整个脊柱区域。

以上操作中，起固涩止遗作用的主要是摩百会、摩丹田和揉三阴交，说明详见本书第 247 页。除此之外，其他操作手法均有健脾益肺的作用。其中，补脾经、揉外劳宫、上三关同用，增强对脾的温补效果；平衡摩腹直接调理脾胃，促进正气的生化；揉足三里、工字搓背、捏脊为保健常用手法，能够补益正气、改善体质。

在以上这些健脾益肺的操作中，虽然仅有工字搓背对肺俞进行刺激，能够直接补益肺气，但其余手法均可以通过补脾健脾，间接起到益肺的作用，也就是"脾土生肺金"。脾气充足了，肺气自然也会充足起来。

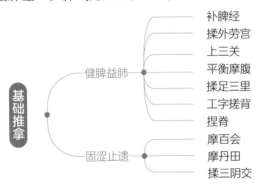

脾肺气虚型遗尿可能伴有的症状及相应推拿方法。

症状	推拿方法	作用与说明
易感冒	工字搓背、捏脊	增强体质，提高免疫力
食欲不振	补脾经、平衡摩腹	增强脾的运化能力，增进食欲
大便溏稀	补大肠、上推七节骨	调节肠道，涩肠止泻

◎ 心肾不交：滋肾阴和降心火

心属火，易热，而肾属水，易寒。正常情况下，心火和肾水是能够互相交融、互相制约的。但当身体出现了心肾不交的问题时，心火在上，就会出现心烦、易哭易惊、好动等心火旺的症状；而肾水在下无法输送到其他地方，就会出现形体消瘦、手足心热、记忆力差、盗汗等肾阴虚的症状。

这时的舌象，舌体颜色较红，尤其是代表心的舌尖部位，而舌苔较薄、较少，或者是代表肾的舌根部分会比较厚腻。

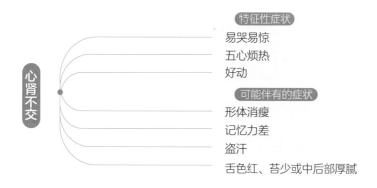

心肾不交

特征性症状
易哭易惊
五心烦热
好动

可能伴有的症状
形体消瘦
记忆力差
盗汗
舌色红、苔少或中后部厚腻

对于心肾不交的孩子，除了固涩止遗，帮助孩子增强对排尿的控制力，还要交通心肾，也就是通过降心火、补肾水、促进体内气机运行，让心火和肾水恢复相交融的状态。

家长可以用这一组推拿方法。

扫码看视频

补肾经 ♥

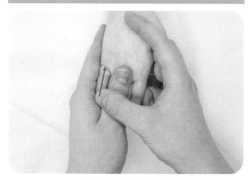

操作方法：用左手固定住孩子的小拇指，使其掌面侧向上，用右手大拇指从孩子小指指尖推向指根。
操作频率：150 ～ 180 次 / 分钟。
操作时长：3 分钟。
穴位定位：小拇指掌面，从指尖到指根，呈一条直线。

清四横纹 ♥

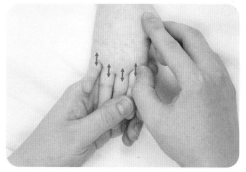

操作方法：用左手固定住孩子的手指，使其掌面充分暴露，用右手拇指侧面在四横纹处上下来回推，从食指开始，依次到小拇指，每个横纹做100次。
操作频率：190 ～ 210 次 / 分钟。
操作时长：2 分钟。
穴位定位：掌面食指、中指、无名指、小拇指指根部横纹处，即手指和手掌交界处的横纹，一只手有4条横纹。

逆运内八卦

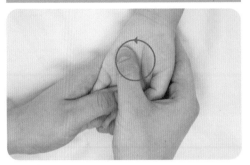

操作方法： 用左手扶托孩子的左手掌，用右手拇指指腹从大鱼际向小鱼际的方向做环摩。

操作频率： 100 ~ 150 次 / 分钟。

操作时长： 2 分钟。

穴位定位： 以手掌心为圆心，从掌心到中指根横纹距离的 2/3 为半径做圆，内八卦就在这个圆上。

清天河水

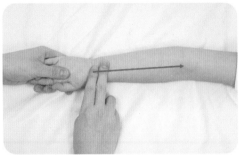

操作方法： 用左手扶托孩子左手掌，使其掌面向上，右手食指、中指并拢，从孩子腕横纹推向肘横纹。

操作频率： 180 ~ 200 次 / 分钟。

操作时长： 3 分钟。

穴位定位： 小臂手掌侧正中，从腕横纹到肘横纹，呈一条直线。

摩百会

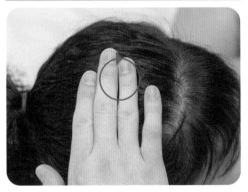

操作方法： 用食指、中指、无名指指腹在孩子百会处轻轻做顺时针环摩。

操作频率： 120 ~ 150 次 / 分钟。

操作时长： 2 分钟。

穴位定位： 头顶正中线与两耳尖连线交点处。

平衡摩腹

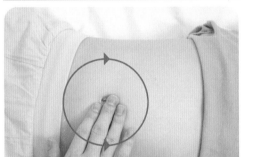

操作方法： 让孩子仰卧，或者仰靠在家长身上，用手掌或四指指腹围绕肚脐先做顺时针环摩，再做逆时针环摩，如果手凉，可以隔着一层薄衣服操作。

操作频率： 70 ~ 100 次 / 分钟。

操作时长： 6 分钟。

穴位定位： 整个腹部。

摩丹田

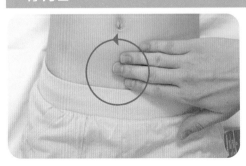

操作方法： 用手掌或四指指腹在孩子小腹部轻轻做逆时针环摩。

操作频率： 90 ~ 120 次 / 分钟。

操作时长： 2 分钟。

穴位定位： 肚脐以下的小腹部。

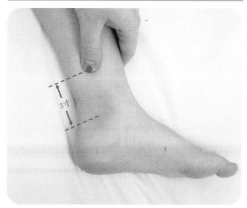

| 揉三阴交 | ♥ |

| 揉涌泉 | ♥ |

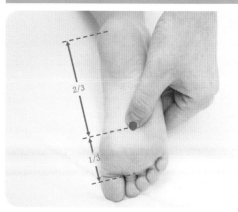

操作方法： 用拇指指腹揉。

操作频率： 200 ~ 220 次 / 分钟。

操作时长： 2 分钟。

穴位定位： 内踝尖向上 3 寸，即孩子四指宽度的距离。

操作方法： 固定孩子脚掌，使足底充分暴露，用拇指指腹揉。

操作频率： 200 ~ 220 次 / 分钟。

操作时长： 2 分钟。

穴位定位： 足底前 1/3 与后 2/3 交界处的凹陷中。

在以上操作中，起固涩止遗作用的主要是摩百会、摩丹田和揉三阴交，说明详见本书第 247 页。除此之外，其他操作手法的目的均为交通心肾。其中，补肾经、揉涌泉能滋补肾水；清天河水能降心火；清四横纹、逆运内八卦和平衡摩腹能带动体内气机的流动，使在上的心火和在下的肾水相交融，让身体恢复心肾相交的平衡状态。

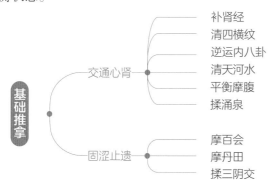

心肾不交型遗尿可能伴有的症状及相应推拿方法。

症状	推拿方法	作用与说明
五心烦热	揉小天心、清天河水	清心安神，让情绪安定下来
盗汗	揉肾顶、补肾经	滋补肾水，敛汗止汗

◎ 肝经湿热：清除肝经的湿热

前面3种遗尿都是孩子的身体有所不足，缺了某种东西，或是肾气，或是脾肺之气，或是让心肾相交融的能力，这些都属于"虚证"。而肝经湿热型遗尿则是在孩子的体内，尤其是肝经中，多了湿热邪气，属于"实证"。

当体内有湿热时，体内的各种津液在热邪的熏蒸之下会浓缩，因此尿量少，而且颜色发黄，味道较重。同时，还会有性情急躁、睡卧不宁、大便干结、口渴、眼周发红等热的表现。若体内的湿重于热，大便则会较黏腻。这时的舌象，通常是舌质颜色较红，舌苔发黄且较为黏腻。

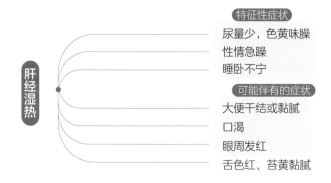

肝经湿热

特征性症状
- 尿量少，色黄味臊
- 性情急躁
- 睡卧不宁

可能伴有的症状
- 大便干结或黏腻
- 口渴
- 眼周发红
- 舌色红、苔黄黏腻

肝经湿热的孩子，并非因为对尿液的固涩和控制力弱而出现遗尿，而是因为体内过多的湿气在热邪的熏蒸逼迫之下溢出体外。所以，家长一方面要帮孩子清除肝经中的热邪，另一方面要增强脾的运化，将湿邪除去。

家长可以用这一组推拿方法。

扫码看视频

清肝经 ♥	清小肠 ♥

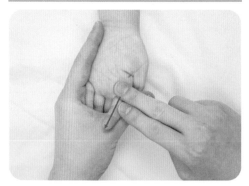

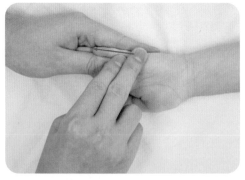

操作方法：用左手握住孩子的中指、无名指、小拇指，使其食指充分暴露，用右手食指、中指面从孩子的食指指根推向指尖。

操作频率：240～300次/分钟。

操作时长：3分钟。

穴位定位：食指掌面，从指尖到指根，呈一条直线。

操作方法：用左手固定住孩子手掌，使穴位朝斜上方充分暴露，用右手食指、中指指面从孩子的小拇指指根推向指尖。

操作频率：240～300次/分钟。

操作时长：2分钟。

穴位定位：小拇指尺侧，从指尖到指根，呈一条直线。

清补脾

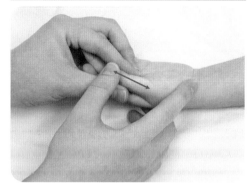

操作方法：用左手固定住孩子的拇指，用右手拇指指腹沿孩子拇指桡侧从指尖到指根来回推。

操作频率：200 ~ 240 次 / 分钟。

操作时长：3 分钟。

穴位定位：拇指桡侧，从指尖到指根，呈一条直线。

清天河水

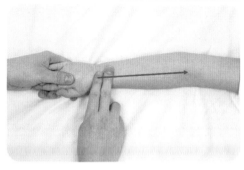

操作方法：用左手扶托孩子左手掌，使其掌面向上，右手食指、中指并拢，从孩子腕横纹推向肘横纹。

操作频率：180 ~ 200 次 / 分钟。

操作时长：2 分钟。

穴位定位：小臂手掌侧正中，从腕横纹到肘横纹，呈一条直线。

摩丹田

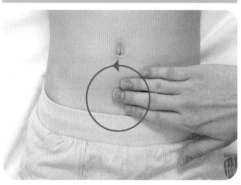

操作方法：用手掌或四指指腹在孩子小腹部轻轻做逆时针环摩。

操作频率：90 ~ 120 次 / 分钟。

操作时长：2 分钟。

穴位定位：肚脐以下的小腹部。

揉丰隆

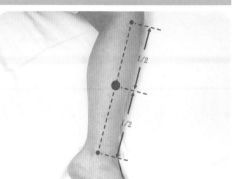

操作方法：用拇指指腹揉。

操作频率：200 ~ 220 次 / 分钟。

操作时长：2 分钟。

穴位定位：小腿前外侧，外膝眼和外踝尖，二者连线中点处。

揉三阴交

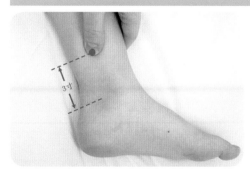

操作方法：用拇指指腹揉。

操作频率：200 ~ 220 次 / 分钟。

操作时长：2 分钟。

穴位定位：内踝尖向上 3 寸，即孩子四指宽度的距离。

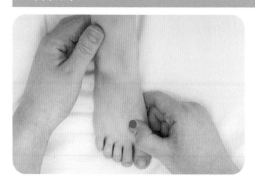

操作方法：用拇指指腹揉。
操作频率：200 ~ 220 次 / 分钟。
操作时长：2 分钟。
穴位定位：足背，沿第一、第二脚趾缝向足背上推，感到有一凹陷处。

以上操作中，起平肝清热作用的主要是清肝经、清小肠、清天河水和揉太冲。其中，清肝经能泻肝火；清小肠能清湿热；清天河水擅长清心热而不伤正气；揉太冲既能疏肝理气，又能清热祛湿。

健脾化湿的操作有清补脾、摩丹田、揉丰隆和揉三阴交。其中，清补脾能增强脾的运化功能，帮助运化水湿；揉丰隆为祛湿要穴，效果明显；摩丹田和揉三阴交既能清热化湿，又能增强孩子对排尿的控制力。

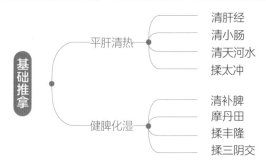

肝经湿热型遗尿可能伴有的症状及相应推拿方法。

症状	推拿方法	作用与说明
睡卧不宁	揉小天心、清天河水	既能安神，又能清热
大便干燥	清大肠、下推七节骨	促进肠道蠕动，帮助排便
大便黏腻	清补脾、清补大肠	调节肠道，改善便质

遗尿的家庭护理

◎ 做到这 5 点，减少孩子尿床次数

若孩子容易尿床，可以从这 5 点入手，减少孩子尿床的次数。

（1）饮食调整。在晚饭中及晚饭之后，要减少孩子水、奶、汤等流质食物和水分含量高的水果的摄入，以减少膀胱的贮尿量。

（2）睡前排尿。养成每晚上床睡觉之前排尿的习惯，把膀胱清空，能大大降低尿床的可能性。

（3）白天不要太疲劳。若孩子白天玩得太疯或用脑过多，会造成身体或精神的过度疲劳，睡眠较深，排尿时不易醒来。因此孩子要养成规律的起居习惯，每天最好能睡个午觉。

（4）睡前不要太兴奋。睡觉前不要让孩子进行过度兴奋的活动或观看刺激性的动画片等，以免大脑过度兴奋而造成夜里尿床。

（5）进行排尿训练。可以通过本书第 243 页中的忍尿训练和定时排尿训练来帮孩子增大膀胱容量、建立条件反射，从而减少尿床情况的发生。

◎ 孩子尿床后，一定要注意这 3 点

（1）及时更换床单、被褥与衣物。尿液中有大量细菌，若不及时更换，被污染的床单、被褥和衣物自然风干，或者用纸将多数尿液吸干，会滋生大量细菌，对孩子的健康造成影响。可以在床单下垫上隔尿垫，以减少清洗褥子的次数。

（2）不要责骂、嘲笑孩子。责骂是无法解决孩子尿床问题的，嘲笑更不行，即使是拿这件事开玩笑的行为也应严格禁止。家长要认识到尿床是一种病，需要关怀和治疗。责骂和嘲笑会对孩子的心理造成阴影，增加孩子的心理负担，可能加重和延长病情。

（3）对孩子进行鼓励和肯定。如果孩子经常尿床，那么在某晚没有尿床时，家长应对孩子进行鼓励和肯定。同时寻找并赞扬孩子为了不尿床而做出的行为和努力，如睡前排尿、睡前避免摄入过多液体等。需要注意的是，态度要真诚，不能以开玩笑、嘲笑的口吻来谈论这件事。

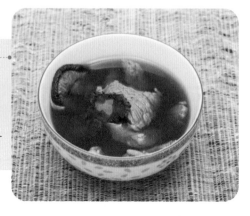

黄芪羊肉汤

适用情况：肾气不足

食材：羊肉 150 克，黄芪 15 克。

做法：将羊肉切片，与黄芪一起入锅煮熟，加入食盐等调味料即可，喝汤吃肉。随餐食用。

人参冰糖粥

适用情况：肺脾气虚

食材：人参 2 克，粳米 50 克，冰糖适量。

做法：将人参研成粗末，与淘洗干净的粳米一起入锅，煮至米粥软烂，加入冰糖搅拌均匀即可。饭后服用。

莲子芡实鸡蛋羹

适用情况：心肾不交

食材：莲子 6 克，板栗肉 18 克，芡实 6 克，鸡蛋 1 个。

做法：将莲子、板栗肉、芡实按 1∶3∶1 的比例研成细末，每次用 30 克，打入鸡蛋，加少许清水，搅拌均匀后蒸成蛋羹即可。随餐食用。

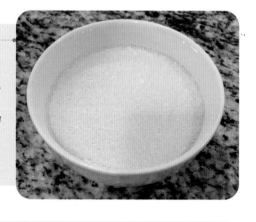

赤小豆薏米茶

适用情况：肝经湿热

食材：赤小豆 20 克，薏米 20 克。

做法：将赤小豆、薏米淘洗干净，提前泡 2 小时，再入锅煮 40 分钟，煮熟后倒入杯中，平常代替水随时喝。若服用后有胃肠不适感，可先炒熟后再煮。

第十七章

保健推拿与体质调理：
每天10分钟，孩子少生病

对于疾病，永远是预防重于治疗。如果家长能每天抽出10分钟给孩子做推拿，可以让孩子的体质得到改善，减少生病的概率，让孩子吃得更香、长得更高。

日常可以做两类推拿：保健推拿或体质调理。当孩子的身体状态基本正常时，通过相应的保健推拿，能够帮孩子预防疾病，使孩子更加聪明、长得更高、睡得更好、吃得更香。而当孩子的体质有所偏颇，处于亚健康状态，容易患某类疾病时，通过体质调理能够帮助孩子改善体质，恢复阴阳平衡的健康状态。

6种常见保健推拿

◎ 新生儿保健：提高孩子对新环境的适应能力

从出生至28天为新生儿期，新生儿从妈妈肚子里出来，刚刚来到这个崭新的环境中，对于他来说一切都非常的陌生。外界环境发生巨变的同时，孩子身体内部也发生着前所未有的变化：肺脏开始呼吸，脾胃开始进行消化，心、肝、肾等脏器也都开始进入正常的工作状态。

这时孩子的脏腑是非常娇嫩的，容易受到各种因素的影响而出现功能紊乱。在这个内外环境发生巨大变化的时期，适当的推拿可以帮助孩子迅速适应新环境，让脏腑更快地进入工作状态，更好地发挥生理功能。

这时，家长可以给孩子用这一组推拿方法。

扫码看视频

补脾经 ♥

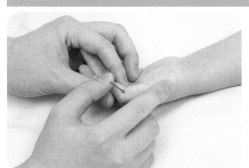

操作方法： 让孩子的拇指弯曲，用左手固定住，用右手拇指指腹沿孩子拇指桡侧从指尖推到指间关节处。

操作频率： 160～200次/分钟。

操作时长： 2分钟。

穴位定位： 拇指桡侧，从指尖到指根，呈一条直线。

揉板门

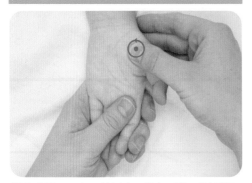

操作方法：用左手扶托孩子的左手掌，使其掌面向上，用右手拇指逆时针揉。

操作频率：200 ～ 220 次 / 分钟。

操作时长：1 分钟。

穴位定位：于掌大鱼际平面中点。

平衡摩腹

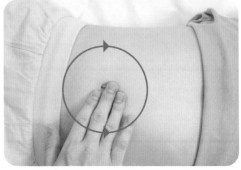

操作方法：让孩子仰卧，或者仰靠在家长身上，用手掌或四指指腹围绕肚脐先做顺时针环摩，再做逆时针环摩，如果手凉，可以隔着一层薄衣服操作。

操作频率：70 ～ 100 次 / 分钟。

操作时长：4 分钟。

穴位定位：整个腹部。

工字搓背

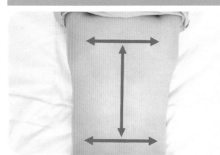

操作方法：让孩子俯卧，先用手掌沿脊柱上下来回搓，再在上背部肺俞的位置左右来回搓，最后在腰部肾俞的位置左右来回搓，以每个部位搓热、皮肤发红为度。

操作频率：220 ～ 260 次 / 分钟。

操作时长：1 分钟。

穴位定位：上背部、腰部与脊柱。

下推七节骨

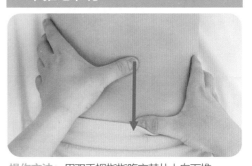

操作方法：用双手拇指指腹交替从上向下推。

操作频率：220 ～ 260 次 / 分钟。

操作时长：1 分钟。

穴位定位：背部正中，尾椎骨端至第四腰椎（尾椎骨端往上约一巴掌宽度距离）的一条直线。

揉龟尾

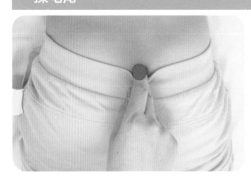

操作方法：让孩子俯卧，用拇指或中指指腹在龟尾处揉。

操作频率：200 ～ 220 次 / 分钟。

操作时长：1 分钟。

穴位定位：尾椎骨末端凹陷处。

◎ 健脑益智保健：让孩子更聪明

1~3 岁是孩子脑发育最快的时期，这时做健脑益智保健非常重要。

中医认为，肾藏精，精生髓，髓上通于脑，因此人的智力好坏取决于肾精的充盈与否。肾为先天之本，脾为后天之本，二者之间可以起到互相补益的作用。因此要想让孩子更加聪明，就要围绕肾和脾做好保健。

帮孩子健脑益智，家长可以用这一组推拿方法。

扫码看视频

补肾经 ♥

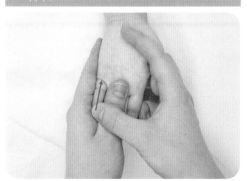

操作方法：用左手固定住孩子的小拇指，使其掌面侧向上，用右手大拇指从孩子小指指尖推向指根。

操作频率：150 ~ 180 次 / 分钟。

操作时长：5 分钟。

穴位定位：小拇指掌面，从指尖到指根，呈一条直线。

补脾经 ♥

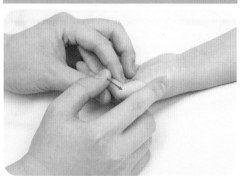

操作方法：让孩子的拇指弯曲，用左手固定住，用右手拇指指腹沿孩子拇指桡侧从指尖推到指间关节处。

操作频率：160 ~ 200 次 / 分钟。

操作时长：2 分钟。

穴位定位：拇指桡侧，从指尖到指根，呈一条直线。

揉二马 ♥

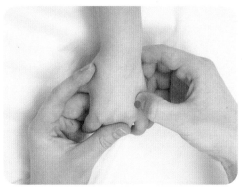

操作方法：用左手扶托孩子左手掌，使其掌心向下，将中指尖垫入孩子掌面与二马相对应的位置，向手背方向微力顶出，用右手拇指面揉。

操作频率：200 ~ 220 次 / 分钟。

操作时长：2 分钟。

穴位定位：手掌背面，第四、第五掌骨小头后凹陷中。

捏脊 ♥

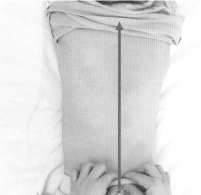

操作方法：拇指在后，食指、中指在前，左右手依次捏起、放下，向前捻动，沿着脊柱从下向上操作。

操作频率：5 ~ 10 秒 / 次。

操作次数：9 次。

穴位定位：背后正中，从尾骨下端到大椎的整个脊柱区域。

◎ 增高助长保健：让孩子长得更高

如何让孩子长得更高是很多家长都非常关心的问题。孩子长高首先需要使骨骼健康发育，而肾主骨，骨骼的健康发育取决于肾气是否旺盛。其次，孩子长个儿需要充足的营养，只有对食物的消化吸收好，才能长得更高。因此，要让孩子长得更高，也需要围绕脾和肾进行保健。

帮孩子长个儿，可以经常做补脾经、补肾经、平衡摩腹和捏脊，不同季节需要注意不同事项。

（1）春天是生发的季节，在春天应重点做捏脊，促进孩子身体阳气的生发，帮孩子快速长高。

（2）夏天阳气在外，又容易摄入冷饮凉食，很容易造成脾胃虚寒，这时应重点做平衡摩腹，保护孩子的脾胃。

（3）秋天容易腹泻和感冒，这时应重点做补脾经，帮助孩子增进食欲、提高免疫力。

（4）冬天是封藏的季节，应重点做补肾经，让孩子在冬天"厚积"，春天才能"薄发"。

扫码看视频

捏脊 ♥

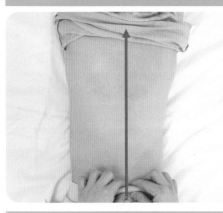

操作方法：拇指在后，食指、中指在前，左右手依次捏起、放下，向前捻动，沿着脊柱从下向上操作。
操作频率：5 ~ 10 秒 / 次。
操作次数：9 次。
穴位定位：背后正中，从尾骨下端到大椎的整个脊柱区域。

平衡摩腹 ♥

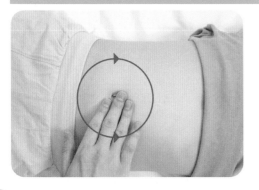

操作方法：让孩子仰卧，或者仰靠在家长身上，用手掌或四指指腹围绕肚脐先做顺时针环摩，再做逆时针环摩，如果手凉，可以隔着一层薄衣服操作。
操作频率：70 ~ 100 次 / 分钟。
操作时长：4 分钟。
穴位定位：整个腹部。

补脾经

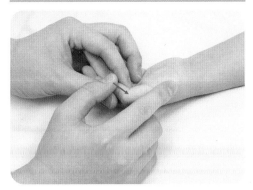

操作方法：让孩子的拇指弯曲，用左手固定住，用右手拇指指腹沿孩子拇指桡侧从指尖推到指间关节处。

操作频率：160 ～ 200 次 / 分钟。

操作时长：3 分钟。

穴位定位：拇指桡侧，从指尖到指根，呈一条直线。

补肾经

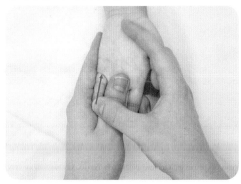

操作方法：用左手固定住孩子的小拇指，使其掌面侧向上，用右手大拇指从孩子小指指尖推向指根。

操作频率：150 ～ 180 次 / 分钟。

操作时长：3 分钟。

穴位定位：小拇指掌面，从指尖到指根，呈一条直线。

◎ **安神助眠保健：让孩子睡眠更安稳**

俗话说，药补不如食补，食补不如睡补。孩子健康生长发育，离不开良好睡眠。

当孩子生病或身体功能出现紊乱时，经常会影响睡眠质量，这时应根据孩子的病情积极进行治疗调理，孩子康复后睡眠通常就会恢复正常。但如果日常想让孩子入睡更快、睡得更安稳，往往只需要用小天心这一个穴位，就能起到很好的安神助眠效果，尤其是在孩子较为兴奋、心火偏旺时。

若在睡前操作，能让孩子入睡更快，若在刚入睡时操作，可让孩子睡得更安稳。

扫码看视频

揉小天心

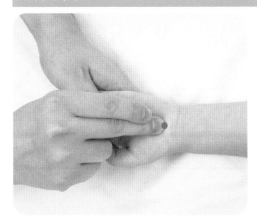

操作方法：用左手扶托孩子的手背，用右手中指指腹揉。

操作频率：200 ～ 220 次 / 分钟。

操作时长：10 分钟。

穴位定位：掌根大小鱼际交接之间凹陷中。

◎ 健脾和胃保健：加强孩子的"后天之本"

孩子生长发育所需要的营养，绝大部分来自脾胃对食物的消化吸收。而中医有"小儿脾常不足"的说法，孩子对食物的消化吸收能力与成人相比较弱，因此经常会出现积食、便秘、厌食等消化系统疾病。经常帮孩子进行健脾和胃保健，能够让孩子吃得更香、不容易积食，为健康的身体打下坚实的基础。

因此，健脾和胃保健也是最常用到的、使用最广泛的保健方法。如果家长想给孩子做保健推拿，却不知道该做什么时，用这一组健脾和胃保健准没错。

扫码看视频

补脾经 ♥

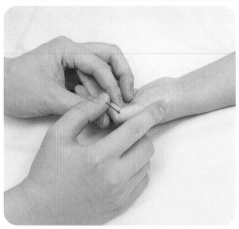

操作方法：让孩子的拇指弯曲，用左手固定住，用右手拇指指腹沿孩子拇指桡侧从指尖推到指间关节处。
操作频率：160 ~ 200 次 / 分钟。
操作时长：3 分钟。
穴位定位：拇指桡侧，从指尖到指根，呈一条直线。

平衡摩腹 ♥

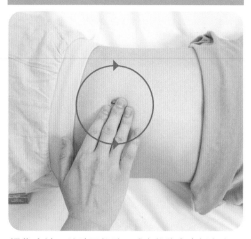

操作方法：让孩子仰卧，或者仰靠在家长身上，用手掌或四指指腹围绕肚脐先做顺时针环摩，再做逆时针环摩，如果手凉，可以隔着一层薄衣服操作。
操作频率：70 ~ 100 次 / 分钟。
操作时长：4 分钟。
穴位定位：整个腹部。

揉足三里 ♥

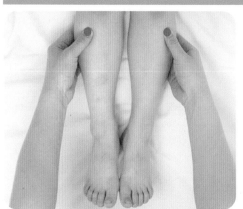

操作方法：用双手拇指同时揉两侧足三里。
操作频率：200 ~ 220 次 / 分钟。
操作时长：2 分钟。
穴位定位：小腿外侧，外膝眼下 3 寸，胫骨旁开 1 寸处。

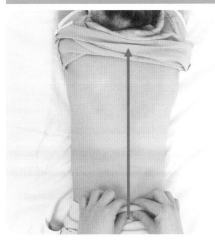

操作方法：拇指在后，食指、中指在前，左右手依次捏起、放下，向前捻动，沿着脊柱从下向上操作。

操作频率：5 ~ 10 秒 / 次。

操作次数：9 次。

穴位定位：背后正中，从尾骨下端到大椎的整个脊柱区域。

◎ 预防感冒保健：让孩子少生病

正气充足的孩子不容易感冒生病，而脾为气血生化之源，要想正气充足，就要增强脾的运化功能。而肺与感冒的关系最为密切，感冒时外邪首先侵袭肺脏，导致肺失清肃。因此，要想增强孩子体质、预防感冒，健脾保肺是重点。

预防孩子感冒，家长可以用这一组保健推拿方法。

扫码看视频

补脾经 ♥

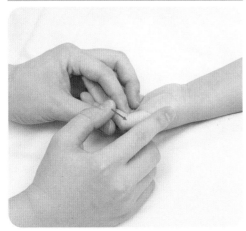

操作方法：让孩子的拇指弯曲，用左手固定住，用右手拇指指腹沿孩子拇指桡侧从指尖推到指间关节处。

操作频率：160 ~ 200 次 / 分钟。

操作时长：3 分钟。

穴位定位：拇指桡侧，从指尖到指根，呈一条直线。

清肺经 ♥

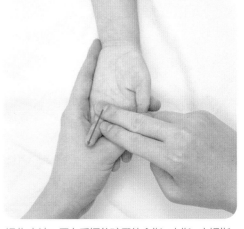

操作方法：用左手握住孩子的食指、中指、小拇指，使其无名指充分暴露，用右手食指、中指指面从孩子的无名指指根推向指尖。

操作频率：240 ~ 300 次 / 分钟。

操作时长：3 分钟。

穴位定位：无名指掌面，从指尖到指根，呈一条直线。

揉足三里 ♥	工字搓背 ♥

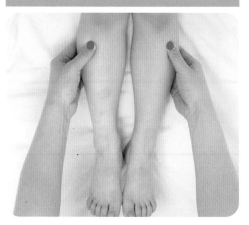

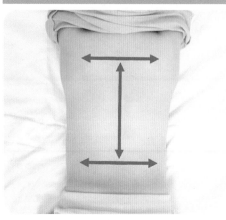

操作方法：用双手拇指同时揉两侧足三里。

操作频率：200 ～ 220 次 / 分钟。

操作时长：2 分钟。

穴位定位：小腿外侧，外膝眼下 3 寸，胫骨旁开 1 寸处。

操作方法：让孩子俯卧，先用手掌沿脊柱上下来回搓，再在上背部肺俞的位置左右来回搓，最后在腰部肾俞的位置左右来回搓，以每个部位搓热、皮肤发红为度。

操作频率：220 ～ 260 次 / 分钟。

操作时长：2 分钟。

穴位定位：上背部、腰部与脊柱。

 # 6 种常见体质调理

体质是在先天禀赋和后天各种外在因素的共同影响下，形成的一种身体状态。体质对人的身体健康、体型体态、性格特点等多方面都有影响，不同体质的人容易患的疾病不同。

最好的体质是平和质，指身心各方面都非常平衡的一种体质。而事实上，平和质的人很少，绝大多数人的身体都会出现一些偏颇，这时就需要进行体质调理。

体质是长时间形成的，一个人的体质通常相对稳定，要想改变体质需要的时间也会较长。对于孩子来说，一般通过每周 2~3 次的体质调理推拿，经过 2~3 个月可以看到较为明显的改善效果，孩子年龄越小，体质偏颇越小，见效越快。

下面列举了 6 种孩子常见的偏颇体质，家长可先根据孩子的日常表现，判断孩子的体质，选择相应的推拿方法，帮孩子进行体质调理，让孩子更健康。

◎ 脾肺气虚：补益孩子的正气

肺脾气虚的孩子通常面色偏白、声音低怯，常见的表现有容易疲倦乏力、食欲不振、大便溏稀、自汗、怕风怕冷明显等。舌象通常是舌体颜色偏淡，舌苔为薄白苔。

这类孩子容易患的疾病有感冒、咳嗽、厌食、积食、腹泻、反复呼吸道感染、汗证、遗尿等。

对于脾肺气虚的孩子，家长可以通过这一组推拿方法进行体质调理。

扫码看视频

补脾经 ♥

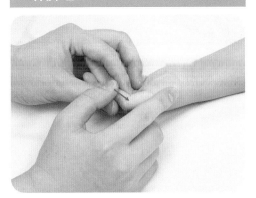

操作方法：让孩子的拇指弯曲，用左手固定住，用右手拇指指腹沿孩子拇指桡侧从指尖推到指间关节处。

操作频率：160 ~ 200 次 / 分钟。

操作时长：5 分钟。

穴位定位：拇指桡侧，从指尖到指根，呈一条直线。

揉足三里 ♥

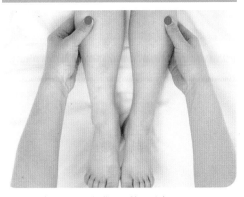

操作方法：用双手拇指同时揉两侧足三里。

操作频率：200 ~ 220 次 / 分钟。

操作时长：3 分钟。

穴位定位：小腿外侧，外膝眼下 3 寸，胫骨旁开 1 寸处。

工字搓背 ♥

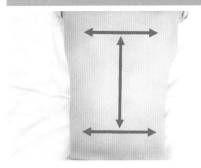

操作方法：让孩子俯卧，先用手掌沿脊柱上下来回搓，再在上背部肺俞的位置左右来回搓，最后在腰部肾俞的位置左右来回搓，以每个部位搓热、皮肤发红为度。

操作频率：220 ~ 260 次 / 分钟。

操作时长：2 分钟。

穴位定位：上背部、腰部与脊柱。

◎ **胃强脾弱：让孩子能吃又能长**

有的孩子食欲非常旺盛，吃得很多，但是长得又瘦又小，这种情况通常是因为孩子胃强脾弱造成的。

胃主受纳，吃进去的食物都会装进胃里。如果孩子的胃较强，也就是胃口较大，就会经常感到饥饿，吃得也较多。而脾主运化，胃里的食物需要经过脾的运化才能转化为身体所需的营养物质。若脾的功能较弱，消化吸收差，就会导致食物中的营养物质无法被充分消化吸收，营养物质随着大便排出体外，无法被身体吸收利用，孩子就很难长个儿、长肉了。

除了吃得多不长肉，这类孩子常见的表现还有腹胀、大便干稀不调、面色偏黄、口中酸臭等，舌象通常是舌体颜色较红，舌苔厚腻。

胃强脾弱的孩子容易患的疾病有积食、便秘、生长发育缓慢、口腔溃疡等。

扫码看视频

对于胃强脾弱的孩子，家长可以通过这一组推拿方法进行体质调理。

补脾经 ♥

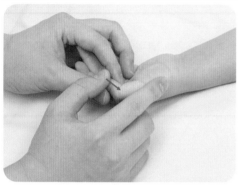

操作方法：让孩子的拇指弯曲，用左手固定住，用右手拇指指腹沿孩子拇指桡侧从指尖推到指间关节处。

操作频率：160～200次／分钟。

操作时长：5分钟。

穴位定位：拇指桡侧，从指尖到指根，呈一条直线。

平衡摩腹 ♥

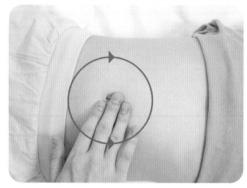

操作方法：让孩子仰卧，或者仰靠在家长身上，用手掌或四指指腹围绕肚脐先做顺时针环摩，再做逆时针环摩，如果手凉，可以隔着一层薄衣服操作。

操作频率：70～100次／分钟。

操作时长：4分钟。

穴位定位：整个腹部。

捏脊 ♥

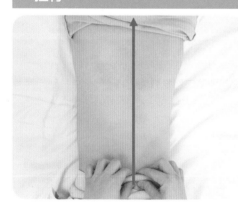

操作方法：拇指在后，食指、中指在前，左右手依次捏起、放下，向前捻动，沿着脊柱从下向上操作。

操作频率：5～10秒／次。

操作次数：9次。

穴位定位：背后正中，从尾骨下端到大椎的整个脊柱区域。

◎ 肾气不足：帮孩子补足先天

肾气不足的孩子通常发育较为迟缓、个头偏低、头发稀疏、四肢发凉、自汗盗汗，而且可能出现尿床、精神不振、乏力等症状。舌象通常是舌体颜色淡红，舌根部的舌苔有脱落。

这类孩子容易患的疾病有发育迟缓、遗尿、五迟、五软、汗证、失眠等。

对于肾气不足的孩子,家长可以通过这一组推拿方法进行体质调理。

补肾经

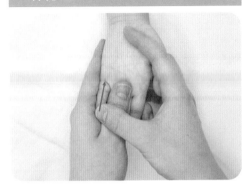

操作方法:用左手固定住孩子的小拇指,使其掌面侧向上,用右手大拇指从孩子小指指尖推向指根。

操作频率:150 ~ 180 次 / 分钟。

操作时长:5 分钟。

穴位定位:小拇指掌面,从指尖到指根,呈一条直线。

揉二马

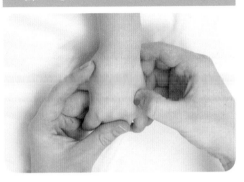

操作方法:用左手扶托孩子左手掌,使其掌心向下,将中指指尖垫入孩子掌面与二马相对应的位置,向手背方向微用力顶出,用右手拇指指面揉。

操作频率:200 ~ 220 次 / 分钟。

操作时长:3 分钟。

穴位定位:手掌背面,第四、第五掌骨小头后凹陷中。

揉肾俞

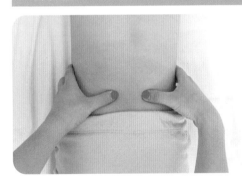

操作方法:让孩子俯卧,用双手拇指指腹同时揉孩子两侧肾俞。

操作频率:200 ~ 220 次 / 分钟。

操作时长:2 分钟。

穴位定位:在腰部,第二腰椎棘突下,旁开 1.5 寸。取穴时让孩子俯卧,肚脐正对背后脊柱处突起即第二腰椎棘突,其下凹陷处分别向两旁量取孩子的食、中二指左右宽度处。

◎ 阴虚内热:让孩子不再"内耗"

正常情况下,人体内的阴阳应该处于平衡状态,若阴不足,阳就相对较多,就会出现种种热的表现。这种情况并不是阳多了,而是阴少了,因此叫阴虚内热。这种状态下,孩子的身体新陈代谢较快,消耗较快,因此一个典型的症状就是消瘦。

此外,阴虚内热的孩子还常有潮热、盗汗、两颧发红、皮肤干燥、口干咽燥、手脚心热、急躁易怒、入睡难、小便短赤、大便干燥等症状。舌象通常是舌体颜色较红,舌苔为花剥苔。

这类孩子容易患的疾病有便秘、口腔溃疡、口臭、失眠、多动症、外感发热等，且对燥热天气的耐受度较低。

对于阴虚内热的孩子，家长可以通过这一组推拿方法进行体质调理。

补肾经

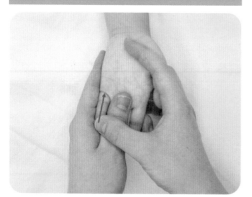

操作方法：用左手固定住孩子的小拇指，使其掌面侧向上，用右手大拇指从孩子小指尖推向指根。

操作频率：150 ~ 180 次 / 分钟。

操作时长：3 分钟。

穴位定位：小拇指掌面，从指尖到指根，呈一条直线。

揉二马

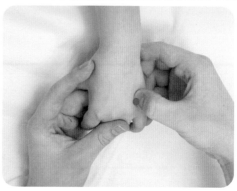

操作方法：用左手扶托孩子左手掌，使其掌心向下，将中指指尖垫入孩子掌面与二马相对应的位置，向手背方向微用力顶出，用右手拇指面揉。

操作频率：200 ~ 220 次 / 分钟。

操作时长：5 分钟。

穴位定位：手掌背面，第四、第五掌骨小头后凹陷中。

揉涌泉

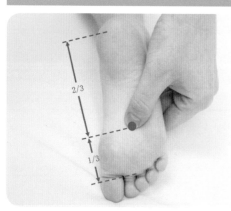

操作方法：固定孩子脚掌，使足底充分暴露，用拇指指腹揉。

操作频率：200 ~ 220 次 / 分钟。

操作时长：2 分钟。

穴位定位：足底前 1/3 与后 2/3 交界处的凹陷中。

◎ **心肝火旺：让孩子不再烦躁易怒**

心火旺时容易心烦，肝火旺时容易动怒。如果孩子经常烦躁易怒，就很可能是心肝火旺了。此外，心肝火旺的孩子常见表现还有面色发红、睡卧不宁、食欲不振、小便短赤、大便干燥等。舌象通常是舌尖和舌边较红，舌苔薄黄。

心肝火旺的孩子容易患的疾病有失眠、口腔溃疡、消化不良、便秘、多动症等。

对于心肝火旺的孩子，家长可以通过这一组推拿方法进行体质调理。

揉小天心 ♥

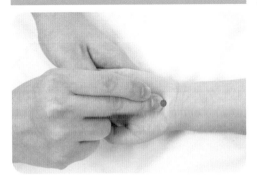

操作方法：用左手扶托孩子的手背，用右手中指指腹揉。

操作频率：200 ~ 220 次 / 分钟。

操作时长：3 分钟。

穴位定位：掌根大小鱼际交接之间凹陷中。

清肝经 ♥

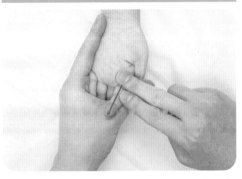

操作方法：用左手握住孩子的中指、无名指、小拇指，使其食指充分暴露，用右手食指、中指指面从孩子的食指指根推向指尖。

操作频率：240 ~ 300 次 / 分钟。

操作时长：3 分钟。

穴位定位：食指掌面，从指尖到指根，呈一条直线。

清天河水 ♥

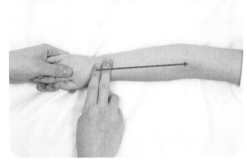

操作方法：用左手扶托孩子左手掌，使其掌面向上，右手食指、中指并拢，从孩子腕横纹推向肘横纹。

操作频率：180 ~ 200 次 / 分钟。

操作时长：2 分钟。

穴位定位：小臂手掌侧正中，从腕横纹到肘横纹，呈一条直线。

揉太冲 ♥

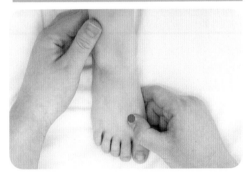

操作方法：用拇指指腹揉。

操作频率：200 ~ 220 次 / 分钟。

操作时长：2 分钟。

穴位定位：足背，沿第一、第二脚趾缝向足背上推，感到有一凹陷处。

◎ 痰湿内蕴：帮孩子减重、让身体清爽

脾对水湿有运化作用，脾虚则会生湿，湿气内蕴就会使脂肪增加，因此痰湿内蕴的孩子表现为形体肥胖，面色发白或苍白无光泽。此外，常见的症状还有困倦乏力、胸闷、腹胀、食欲不振、大便黏腻、记忆力减退等。舌象通常是舌体较为胖大，颜色淡红，舌苔发白水滑。

这类孩子容易患的疾病有感冒、咳嗽、哮喘、积食、厌食、呕吐、腹泻、水肿等，且对潮湿环境的耐受度较低。

对于痰湿内蕴的孩子，家长可以通过这一组推拿方法进行体质调理。

扫码看视频

清补脾

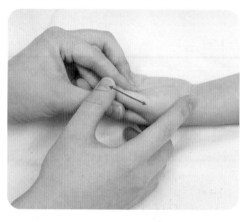

操作方法：用左手固定住孩子的拇指，用右手拇指指腹沿孩子拇指桡侧从指尖到指根来回推。

操作频率：200 ~ 240 次 / 分钟。

操作时长：6 分钟。

穴位定位：拇指桡侧，从指尖到指根，呈一条直线。

揉丰隆

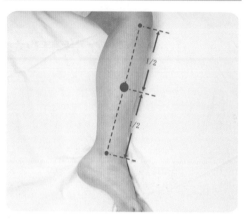

操作方法：用拇指指腹揉。

操作频率：200 ~ 220 次 / 分钟。

操作时长：3 分钟。

穴位定位：小腿前外侧，外膝眼和外踝尖，二者连线中点处。

捏脊

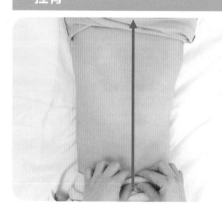

操作方法：拇指在后，食指、中指在前，左右手依次捏起、放下，向前捻动，沿着脊柱从下向上操作。

操作频率：5 ~ 10 秒 / 次。

操作次数：9 次。

穴位定位：背后正中，从尾骨下端到大椎的整个脊柱区域。

第十八章

穴位精讲：
专业小儿推拿师的珍藏秘籍

小儿推拿常用穴位图示

▶ **1. 头面部穴位** ◀

扫码看视频

百会

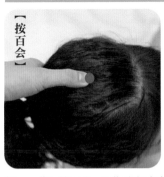
【按百会】

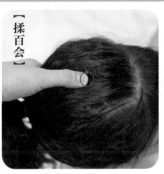
【揉百会】

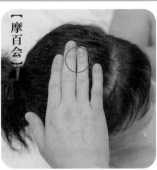
【摩百会】

操　　作：按百会：用指腹竖直向下按，一压一放，反复操作；揉百会：用指腹吸定住百会处的皮肤，做顺时针旋转；摩百会：用指腹在百会处顺时针轻轻环摩。

时　　间：0.5~2 分钟。

定　　位：头顶正中线与两耳尖连线交点处。

功　　用：升阳举陷，镇惊安神。

主　　治：脱肛、脾虚泄泻、慢性消化不良、遗尿、烦躁不安等。

说　　明：百会穴为"诸阳之会"，常用于虚寒性的病证，常与脾经、肾经、三关、丹田等温补性质的穴位合用，但有恶心、呕吐等气机上逆的表现时要慎用。

天门

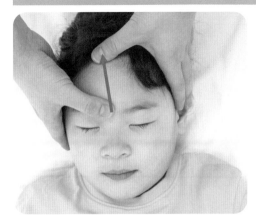

操　　作：开天门：用双手拇指指腹，交替从两眉正中推向前发际线。

时　　间：1~5 分钟。

定　　位：两眉正中至前发际线，呈一条直线。

功　　用：祛风散寒，醒神明目，宣通鼻窍。

主　　治：感冒发热，精神萎靡不振，头痛惊悸不安，鼻炎及眼部疾病等。

说　　明：高热、手足凉，且无汗者，与拿风池合用，发汗效果显著。体虚多汗、佝偻病者慎用，或者先用揉肾顶，再用本穴。

坎宫

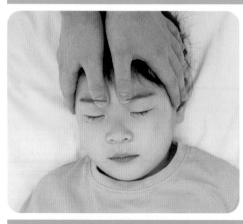

操　　作：推坎宫：用两手拇指指腹自眉头向两侧眉梢分推。

时　　间：1~5分钟。

定　　位：从眉头至眉梢，呈一横线。

功　　用：疏风清热，醒脑明目，止头痛。

主　　治：感冒、头痛、发热、烦躁、头晕目眩、迎风流泪、近视等。

说　　明：开天门、推坎宫、揉太阳、揉耳后高骨称为"头面四大手法"，为治疗感冒的重要操作手法，孩子、成人均可应用。

太阳

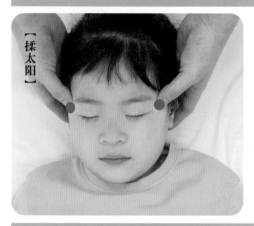

【揉太阳】

操　　作：揉太阳：用双手拇指同时揉两侧太阳穴；推太阳：用指腹向眼或耳的方向推。

时　　间：1~5分钟。

定　　位：外眼角和眉梢连线中点后方的凹陷中。

功　　用：疏散风热，醒神开窍，安神镇静，止头痛，明目。

主　　治：感冒、发热、头痛、目赤痛等。

说　　明：向眼方向揉或推，常用于慢性头痛；向耳方向揉或推，常用于感冒发热或急性头痛。

迎香

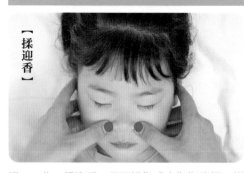

【揉迎香】

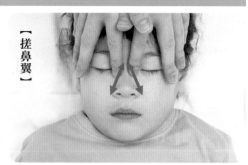

【搓鼻翼】

操　　作：揉迎香：用两拇指或中指指腹揉；搓鼻翼：用两手食指或中指指腹沿鼻翼上下来回搓。

时　　间：1~3分钟。

定　　位：平鼻翼外缘，在鼻唇沟中。

功　　用：通鼻窍，止鼻涕，祛风通络。

主　　治：鼻塞、流涕、喷嚏、鼻炎、口眼歪斜等鼻部疾病。

说　　明：鼻塞时，先揉迎香，再搓鼻翼，能增强宣通鼻窍的作用。揉时若感憋气不适，可先揉单侧，再揉另一侧。

承浆

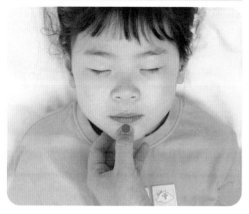

操　　作：揉承浆：用拇指或食指、中指指腹揉。

时　　间：0.5~2 分钟。

定　　位：在面部，下唇下面，颏唇沟正中凹陷处。

功　　用：安神镇惊，开窍醒神，生津敛液，舒筋活络。

主　　治：惊风抽搐、面肿、口眼歪斜、暴哑不语、中暑、流涎、咽干口燥、口舌生疮等。

说　　明：承浆做望诊用时，青色主惊，黑色主抽搐，黄色主呕吐。

耳后高骨

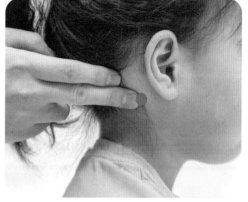

操　　作：揉耳后高骨：用手固定住孩子头部，用中指指端揉。

时　　间：1~2 分钟。

定　　位：耳朵后方突起下方的凹陷中。

功　　用：疏风解表，镇惊安神。

主　　治：感冒、头痛（尤其头两侧痛）、惊风抽搐、烦躁不安。

说　　明：经常按揉耳后高骨，可以增强身体对外感风寒的抵抗能力，降低伤风感冒的概率。

风池

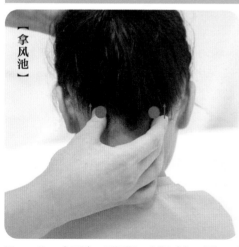 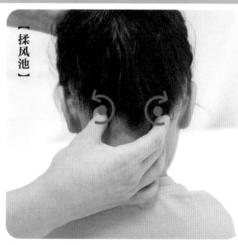

操　　作：拿风池：用拇指、中指对拿、提起；揉风池：用左手扶住孩子前额，用右手拇指、中指揉两侧风池。

时　　间：0.5~2 分钟。

定　　位：在项部，枕骨之下，两条大筋外侧的凹陷处，与耳垂平齐。

功　　用：发汗解表，祛风明目，止头痛。

主　　治：感冒无汗、头痛、发热、眩晕、颈项强痛。

说　　明：拿风池常用于感冒发热而无汗时。一般先按揉几下，之后快速向上顶拿 1~3 次，汗即出；若无汗，再配揉小天心、揉一窝风，至手心微微发汗即停。

桥弓 ♥	天柱骨 ♥

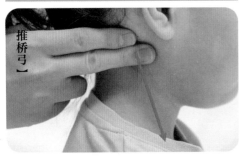

【推桥弓】

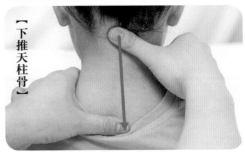

【下推天柱骨】

操　　作：揉桥弓：用拇指或食指、中指指腹从上向下揉；推桥弓：从上向下推；拿桥弓：用拇指、食指提拿。

时　　间：0.5~3分钟。

定　　位：在颈两侧，沿胸锁乳突肌成一条直线。

功　　用：舒筋活血，软坚散结，平肝潜阳，提神醒脑。

主　　治：肌性斜颈、头痛、眩晕、惊风、呕吐、神疲乏力、项强及成人高血压。

说　　明：揉桥弓多用于肌性斜颈；推桥弓多用于头痛、眩晕、惊风、呕吐；拿桥弓多用于神疲乏力、肌肉紧张。

操　　作：下推天柱骨：用拇指或食指、中指指腹从上向下推；刮天柱骨：用刮痧板蘸清水从上向下刮痧。

时　　间：1~5分钟。

定　　位：从后发际线到大椎，呈一条直线。

功　　用：降逆止呕，清热止痛。

主　　治：头痛、项强痛、发热呕吐、风热感冒、咽喉不利、咽痛、流鼻血、中暑等。

说　　明：下推天柱骨能降逆止呕，刮天柱骨多用于中暑。

扫码看视频

▶ 2. 上肢部穴位 ◀

脾经 ♥

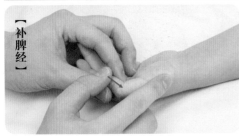

【补脾经】

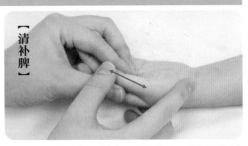

【清补脾】

操　　作：补脾经：将孩子拇指屈曲，从指尖推至指间关节；清脾经：将孩子拇指伸直，从拇指根推向指尖；清补脾：将孩子拇指伸直，从拇指尖到指根来回推。

时　　间：2~10分钟。

定　　位：拇指桡侧，从指尖到指根，呈一条直线。

功　　用：补脾经可补虚扶弱、补血生肌、健脾胃、进饮食、助消化、止泻痢等；清脾经可泻脾胃热、泻火、除烦、止咳喘；清补脾可清利湿热、消食化积。

主　　治：体虚、面黄肌瘦、精神萎靡、食欲不振、呕吐、泄泻、伤乳食、便秘、黄疸、湿痰咳喘、肌软无力，及斑、疹、痧隐而不透者。

说　　明：（1）补脾经：能补脾和气血，多用于脾胃虚弱而引起的气血不足、面黄肌瘦、食欲不振、消化不良等。

（2）清脾经：能泻脾热、化痰涎，多用于咳嗽痰多、湿热熏蒸、皮肤发黄、身热不畅等。

（3）清补脾：能和胃消食，多用于伤乳食、脾胃不和引起的胃脘积滞、嗳气吞酸、呕吐、腹泻、腹胀及痰湿、痰热咳嗽等。

（4）脾经临床以补为主，其次为清补法，很少用清法。体强、实热、壮热者可用清法，且不可多用。

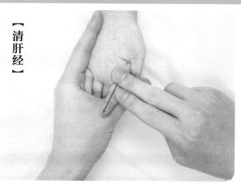
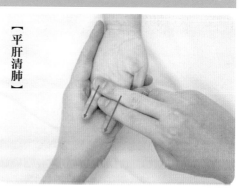

【清肝经】

【平肝清肺】

操　　作：清肝经（平肝经）：用左手将孩子食指固定，使其掌面向上，用右手食指、中指指腹自孩子食指指根推向指尖。

时　　间：1~5分钟。

定　　位：食指掌面，从指尖到指根，呈一条直线。

功　　用：开郁除烦，平肝泻火。

主　　治：惊风、目赤、烦躁不安、五心烦热、口苦咽干、头晕头痛、耳鸣等。

说　　明：肝经只用泻法，不用补法，如肝虚应补时，以补肾经代替。平肝经与清肺经同用称平肝清肺，可平肝降逆，治疗咳喘。

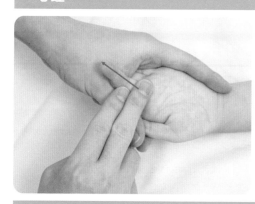

操　　作：清心经：用左手将孩子中指固定，使其掌面向上，用右手食指、中指指腹自孩子中指指根推向指尖。

时　　间：1~3分钟，一般很少用。

定　　位：中指掌面，从指尖到指根，呈一条直线。

功　　用：清热退心火。

主　　治：高热神昏、五心烦热、口舌生疮、小便短赤、目眦红赤等。

说　　明：清心经能清热泻火，用于心火旺引起的高热、神昏、口舌生疮、小便短赤等。但心为君主之官，不宜妄动，固清心经多以清小肠、清天河水代替。

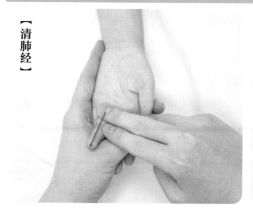
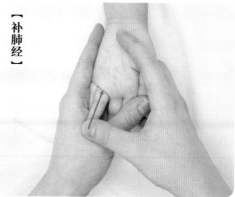

【清肺经】

【补肺经】

操　　作：清肺经：左手将孩子无名指固定，使其掌面向上，右手食指、中指指腹自孩子无名指指根推向指尖；补肺经：从指尖推向指根。

时　　间：1~5分钟。

定　　位：无名指掌面，从指尖到指根，呈一条直线。

功　　用：清泻肺热，利咽通便，止咳化痰，补益肺气。

主　　治：感冒咳嗽、气喘痰鸣、自汗盗汗、脱肛、遗尿、便结等。

说　　明：（1）清肺经：能清肺泻热、化痰止咳，多用于肺热痰喘、痰鸣便结等。虚寒证、脾虚泄泻者慎用。

（2）补肺经：能补益肺气，多用于肺气虚损所致的咳嗽气喘、自汗盗汗、脱肛、遗尿、畏寒等。

（3）临床多用清肺经，补肺经较少用，多以补脾经代替，即培土生金法。确属虚证、重症可用补肺经。

肾经

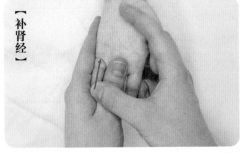
【补肾经】

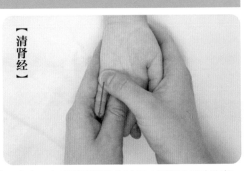
【清肾经】

操　　作：补肾经：用左手将孩子小指固定，使其掌面向上，右手拇指指腹自孩子小指指尖推向指根；清肾经：用右手拇指指腹自孩子指根推向指尖。

时　　间：2~10分钟。

定　　位：小拇指掌面，从指尖到指根，呈一条直线。

功　　用：补肾益脑，益气助神，纳气定喘，温固下元，止虚火，清热利尿，强筋壮骨。

主　　治：先天不足、久病体虚、肾虚久泻、遗尿、尿频、五更泻、便秘、惊风、癫痫、骨软无力、五迟五软等。

说　　明：（1）补肾经能补肾益脑、强筋壮骨，多用于先后天不足、久病体虚、肾虚久泻。

（2）清肾经能清热利尿，适用于膀胱蕴热、小便赤涩。但肾有命门之火，不宜清泻，故常以清小肠代替。

板门

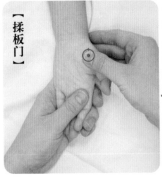
【揉板门】

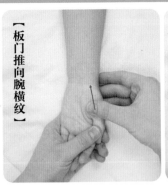
【板门推向腕横纹】

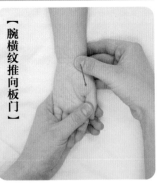
【腕横纹推向板门】

操　　作：揉板门：用拇指指腹逆时针揉；推板门：用指腹从板门推向腕横纹或从腕横纹推向板门。

时　　间：1~5分钟。

定　　位：手掌大鱼际平面中点。

功　　用：调升降，化积滞。

主　　治：用于饮食积滞、升降紊乱所致的食欲不振、嗳气、腹胀、腹痛、泄泻、呕吐等。

说　　明：板门为"脾胃之门"，能调理气机升降。揉板门可消积化滞，理气和胃；板门推向腕横纹可止泻；腕横纹推向板门可止呕吐。

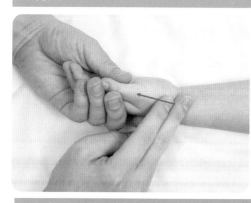

操　作：清胃经：用食指、中指指腹从孩子腕横纹向拇指根方向推。

时　间：2~5分钟。

定　位：手掌桡侧赤白肉际处，从腕横纹到拇指根，呈一条直线。

功　用：清胃，降逆，通腑。

主　治：胃热所致的牙痛、口臭、口疮等；胃气上逆所致的呕吐、嗳气、呃逆等；腑气不通所致的便秘、腹胀、腹痛等。

说　明：孩子积食、食欲不振时，常用本穴，能加速胃内容物的排空。

大肠经

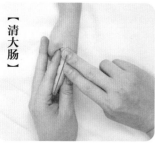

【清大肠】

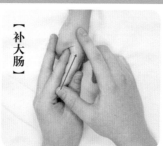

【补大肠】

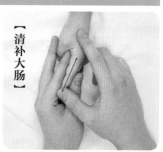

【清补大肠】

操　作：清大肠：用左手将孩子食指固定，使其靠近大拇指一侧向上，用右手食指、中指指腹自孩子食指指根推向指尖；补大肠：用右手拇指指腹从指尖推向指根；清补大肠：用右手拇指指腹从指尖到指根来回推。

时　间：2~5分钟。

定　位：食指桡侧，从指尖到指根，呈一条直线。

功　用：调理肠道气机。清法可使气下行，清利肠腑湿热、促进排便；补法可使气上升而止泻；清补法可和气血、消食导滞。

主　治：积食、便秘、肛周红肿、口腔糜烂。

说　明：（1）清大肠：可使气下行、促进排便、清热利湿导滞、退肝胆之火。

（2）补大肠：可使气上升而止泻，用于虚寒泄泻、脱肛等。

（3）清补大肠：可调理肠道气机，常用于腹泻将愈，但身体虚实相间时。

小肠经

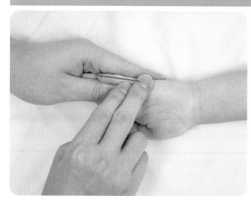

操　作：清小肠：用左手固定孩子左手小指，使其小指尺侧朝向斜上方，用右手食指、中指指腹从孩子指根推向指尖。

时　间：1~5分钟。

定　位：小指尺侧缘，从指尖到指根，呈一条直线。

功　用：泌别清浊，利尿。

主　治：小便短少、小便赤热、小便不利、泄泻、心火旺盛等。

说　明：清小肠能利小便，常用于治疗小便短少、小便赤热、小便不利。清小肠后，小便增加，故亦可用于泄泻。若心经有热移于小肠，可配清天河水、揉小天心。

肾顶

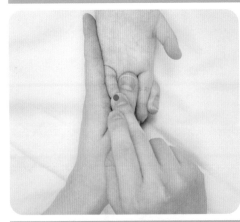

操　　作：揉肾顶：用左手固定住孩子小指，用右手中指端揉。

时　　间：2~10 分钟。

定　　位：小指末端处。

功　　用：收敛元气，固表止汗。

主　　治：自汗、盗汗、解颅、水疝。

说　　明：本穴为止汗要穴，孩子汗多可用此穴。若自汗可配揉小天心、补脾经、补肾经、上三关；若盗汗可配揉小天心、补肾经、揉二马。

四缝

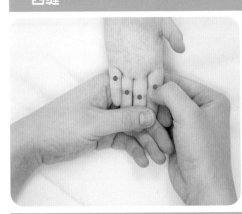

操　　作：掐四缝：用拇指指甲掐，从食指到小拇指依次操作。

时　　间：每穴掐 3~8 次。

定　　位：食指、中指、无名指、小拇指掌面近侧指间关节横纹的中央，一手 4 穴。

功　　用：消食导滞，退热除烦，散瘀结。

主　　治：腹痛、腹胀、积食、厌食、疳积、百日咳等。

说　　明：掐四缝时，每用指甲掐一次后可以揉三下，以缓解疼痛感。对于孩子疳积或积食较重者，可用三棱针刺破本穴后进行捏挤，有时会挤出黄色黏液甚至黄色脂肪样颗粒，至挤出的是红色血液为止，称挑四缝。

四横纹

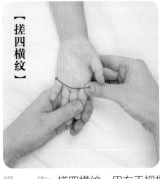

【搓四横纹】

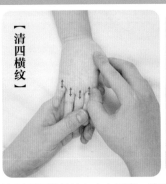

【清四横纹】

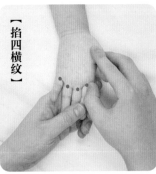

【掐四横纹】

操　　作：搓四横纹：用右手拇指在孩子四横纹处左右来回搓；清四横纹：用拇指桡侧在孩子四横纹处逐个上下来回推；掐四横纹：用右手拇指指甲在孩子四横纹处逐个掐。

时　　间：0.5~3 分钟。

定　　位：掌面食指到小拇指指根部横纹处，即指与掌的交界处。

功　　用：调中行气，消积消胀，退脏腑热，散瘀结，通调上下之气。

主　　治：腹胀、消化不良、气血不和、疳积、气喘、烦躁、口唇破裂、口舌生疮等。

说　　明：搓四横纹、清四横纹、掐四横纹三种手法消积散瘀的作用依次增强。

掌小横纹

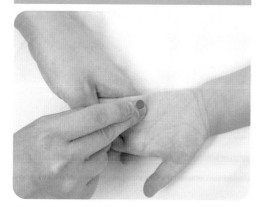

操　　作：揉掌小横纹：用左手扶托孩子左手，用右手中指或拇指揉。

时　　间：1~5 分钟。

定　　位：在小指根横纹和掌横纹之间的稍高起处。

功　　用：清热散结，宣肺止咳化痰，疏肝解郁。

主　　治：咳嗽、喘息、痰壅喘咳、肺炎、气管炎等。

说　　明：本穴为止咳要穴，能宣肃肺气、退热散结，故临床多用于治疗气管炎、肺炎。

内劳宫

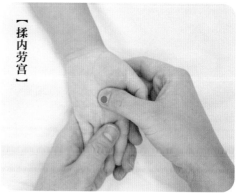

【揉内劳宫】

操　　作：揉内劳宫：用拇指或中指指腹揉；运内劳宫：在内劳宫处滴 1~2 滴水，用右手拇指指腹做运法。

时　　间：1~3 分钟。

定　　位：掌心中央。

功　　用：泻心火，除烦躁，息风凉血。

主　　治：高热、口渴、惊风抽搐、口疮、小便短赤等。

说　　明：内劳宫能清热除烦，多用于心经有热。运内劳宫清热效果更强。

内八卦

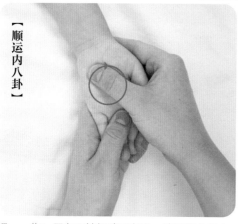

【顺运内八卦】

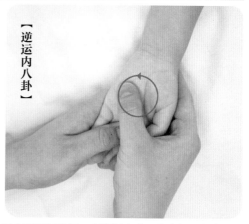

【逆运内八卦】

操　　作：用左手扶托孩子左手，使其掌心向上，用右手拇指推运，有顺逆之分。由小鱼际向大鱼际方向为顺运内八卦；由大鱼际向小鱼际方向为逆运内八卦。

时　　间：1~5 分钟。

定　　位：以手掌心为圆心，从手掌心到中指根横纹距离的 2/3 为半径做圆，内八卦就在此圆上。

功　　用：开胸利膈，理气化痰，行滞消食，降逆平喘，止吐止泻，通气血，催吐等。

主　　治：咳嗽痰多、气喘、胸闷、呕吐、泄泻、积食、腹胀、便秘、脱肛等。

说　　明：（1）顺运内八卦有提升作用，为补法，能促呕吐、止泄泻。

（2）逆运内八卦为泻法，可治恶心、呕吐、实热便秘等。

（3）运内八卦时注意左手大拇指要捏住孩子中指根，因此处为离宫，属心火，不宜妄动。

小天心

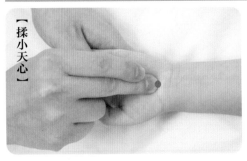
【揉小天心】

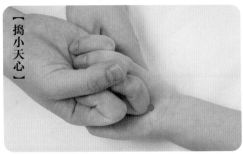
【捣小天心】

操　　作：揉小天心：用中指指腹揉；捣小天心：用中指指端或指间关节捣。

时　　间：1~15分钟。

定　　位：掌根大小鱼际交接之间凹陷中。

功　　用：通窍散瘀，畅通经络，安神镇惊，清热明目，利尿，矫正筋脉拘急。

主　　治：神昏、烦躁不安、惊风抽搐、失眠、小便短赤不利、矫正斜视等。

说　　明：（1）本穴为清心安神要穴，且治疗范围、作用广，又称"诸经之祖"，为小儿推拿常用穴。

（2）睡前单用揉小天心15分钟，能宁心安神，有助睡眠。

（3）捣小天心多用于矫正视力不正，向矫正方向捣。

手阴阳

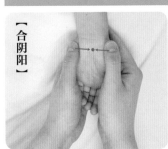
【合阴阳】

操　　作：分阴阳：双手握住孩子大小鱼际，使其掌心向上，用双手大拇指从小天心向两侧分推；合阴阳：用双手大拇指从两侧向小天心方向合推。

时　　间：1~5分钟。

定　　位：掌根小天心两侧的大小鱼际上，拇指侧（大鱼际）为阳池，小指侧（小鱼际）为阴池。

功　　用：分阴阳可平衡阴阳，调和气血，消积化滞；合阴阳可化痰散结。

主　　治：分阴阳：寒热往来、腹泻、呕吐、食积不化、身热不退、烦躁不安、惊风抽搐、痰涎壅盛、痢疾等；合阴阳：痰涎壅盛、痰结咳喘、胸闷气喘等。

说　　明：（1）分阴阳能平衡阴阳。病证有阴有阳，阳证、实证向阴池方向推（分阴）重，向阳池方向推（分阳）轻；阴证、虚证向阴池方向推（分阳）重，向阴池方向推（分阴）轻，以平衡阴阳。

（2）合阴阳主要功效是化痰散结，多用于痰涎壅盛、胸闷气喘等。

外劳宫

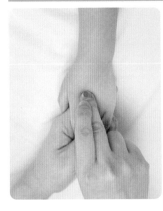

操　　作：揉外劳宫：用左手扶托孩子左手掌，使其掌背向上，用右手拇指或中指指端揉。

时　　间：2~3分钟。

定　　位：手背第二、第三掌骨间，掌指关节后凹陷处，与内劳宫相对。

功　　用：温阳散寒，温固下元，升阳举陷。

主　　治：消化不良、肠鸣腹泻、寒痢腹痛、疝气、脱肛、遗尿等。

说　　明：（1）本穴为补元阳的要穴，穴性温热，为温阳散寒、升阳举陷的特效穴，可温通脏腑。

（2）临床常用于治疗消化不良、寒泻、五更泻、大便完谷不化、便物与水分离、大便色青绿或排黏液便等，有改变大便颜色、改善大便质地的效果。

（3）若孩子反复感冒，适应性差，寒热失调，可以双点内外劳宫，起到平衡阴阳、增强适应性的效果。

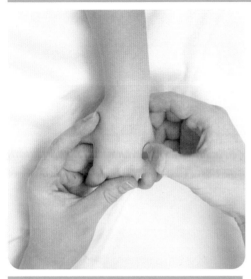

操　　作：揉二马：用左手扶托孩子左手掌，使其掌心向下，用中指指尖垫入孩子掌面与二马相对应的位置，向手背方向微用力顶出，用右手拇指指腹揉。

时　　间：2~10 分钟。

定　　位：手掌背面，第四、第五掌骨小头后凹陷中。

功　　用：滋阴补肾，利水通淋，行气散结。

主　　治：潮热、盗汗、口燥咽干、小便赤涩，以及肾阴不足、心肾不交引起的足痿无力、耳鸣耳聋、牙痛、夜啼等，还可消支气管炎的干性啰音。

说　　明：二人上马为补肾要穴，又大补元气，多与补肾经合用，可补肾生髓、健脑益气、益神、强筋壮骨。

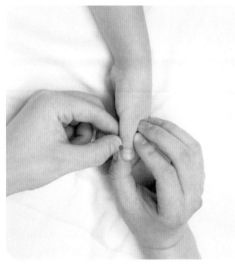

操　　作：掐揉少商：用拇指指甲掐，再用指腹揉。

次　　数：掐一揉三，3~8 次。

定　　位：拇指指甲桡侧，离指甲根角 0.1 寸处。

功　　用：清热，通窍，散结。

主　　治：咽喉肿痛、咽干咽痒、流鼻血、扁桃体肿大、咳嗽、惊厥等。

说　　明：对于扁桃体急性炎症，可用采血针点刺出血，效果更佳。

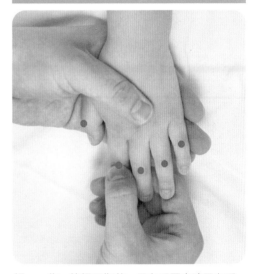

操　　作：掐揉五指节：用左手固定孩子左手，用右手拇指先掐后揉，如此反复，从大拇指向小拇指依次进行。

次　　数：掐一揉三，3~8 次。

定　　位：掌背五指第一指间关节横纹上。

功　　用：镇惊安神，通窍祛痰。

主　　治：惊风抽搐、睡卧不安、夜啼、风寒咳嗽等。

说　　明：因受惊、受寒而夜啼时，均可用掐揉五指节。

一窝风

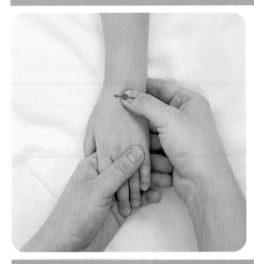

操　　作：揉一窝风：用左手扶托孩子手掌，用右手拇指或中指揉。

时　　间：2~5分钟。

定　　位：手背腕横纹中央凹陷处。

功　　用：发散风寒，宣通表里，温中行气，利关节，止痹痛。

主　　治：伤风感冒、咳嗽、呕吐、四肢逆冷、各种腹痛等。

说　　明：（1）拇指揉一窝风（左右揉）：可发汗解表，常用于治疗伤风感冒。揉3~5分钟后可见掌心微微出汗。本穴出汗如同毛毛雨，汗量不大，为微汗，汗出后感到手掌稍有黏腻感即止。

（2）中指揉一窝风（旋揉）：可利关节、止痹痛、止腹痛，对于寒性腹痛效果更佳。

总筋

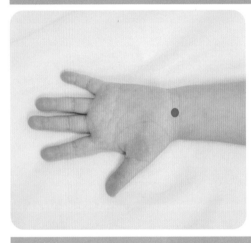

操　　作：掐总筋：用左手扶托孩子手背，用右手拇指指甲掐；揉总筋：用拇指或中指指腹揉。

时　　间：0.5~3分钟。

定　　位：手掌侧腕横纹中点。

功　　用：清心火，通调全身气机。

主　　治：口舌生疮、流涎、潮热、夜啼、小便短赤、惊风抽搐等。

说　　明：总筋适用于因心火旺而引起的各种病证。

列缺

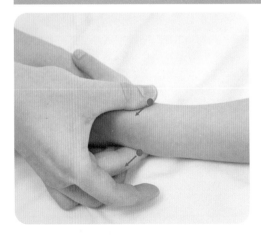

操　　作：拿列缺：用左手扶托孩子手掌，右手拇指与食指、中指相对用力向手背侧拿捏。

时　　间：0.5~5分钟。

定　　位：手腕两侧凹陷处，为推拿之列缺；两手虎口交叉，食指在上，食指指尖所指处为针灸之列缺。

功　　用：发汗解表，开窍醒神，引热下行。

主　　治：感冒、咳嗽痰多、惊风、昏迷、头痛、牙痛、项强、下肢冷凉等。

说　　明：拿列缺可用于预防感冒，在受寒初期，刚出现打喷嚏、流鼻涕、咽痛等症状时，马上捏住列缺揉10分钟左右，感冒即愈。

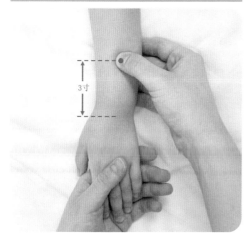

操　　作：揉膊阳池：用左手扶托孩子右手掌，用右手拇指指腹揉。

时　　间：1~5分钟。

定　　位：手背腕横纹中点上3寸处。

功　　用：降逆清脑，引热下行，通降二便。

主　　治：头晕、头痛、大便秘结、下肢冷凉等。

说　　明：为通便要穴，常用于大便秘结。且能使气下行，改善头晕、头痛、下肢冷凉等症状。

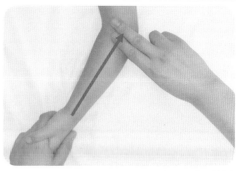

操　　作：上三关：用左手扶托孩子手掌，使其大拇指一侧向上，右手食指、中指并拢，从孩子腕横纹推向肘横纹。

时　　间：1~3分钟。

定　　位：前臂桡侧，从腕横纹至肘横纹，呈一条直线。

功　　用：助气活血，温阳散寒，培补元气。

主　　治：头冷痛、流清涕、畏寒肢冷、心腹冷痛、感冒无汗、营养不良、食欲不振、少气懒言、四肢软弱无力等。

说　　明：三关性温热，能温阳散寒，同时长于提升气机，常用于受寒、虚损、气机下陷等。

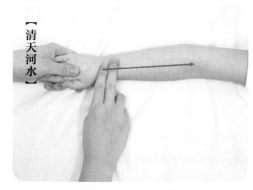

【清天河水】

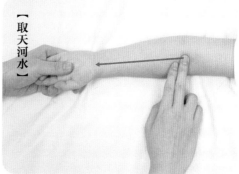

【取天河水】

操　　作：清天河水：用左手大拇指按住孩子左手内劳宫，使其掌面向上，用右手食指、中指从腕横纹推向肘横纹；取天河水：由肘横纹推向腕横纹；打马过天河：食指、中指并拢，蘸温水从腕横纹向肘横纹逐次拍打。

时　　间：1~5分钟。

定　　位：前臂掌侧正中，从腕横纹至肘横纹，呈一条直线。

功　　用：清热除烦，利小便，安神镇惊。

主　　治：内热、潮热、烦躁不安、夜卧不宁、口渴、口疮、吐弄舌、惊风、小便短赤、发热等。

说　　明：（1）本穴可治各种热证，虚热实热均适宜，尤以清心热效果佳。

（2）清天河水用于清实热，或者内热外感。

（3）取天河水用于阴虚津伤，多用于虚热。

（4）打马过天河用于外感发热，有清热凉血、退热作用，操作时以局部红赤、皮肤冷凉，或者微微干出为度。

六腑

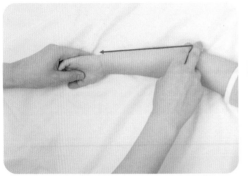

操　　作： 退六腑：用左手握住孩子左手掌，使其小拇指一侧的小臂充分暴露，右手食指、中指并拢，从肘横纹推向腕横纹。

时　　间： 1~3 分钟。

定　　位： 前臂尺侧，从肘横纹至腕横纹，呈一条直线。

功　　用： 清热凉血解毒，活血化瘀，通便。

主　　治： 一切实热证，如高热、惊厥、口舌生疮、吐弄舌、牙龈红肿、溃疡、咽喉肿痛、便秘等。

说　　明：（1）本穴性寒，清热凉血效佳，对脏腑郁热、积滞、壮热、苔黄、口渴、咽干、无名肿毒等实热证均有效，临床上常用于感冒、高热不退、痢疾等。

（2）六腑与三关一寒一热，一泻一补，分别为大寒大热之穴，临床常两穴合用，以防寒热太过、补泻太猛。若以热证为主，六腑与三关比例为 3:1；若以寒证为主，则反之。

曲池

【揉曲池】

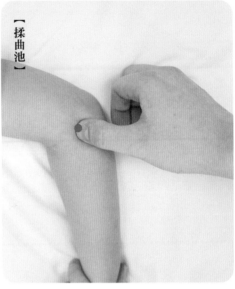

操　　作： 揉曲池：用拇指指腹揉；掐曲池：用拇指指甲掐。

时　　间： 0.5~3 分钟。

定　　位： 屈肘成直角，肘横纹外端凹陷处。

功　　用： 通瘀散结，行气活血，清热。

主　　治： 上肢麻木、不能高举或瘫痪、手指伸屈不灵或疼痛、中暑昏迷、发热、口渴、烦躁、咽喉肿痛等。

说　　明： 揉曲池常用于行气活血，掐曲池常用于清热。

▶ 3. 胸腹部穴位 ◀

天突

【揉天突】

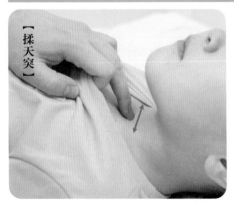

操　　作： 揉天突：用中指端左右振揉，之后向内下按揉；点天突：中指微屈，向内用力点按；捏挤天突：用两手拇指、食指捏挤。

时　　间： 1~3 分钟。

定　　位： 胸骨上窝凹陷中央。

功　　用： 理气化痰，止咳平喘，降逆止呕，催吐催咳。

主　　治： 痰壅气急、咳喘胸闷、咳痰不畅、恶心呕吐、咽痛等。

说　　明： 揉天突常用于治疗痰多咳喘、咽痛声哑等。点天突常用于催吐，操作时要力度大、动作快。捏挤天突常用于咽干咽痒、咽喉肿痛，以皮下红紫为度。

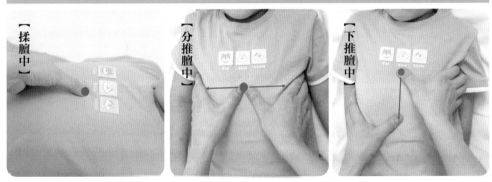

操　　作：揉膻中：用拇指或中指揉；分推膻中：用双手拇指指腹从膻中向左右分推；下推膻中：用双手拇指指腹交替从膻中向下推。

时　　间：0.5~2 分钟。

定　　位：前正中线上，平第四肋，两乳头连线中点处。

功　　用：宽胸理气，宣肺止咳。

主　　治：咳嗽、胸闷、气喘、恶心、呕吐、呃逆、嗳气等。

说　　明：膻中为气之会，位于胸中，为宽胸理气要穴。揉膻中能止咳化痰，用于咳喘痰多；分推膻中能宽胸理气，用于胸闷气喘；下推膻中能降气止呕，用于恶心、呕吐、呃逆。

操　　作：摩腹：用手掌或四指指腹围绕肚脐环摩，顺时针为顺摩腹，逆时针为逆摩腹，顺时针、逆时针交替进行为平衡摩腹；揉腹：用手掌或掌根置于腹部揉；分推腹阴阳：用两手拇指指腹自胸骨剑突沿游离肋向斜下方分推至腹两侧；振腹：单掌或双掌重叠置于腹部，高频率振颤。

时　　间：1~5 分钟。

定　　位：整个腹部。

功　　用：消食化积，健脾和胃，止泻止呕，通便。

主　　治：广泛用于各种儿科疾病，尤其是消化系统疾病，如腹痛、腹胀、腹泻、积食、消化不良、恶心、呕吐、厌食、便秘等。

说　　明：（1）摩腹能健脾和胃，理气消食。顺时针摩腹能消食导滞，通便，用于便秘、腹胀、厌食、伤乳食泻等；逆时针摩腹能健脾助吸收，止泄泻；平衡摩腹能和脾胃、进饮食、强身体，多用于厌食、日常保健，为保健推拿常用手法。

（2）揉腹消食通便力强，操作时力度大于摩腹，手掌向下按压，吸住腹部皮肤，揉动时手掌与皮肤间没有位移，是靠挤压产生作用（相较于摩腹，是在腹部皮肤轻轻环摩，靠摩擦产生作用）。一般用于饮食积滞、便秘。

（3）分推腹阴阳能降气理气、消食化积，多用于胃气上逆所致的恶心、呕吐、腹胀、腹满等。脾虚泄泻应慎用。

（4）振腹消食导滞力强，与揉腹作用相似，但作用更强，操作时间宜短。

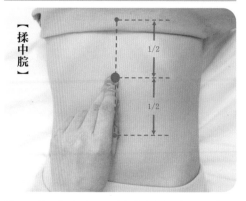

【揉中脘】

操　　作：揉中脘：用中指指端或掌根揉；点中脘：用中指指端点；下推中脘：用双手拇指指面交替从中脘推向肚脐。

时　　间：1~3分钟。

定　　位：脐上4寸，在胸骨剑突到肚脐连线的中点处。

功　　用：健脾和胃，消食和中。

主　　治：胃痛、腹痛、腹胀、积滞、呕吐、泄泻、食欲不振、嗳气等。

说　　明：中脘为胃之"募穴"，专治消化系统疾病。呕吐、腹胀、嗳气用下推中脘，胃痛、积滞、泄泻、食欲不振等用揉中脘或点中脘，点中脘消食力强于揉中脘。

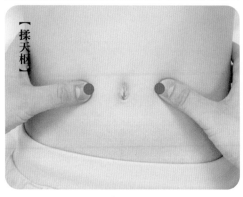

【揉天枢】

操　　作：揉天枢：用双手拇指或单手食、中指分开揉；点天枢：食指、中指端分开，用指端点。

时　　间：1~3分钟。

定　　位：肚脐左右各旁开2寸处。

功　　用：理气消滞，疏调大肠。

主　　治：腹胀、消化不良、腹泻、痢疾、便秘、积食、腹痛等。

说　　明：天枢为大肠之"募穴"，能通调大肠。可用于急慢性胃肠炎、痢疾及消化功能紊乱所致的呕吐、腹泻、食积、腹胀、便秘等。向下揉天枢可消腹胀、化积滞、通大便；向上揉天枢可止泻止痢。

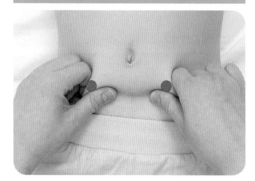

操　　作：拿肚角：用双手拇指和食指、中指向深处对捏，拿起两侧肚角。

次　　数：4~8次。

定　　位：脐下2寸旁开2寸左右大筋处。

功　　用：止腹痛，健脾和胃，理气消胀消积。

主　　治：腹胀、腹泻、痢疾等所致的腹痛。

说　　明：本穴为止腹痛要穴，对各类腹痛均有效，尤其是寒性腹痛。操作时常在推拿最后再拿肚角，以免孩子哭闹。

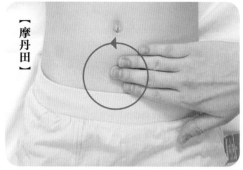

【摩丹田】

操　　作：摩丹田：用手掌或四指指腹逆时针环摩；揉丹田：用手掌或掌根揉。

时　　间：1~3分钟。

定　　位：肚脐以下的小腹部。

功　　用：益气助阳，温补元阳。

主　　治：慢性咳嗽、哮喘缓解期、小便不利、遗尿、体质虚弱等。

说　　明：本穴益气助阳，常用于孩子体虚。

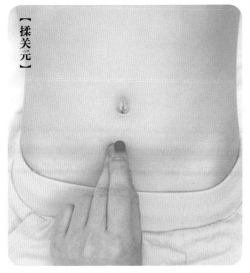

【揉关元】

操　　作：揉关元：用拇指或中指指端揉；点关元：用中指指端点。

时　　间：1~3 分钟。

定　　位：脐下 3 寸处。

功　　用：培补元气，调节尿液。

主　　治：遗尿、小便不通、尿频、淋证及下腹痛。

说　　明：关元为小肠的"募穴"，多用于泌尿系统疾病。

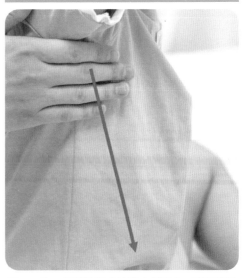

操　　作：搓摩胁肋（按弦走搓摩）：以两掌从两侧腋下搓摩至天枢穴处。

时　　间：0.5~2 分钟。

定　　位：从腋下两胁至天枢处区域。

功　　用：顺气化痰，除胸闷，开积聚。

主　　治：胸闷、痰喘、腹胀等。

说　　明：本穴消导之力比较峻烈，对于体质虚弱的孩子要慎用。

扫码看视频

▶ 4. 下肢部穴位 ◀

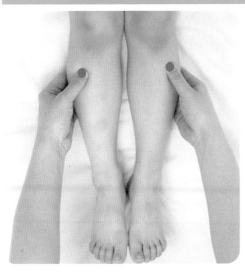

操　　作：揉足三里：用拇指指腹揉。

时　　间：1~3 分钟。

定　　位：小腿外侧，犊鼻下 3 寸，胫骨旁开 1 寸处。取穴时先摸到孩子膝盖外下方凹陷处，向下量取孩子四指的宽度，再由胫骨向外量取孩子大拇指宽度处。

功　　用：健脾和胃，强壮身体，升降气机。

主　　治：腹痛、腹胀、呕吐、泄泻、便秘、下肢痿痹等。

说　　明：足三里是传统保健穴位，可以增强体质，改善消瘦、五迟五软、反复感冒、下肢无力及全身虚弱。同时也是调胃要穴，能健脾和胃、调中理气，多用于治疗消化系统疾病，如恶心呕吐、腹痛腹泻、厌食、疳积、腹胀等。治疗胃气上逆时向下揉，用于止泻时向上揉。

丰隆

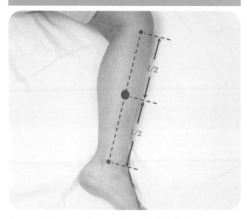

操　　作：揉丰隆：用拇指或中指指腹揉。
时　　间：1~3 分钟。
定　　位：外膝眼和外踝尖连线中点处。
功　　用：化痰平喘。
主　　治：痰鸣气喘、痰涎壅盛。
说　　明：本穴为化痰、祛湿要穴，主要用于咳嗽痰多、湿气壅盛、肥胖等。

三阴交

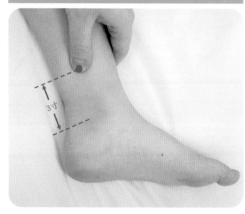

操　　作：揉三阴交：用拇指指腹按揉。
时　　间：1~3 分钟。
定　　位：内踝尖直上三寸。取穴时，从内踝尖向上量取孩子四指的宽度，按压有凹陷处。
功　　用：养阴清热，通调水道。
主　　治：遗尿、癃闭、小便频数、尿赤尿痛、下肢痹痛、心烦不眠、睡中磨牙、消化不良等。
说　　明：三阴交常用于泌尿系统疾病，同时能够健脾胃、助运化。

太溪

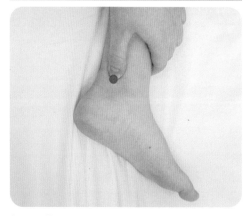

操　　作：揉太溪：用拇指指端揉。
时　　间：1~3 分钟。
定　　位：内踝与跟腱之间凹陷中。
功　　用：补肾，养阴，敛汗。
主　　治：五迟五软、遗尿、耳鸣耳聋、潮热、咽干口燥、下肢痿软等。
说　　明：常用于阴虚诸证，尤其适用于肾阴虚所致之五迟五软、遗尿、耳鸣耳聋等。

太冲

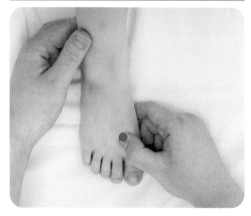

操　　作：揉太冲：用拇指端揉。
时　　间：1~3 分钟。
定　　位：足背，沿第一、第二趾缝向足背上推，可感有一凹陷处。
功　　用：疏肝理气，清热消肿，祛风除湿。
主　　治：头痛、眩晕、烦躁、目赤肿痛、咽痛、胁肋痛、腹胀、呃逆、惊风、下肢痿痹等。
说　　明：太冲是肝经"原穴"，善于疏肝理气，对于情志不舒、肝气上逆引起的头痛、眩晕、胁肋痛、恶心呕吐等均有疗效。

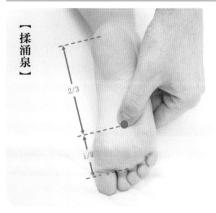
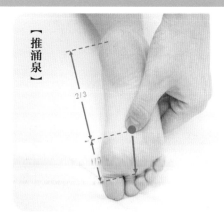

操　作：揉涌泉：用拇指指腹揉；推涌泉：用拇指指腹向趾端方向推。
时　间：1~5 分钟。
定　位：足底部，足掌前 1/3 与后 2/3 交接凹陷处。
功　用：滋阴补肾，引热下行，清脑降逆。
主　治：发热、头痛、呕吐、腹泻、面赤、视物不清、五心烦热、下肢冷凉、高血压等。
说　明：揉涌泉常用于滋阴补肾；推涌泉常用于引火归原，退虚热。

▶ 5. 腰背部穴位 ◀

扫码看视频

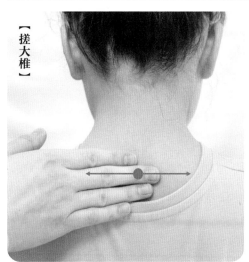

操　作：揉大椎：用拇指或中指指端揉；搓大椎：蘸取温水，用指腹或鱼际快速左右搓；捏挤大椎：用双手拇指、食指相对捏挤；拧大椎：将食指、中指屈曲后提拧。
时　间：1~3 分钟。
定　位：位于项后，第七颈椎棘突下凹陷中。取穴时低头，脖子后最高点下方即是。
功　用：清热解表，通经活络，止痹痛，降逆止呕。
主　治：发热、感冒、咳嗽、项强、呕吐、中暑等。
说　明：大椎清热解表效果佳，主要用于感冒、发热、呕吐等。揉、搓、捏挤、拧的刺激力度依次增加，清热效果也依次增强。对于婴儿瘫、脑瘫、不能抬头者、上肢不能高举者，用揉法；对于感冒发热者，常用搓或捏挤法，捏挤时以局部红紫为度；对于中暑者，常用拧法，以局部出现瘀斑为度。

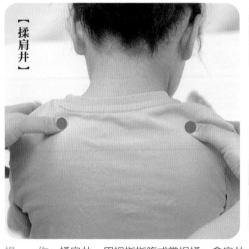

【揉肩井】

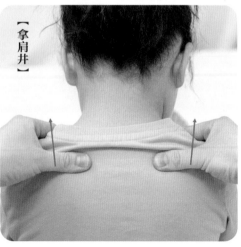

【拿肩井】

操　　作：揉肩井：用拇指指腹或掌根揉；拿肩井：用拇指和食指、中指提拿，一松一紧。
时间或次数：揉 1~3 分钟，拿 3~8 次。
定　　位：大椎与肩峰外侧连线中点。
功　　用：发汗解表，通窍行气。
主　　治：感冒、发热、惊厥、上肢不能抬举等。
说　　明：揉肩井常用于上肢、肩部及颈部活动不利；拿肩井发汗解表力强，常用于治疗感冒发热，操作时用力宜大，次数宜少，额头或后脖颈处见汗即止。

肺俞 ♥

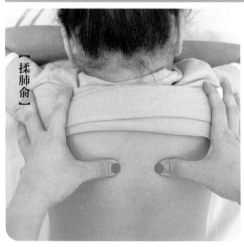

【揉肺俞】

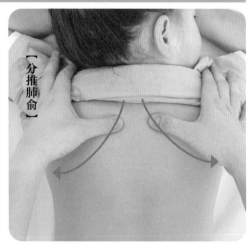

【分推肺俞】

操　　作：揉肺俞：用两手拇指或单手食、中指端分开，同时按揉两侧肺俞；分推肺俞（分推肩胛骨）：用双手拇指分别从肩胛骨内缘，沿肩胛缝从上向外下方分推。
时　　间：1~3 分钟。
定　　位：在背部，第三胸椎棘突下，旁开 1.5 寸。取穴时低头，脖子后最高点处向下，再数三个突起，其下凹陷处分别向两旁量取孩子的食、中二指宽度处。
功　　用：止咳化痰，益气补肺，通大便。
主　　治：咳嗽、痰鸣、胸闷、胸痛、感冒、大便干结不通等。
说　　明：本穴能调肺气、止咳化痰，多用于呼吸系统疾病。肺与大肠相表里，故也能调节大便。

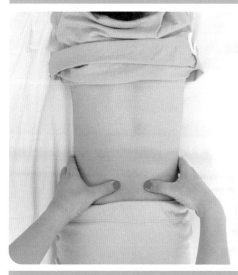

操　作：揉肾俞：用两手拇指指腹揉。

时　间：1~3分钟。

定　位：在腰部，第二腰椎棘突下，旁开1.5寸。取穴时让孩子俯卧，肚脐正对背后脊柱处突起即第二胸椎棘突，其下凹陷处分别向两旁量取孩子的食、中二指左右宽度处。

功　用：滋阴壮阳，补益肾元。

主　治：腹泻、便秘、小腹痛、下肢乏力、慢性腰背痛及肾虚气喘等。

说　明：肾俞常用于治疗肾虚所致腹泻、虚秘、咳喘等。

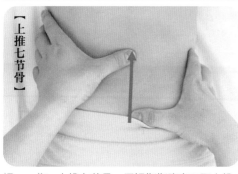

【上推七节骨】

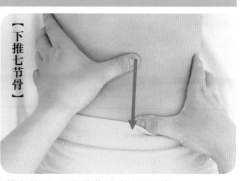

【下推七节骨】

操　作：上推七节骨：用拇指指腹自下而上推；下推七节骨：用拇指指腹自上而下推。

时　间：1~3分钟。

定　位：背部正中，尾椎骨端至第四腰椎（尾椎骨端往上约一巴掌宽度距离）的一条直线。

功　用：通调大肠，泻热通便，温阳止泻。

主　治：便秘、泄泻、脱肛等。

说　明：上推七节骨能温阳止泻，多用于虚寒泻、脾虚泻、久泻久痢等；下推七节骨能泻热通便，多用于肠热便秘或痢疾初期等。

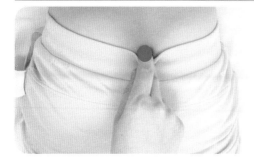

操　作：揉龟尾：用拇指或中指端揉。

时　间：1~3分钟。

定　位：尾椎骨末端凹陷处。

功　用：调节大肠，止泻，通便。

主　治：泄泻、便秘、脱肛、遗尿等。

说　明：龟尾对肛门括约肌有双向调节作用，可配合其他通便或止泻穴位，改善各种便秘、腹泻症状。

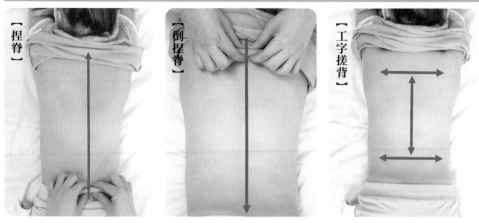

【捏脊】 【倒捏脊】 【工字搓背】

操　　作：捏脊：拇指在后，食指、中指在前，左右手依次向前捏起、放下，自下而上捏；倒捏脊：自上而下捏；推脊：用拇指指腹或掌根沿脊柱从上向下或从下向上直推；工字搓背：用手掌先沿孩子脊柱上下来回搓，再沿肺俞一线左右来回搓，最后沿肾俞一线左右来回搓，以发热为度。

次数或时间：捏 6~9 次；推、搓 1~2 分钟。

定　　位：后背正中，自龟尾至大椎，呈一条直线。

功　　用：平衡阴阳，调和气血，调整脏腑，疏通经络。

主　　治：发热、惊厥、夜啼、烦躁不安、腹泻、便秘、呕吐、积食、消化不良、厌食、日常保健等。

说　　明：捏脊为补法，能调阴阳、理气血、和脏腑、通经络、培元气、强健身体，是孩子保健推拿常用手法；倒捏脊为泻法，能清热泻火；推脊有通经活血的作用，常用于腰背疼痛；工字搓背能益气助阳，增强体质，常用于日常保健。孩子若不愿捏脊，可以用工字搓背代替。

穴位分类对比

◎ 清热类

穴位	操作方法	作用与说明
天柱骨	下推天柱骨	常用于热邪所致的发热、头痛、呕吐等
脾经	清脾经	能泻脾热，但较少用，脾热很重且体质较好时可少用
肝经	清肝经	能泻肝火，常用于肝火旺所致的烦躁易怒、头晕头痛等；咳嗽时，常与清肺经同用，即平肝清肺
心经	清心经	能清心火，用于心火旺所致的口舌生疮、小便短赤等，但较为少用，常以清小肠、清天河水代替
肺经	清肺经	能清肺热，常用于肺热所致的咳嗽，常与清肝经同用，即平肝清肺；若为寒咳、虚咳，则宜少用，且配伍其他温补手法
肾经	清肾经	能清热利尿，可用于膀胱有热所致的小便赤涩，但较为少用，常以清小肠代替
胃经	清胃经	能清胃热，常用于胃热所致的牙痛、口臭、口疮等，且能降胃气，有消食通便的作用

穴位	操作方法	作用与说明
大肠经	清大肠	能清利肠道湿热，使气下行，促进排便
小肠经	清小肠	能清热利尿，常用于小便不利、小便短黄，也可用于腹泻
四缝	掐四缝	能退热除烦，消积散瘀力强，常用于积食内热
四横纹	清四横纹	行气力强，能退脏腑热，常用于气机不通所致的内热、腹胀、消化不良、烦躁、口舌生疮等
内劳宫	择内劳宫	能泻心火、除烦躁，常用于心经有热。择内劳宫重在安神，运内劳宫重在清热
	运内劳宫	
内八卦	逆运内八卦	能使气下行，适用于各种因内热而气机上逆的情况
小天心	揉小天心	清心热的同时安神效果显著，为清心安神的要穴，有助睡眠
少商	掐揉少商	能清热、通窍、散结，常用于咽喉疼痛、咽干咽痒、扁桃体肿大、流鼻血等鼻咽部有热的情况
总筋	掐总筋	能清心火，通调全身气机，适用于因心火旺而引起的各种病证
天河水	清天河水	清热而不伤正，为清热常用穴位。清天河水用于清实热或内热外感；取天河水用于阴虚津伤所致的虚热；打马过天河用于外感发热
	取天河水	
	打马过天河	
六腑	退六腑	能清热凉血解毒，退热力强，适用于一切实热证，但体虚时需慎用
曲池	掐曲池	清热同时能行气、散结，常用于烦躁、咽喉肿痛等
大椎	搓大椎	清热解表，常用于外感发热、中暑等，搓大椎、捏挤大椎、拧大椎的清热效果依次增加
	捏挤大椎	
	拧大椎	
七节骨	下推七节骨	能清热通便，可通过促进排便而泻热
脊	倒捏脊	能清热泻火，用于各种热证，在睡前操作，可顺应自然规律，使阳气下降，起到助眠作用
太冲	揉太冲	能清热消肿、疏肝理气，常用于肝火旺所致的头痛、头晕、咽痛、呕吐、烦躁等
涌泉	推涌泉	能引热下行，常用于发热时下肢发凉，或者上热下寒体质者

◎ 温阳散寒类

穴位	操作方法	作用与说明
外劳宫	揉外劳宫	能温阳散寒、温固下元，为补元阳的要穴，适用于外感寒邪或体质虚寒
一窝风	揉一窝风	能温中行气、宣通表里，常用于风寒感冒，发汗效果明显，操作后可见掌心微微发汗
三关	上三关	温阳散寒效果明显，热性明显，常用于外感寒邪或体质虚寒。温阳散寒与升提阳气的作用均强于揉外劳宫，但改善脾虚泄泻的作用弱于揉外劳宫
丹田	摩丹田	能益气助阳，常用于体虚
肾俞	揉肾俞	能补肾阳，常用于肾虚所致腹泻
脊	捏脊	能升提阳气，为日常保健常用手法，可用于各种寒证、虚证

◎ 解表类

穴位	操作方法	作用与说明
头面四大手法	开天门	四穴合称"头面四大手法"，有很好的解表作用，适用于各种感冒。同时，开天门能通鼻窍，推坎宫和揉太阳能止头痛，揉耳后高骨能镇惊安神
	推坎宫	
	揉太阳	
	揉耳后高骨	
风池	拿风池	能发汗解表，常用于风寒感冒
一窝风	揉一窝风	能发散风寒，有很好的解表作用，操作后可见掌心微微发汗
列缺	拿列缺	能发汗解表，引热下行，常用于感冒初起、咳嗽，或者发热下肢冷凉
大椎	搓大椎	能清热解表，适用于风热感冒发热
肩井	拿肩井	发汗解表力强，常用于感冒发热，见汗即止

◎ 补益类

穴位	操作方法	作用与说明
脾经	补脾经	保健常用手法，能促进消化吸收，增强脾的运化能力
肺经	补肺经	适用于肺气虚所致的久咳，但较为少用，多以补脾经代替
肾经	补肾经	保健常用手法，适用于各种先后天不足、体质虚弱
大肠经	补大肠	能使气上升而止泻，适用于虚寒泄泻、脱肛等
外劳宫	揉外劳宫	能温补元阳，适用于体质虚寒所致的消化不良、泄泻、反复感冒等
三关	上三关	温补作用明显，适用于各种寒证
丹田	摩丹田	能温补元阳，适用于体虚所致的慢性咳嗽、小便不利、遗尿等
肺俞	揉肺俞	能益气补肺，常用于肺气不足所致的久咳
肾俞	揉肾俞	能补益肾元，适用于肾虚所致的腹泻、虚秘、咳喘等
脊	捏脊	保健常用手法，适用于各种寒证、虚证
足三里	揉足三里	保健常用手法，能健脾和胃，可调节各种消化系统问题

◎ 消食导滞类

穴位	操作方法	作用与说明
脾经	清补脾	能和胃消食，各种疾病伴有积食时均可使用
板门	揉板门	能消积化滞、理气和胃，适用于各种脾胃不和
胃经	清胃经	消积食常用手法，能促进胃内容物的排空
大肠经	清大肠	能使气下行，促进胃肠道内积滞的排出
四缝	掐四缝	消食导滞力强，体虚的孩子少用
四横纹	清四横纹	消食的同时有较好的行气作用，能改善气机不通所致的腹胀、气喘、烦躁等
内八卦	逆运内八卦	能使气下行，促进消化
腹	顺时针摩腹 揉腹 振腹	能健脾和胃、理气消食。摩腹为保健常用手法。摩腹消中有补，揉腹、振腹偏泻。三种手法消食作用依次增强
中脘	揉中脘 点中脘	可用于各种消化系统疾病，点中脘的消食作用强于揉中脘

◎ 止呕吐类

穴位	操作方法	作用与说明
天柱骨	下推天柱骨	能降逆止呕、清热止痛，适用于热性呕吐
板门	横纹推向板门	能使气下行而止吐，适用于各种气逆呕吐，伴有腹泻时宜使用揉板门
胃经	清胃经	能降胃气而止吐，适用于积食呕吐
内八卦	逆运内八卦	能使气下行而止吐，适用于各种气逆呕吐，但伴有腹泻时不宜使用
膻中	下推膻中	能降气止呕，缓解呕吐
腹	分推腹阴阳	能降气理气，多用于呕吐伴有腹胀等气机郁滞时
中脘	下推中脘	能降胃气，适用于积食呕吐
足三里	揉足三里	向下揉足三里能降胃气，适用于积食呕吐，且有通便作用

◎ 止泻类

穴位	操作方法	作用与说明
百会	揉百会	能升阳举陷，适用于虚寒性慢性腹泻
脾经	补脾经	能增强脾的运化功能，适用于脾虚所致的慢性腹泻，以及腹泻后期对脾胃的调养修复
板门	板门推向横纹	能使气上升而止泻，同时伴有呕吐时宜用揉板门
大肠	补大肠	能调理肠道气机，慢性腹泻宜补大肠，急性腹泻一般先清补大肠，症状减轻后补大肠
	清补大肠	
小肠	清小肠	能利小便，促进水液排出，从而起到止泻作用，适用于各种水泻
内八卦	顺运内八卦	能使气上升而止泻，同时伴有呕吐时不宜使用
外劳宫	揉外劳宫	能温固下元，适用于虚寒泄泻
腹	逆时针摩腹	能调理腹部气机，慢性腹泻、大便溏稀宜逆时针摩腹，急性腹泻一般先平衡摩腹，症状减轻后再逆时针摩腹

续表

穴位	操作方法	作用与说明
天枢	揉天枢	能调理肠道气机，向上揉天枢可止泻止痢
肾俞	揉肾俞	能补益肾元，适用于肾虚所致久泻
七节骨	上推七节骨	能温阳止泻，多用于虚寒泄泻、脾虚泄泻、久泻久痢等
龟尾	揉龟尾	对肛门括约肌有双向调节作用，能改善腹泻症状
脊	捏脊	能温补阳气，使气上行，适用于寒性腹泻
足三里	揉足三里	向上揉足三里能使气上行，改善腹泻症状

◎ 止腹痛类

穴位	操作方法	作用与说明
板门	揉板门	能理气和胃，适用于积食、气机不通所致的腹痛
四缝	掐四缝	消食力强，适用于积食所致的腹痛、腹胀
外劳宫	揉外劳宫	能温阳散寒，适用于各种寒性腹痛
一窝风	揉一窝风	能温中行气，适用于各种气机不通所致的腹痛，尤其是寒性腹痛
腹	顺时针摩腹	近端操作，直接刺激局部而改善腹痛，但孩子抗拒时不宜使用
中脘	揉中脘	能消食和中，适用于饮食积滞于胃所致的腹痛
天枢	揉天枢	能理气消滞，适用于肠腑不通所致的腹痛
肚角	拿肚角	止腹痛要穴，适用于各种腹痛，尤其是虚寒性腹痛
足三里	揉足三里	调胃要穴，适用于各种腹痛，尤其是虚寒性腹痛、慢性腹痛

◎ 通大便类

穴位	操作方法	作用与说明
胃经	清胃经	能使气下行，促进排便
大肠经	清大肠	能促进肠道蠕动，使气下行，促进排便
膊阳池	揉膊阳池	通便要穴，适用于各种便秘
六腑	退六腑	能清热凉血通便，适用于实热便秘，体虚者慎用
腹	顺时针摩腹 / 揉腹	近端操作，能促进胃肠道蠕动，揉腹的消食通便效果强于顺时针摩腹
天枢	揉天枢	能调节肠道气机，向下揉天枢能使气下行而通便
肺俞	揉肺俞	能益气补肺，适用于肺气虚所致便秘
肾俞	揉肾俞	能益气补肾，适用于肾虚所致便秘
七节骨	下推七节骨	能泻热通便，适用于肠热便秘
龟尾	揉龟尾	对肛门括约肌有双向调节作用，能改善便秘症状，但不宜常用
脊	倒捏脊	能清热泻火，适用于实热便秘
足三里	揉足三里	向下揉足三里能使气下行而促进排便

◎ 利小便类

穴位	操作方法	作用与说明
肾经	清肾经	能清热利尿，但较为少用，常以清小肠代替
小肠经	清小肠	能利小便，为利尿常用穴，适用于小便短少、小便赤涩、小便不利等
膊阳池	揉膊阳池	为通便要穴，能引热下行而促进排二便
天河水	清天河水	能清热利小便，适用于心经、小肠经有热所致的小便短赤
丹田	摩丹田	能益气助阳，适用于体虚所致的小便不利

◎ 化痰止咳理气类

穴位	操作方法	作用与说明
脾经	清补脾	能清利湿热，适用于痰湿咳嗽、痰热咳嗽
肺经	清肺经	能清肺泻热、化痰止咳，多用于肺热咳嗽。寒性咳嗽宜少用，或者与其他温热性质手法同用
板门	揉板门	能调气机升降、化积滞，常与揉掌小横纹同用，增强化痰作用
掌小横纹	揉掌小横纹	为止咳要穴，适用于各种咳嗽
内八卦	逆运内八卦	能使气下行，适用于气机上逆所致咳嗽
手阴阳	合手阴阳	能行痰散结，适用于痰多咳嗽、胸闷气喘
五指节	掐揉五指节	能通窍祛痰，适用于风寒咳嗽
一窝风	揉一窝风	能宣通表里、温中行气，适用于风寒咳嗽
列缺	拿列缺	能发汗解表，适用于感冒初起时的咳嗽
天突	揉天突	近端取穴，能化痰止咳，缓解咽部不适
膻中	揉膻中	能宽胸理气，宣肺止咳。揉膻中常用于咳喘痰多，分推膻中常用于胸闷气喘
	分推膻中	
胁肋	搓摩胁肋	能顺气化痰，适用于胸闷痰喘，但体虚的孩子慎用
肺俞	揉肺俞	能益气补肺，适用于肺气虚久咳
	分推肺俞	能止咳化痰，常用于咳嗽后期
丰隆	揉丰隆	化痰祛湿要穴，常用于咳嗽痰多

◎ 滋阴类

穴位	操作方法	作用与说明
二马	揉二马	能滋阴补肾，常与补肾经同用，增强滋阴效果
天河水	取天河水	能滋阴清热，常用于阴虚内热
肾俞	揉肾俞	能滋阴壮阳、补益肾元，适用于肾虚所致诸证
三阴交	揉三阴交	能养阴清热，能养肝、脾、肾三经之阴
太溪	揉太溪	能补肾养阴，常与揉涌泉同用，增强养肾阴作用
涌泉	揉涌泉	能滋阴补肾，适用于肾阴不足所致诸证

◎ 固表止汗类

穴位	操作方法	作用与说明
肾经	补肾经	能补肾气，常与揉肾顶同用，增强敛汗作用
肾顶	揉肾顶	为止汗要穴，能收敛元气、固表止汗，适用于各种汗证
脊	工字搓背	能益气助阳、增强体质，改善气虚自汗
太溪	揉太溪	能养阴敛汗，适用于肾阴虚所致潮热盗汗

◎ 安神类

穴位	操作方法	作用与说明
百会	摩百会	能镇惊安神，对 3 岁以下孩子效果较好
太阳	揉太阳	能安神镇惊，常用于感冒、头痛所致烦躁不安
耳后高骨	揉耳后高骨	能镇惊安神，适用于各种烦躁不安
心经	清心经	能清热退心火，适用于心火旺所致五心烦热，但较为少用，多以清天河水代替
肝经	清肝经	能开郁除烦、平肝泻火，适用于肝经有热所致烦躁不安、脾气大
肾经	补肾经	能益气助神，适用于肾虚所致肝火过旺
内劳宫	揉内劳宫	能泻心火、除烦躁，适用于心经有热所致烦躁不安
小天心	揉小天心	清心安神要穴，适用于各种烦躁不安，可在睡前独穴操作，改善睡眠质量
总筋	揉总筋	能清心火，且能行气，适用于心火旺所致惊风、夜啼
天河水	清天河水	能清热除烦、安神镇惊，适用于心经有热所致烦躁不安、夜卧不宁

致 谢

诚挚感谢翻开这本书的每一位读者。

我时常会想，能够利用小儿推拿，让孩子不打针、不吃药就恢复健康，是一件非常令人开心和有成就感的事情。但毕竟一个人的时间和精力有限，能帮助到的孩子也非常有限。如果能将这种简单易行的方法推广出去，让更多的家长学会，让更多的孩子从中受益，将是一件更加令人开心和有成就感的事情。于是诞生了写书的想法。

本书从动笔到出版，整个过程都十分顺利。这离不开各位老师和朋友们的帮助。在这里，向所有提供过帮助的老师、朋友们表示由衷的感谢！

感谢先师田常英教授，其治学态度之严谨、临床经验之丰富帮我打下了坚实的专业基础。感谢这些年来每一位找我问诊的小朋友及其家长，无论是以线下还是线上的形式，对我来说都是宝贵的经验积累。这些是我最珍贵的财富，也是这本书的基石。

感谢秋叶大叔及其团队的统筹安排，让这本书得以顺利呈现。感谢谢金钟老师不厌其烦的指导，让本书具有更好的逻辑性与可读性。感谢北京印象国际儿童摄影机构的支持，以及小模特臻宝小朋友的耐心配合，将书中的穴位与操作手法以图片形式进行清晰直观的呈现。

感谢张永超老师和出版社各位编辑老师的认可和辛勤付出，才让这本书有机会让读者们看到。

感谢北京通州施今墨中医馆各位老师、同人们的支持和帮助，让我在专业上得以提升，也让我能够潜下心来完成这些文字整理工作。

还要特别感谢我的父母、爱人和孩子，他们是我最强劲的动力源，也是我最强大的后盾，始终给予我很大的支持和鼓励，让我可以在写书期间毫无后顾之忧。

最后，感谢您阅读这本书，希望能给您带来帮助，给孩子带来健康！